SHIPIN
DULI JICHU

高职高专"十一五"规划教材
★ 食品类系列

食品毒理基础

刘爱红　主编

U0243665

化学工业出版社
·北京·

内 容 提 要

　　本书在介绍毒理学基本概念和基本理论的同时，以应用为目的，突出了食品毒理实验方法及食品中毒物的安全性评价和毒性检测的操作技能，实践性强。主要内容包括：毒理学基本概念，外源化学物在体内生物转运与转化，影响毒物毒性作用的因素，食品中化学毒物的一般毒性作用、致突变作用、致畸作用、致癌作用及免疫毒性，食品毒理学实验基础，食品安全性毒理学评价和危险度评价，食品中常见化学毒物毒性及其检测，食物中毒及其预防；各章前后安排有【教学目的与要求】及【思考练习题】，便于教学。

　　本书可作为高职高专食品类及农产品质量检验等专业的教材，亦可作为中职相关专业或食品行业技术人员培训的参考书，还可供食品企业安全管理和技术人员参考。

图书在版编目（CIP）数据

　　食品毒理基础/刘爱红主编. —北京：化学工业出版社，2008.7（2023.8重印）
　　高职高专"十一五"规划教材★食品类系列
　　ISBN 978-7-122-02570-8

　　Ⅰ. 食… Ⅱ. 刘… Ⅲ. 食品-毒理学-高等学校：技术学院-教材 Ⅳ. R994.4

　　中国版本图书馆 CIP 数据核字（2008）第 107790 号

责任编辑：梁静丽　李植峰　郎红旗　　　　文字编辑：俞方远
责任校对：周梦华　　　　　　　　　　　　装帧设计：尹琳琳

出版发行　化学工业出版社（北京市东城区青年湖南街 13 号　邮政编码　0011）
印　　装　北京建宏印刷有限公司
787mm×1092mm　1/16　印张 16¼　字数 399 千字　　2023 年 8 月北京第 1 版第 16 次印刷

购书咨询：010-64518888　　　　　　　　　　售后服务：010-64518899
网　　址：http://www.cip.com.cn
凡购买本书，如有缺损质量问题，本社销售中心负责调换。

定　　价：42.00 元　　　　　　　　　　　　　　　　版权所有　　违者必究

高职高专食品类"十一五"规划教材
建设委员会成员名单

主任委员　　贡汉坤　逯家富
副主任委员　杨宝进　朱维军　于　雷　　刘　冬　　徐忠传　朱国辉　丁立孝
　　　　　　李靖靖　程云燕　杨昌鹏
委　　　员（按姓名汉语拼音排列）

边静玮	蔡晓雯	常　锋	程云燕	丁立孝	贡汉坤	顾鹏程
郝亚菊	郝育忠	贾怀峰	李崇高	李春迎	李慧东	李靖靖
李伟华	李五聚	李　霞	李正英	刘　冬	刘　靖	娄金华
陆　旋	逯家富	秦玉丽	沈泽智	石　晓	王百木	王德静
王方林	王文焕	王宇鸿	魏庆葆	翁连海	吴晓彤	徐忠传
杨宝进	杨昌鹏	杨登想	于　雷	臧凤军	张百胜	张　海
张奇志	张　胜	赵金海	郑显义	朱国辉	朱维军	祝战斌

高职高专食品类"十一五"规划教材
编审委员会成员名单

主任委员　　莫慧平
副主任委员　魏振枢　魏明奎　夏　红　　翟玮玮　赵晨霞　蔡　健
　　　　　　蔡花真　徐亚杰
委　　　员（按姓名汉语拼音排列）

艾苏龙	蔡花真	蔡　健	陈红霞	陈月英	陈忠军	初　峰
崔俊林	符明淳	顾宗珠	郭晓昭	郭　永	胡斌杰	胡永源
黄卫萍	黄贤刚	金明琴	李春光	李翠华	李东凤	李福泉
李秀娟	李云捷	廖　威	刘红梅	刘　静	刘志丽	陆　霞
孟宏昌	莫慧平	农志荣	庞彩霞	邵伯进	宋卫江	隋继学
陶令霞	汪玉光	王立新	王丽琼	王卫红	王学民	王雪莲
魏明奎	魏振枢	吴秋波	夏　红	熊万斌	徐亚杰	严佩峰
杨国伟	杨芝萍	余奇飞	袁　仲	岳　春	翟玮玮	詹忠根
张德广	张海芳	张红润	赵晨霞	赵晓华	周晓莉	朱成庆

高职高专食品类"十一五"规划教材
建设单位

（按汉语拼音排列）

宝鸡职业技术学院　　　　　　　　江苏畜牧兽医职业技术学院
北京电子科技职业学院　　　　　　江西工业贸易职业技术学院
北京农业职业学院　　　　　　　　焦作大学
滨州市技术学院　　　　　　　　　荆楚理工学院
滨州职业学院　　　　　　　　　　景德镇高等专科学校
长春职业技术学院　　　　　　　　开封大学
常熟理工学院　　　　　　　　　　漯河医学高等专科学校
重庆工贸职业技术学院　　　　　　漯河职业技术学院
重庆三峡职业学院　　　　　　　　南阳理工学院
东营职业学院　　　　　　　　　　内江职业技术学院
福建华南女子职业学院　　　　　　内蒙古大学
福建宁德职业技术学院　　　　　　内蒙古化工职业学院
广东农工商职业技术学院　　　　　内蒙古农业大学职业技术学院
广东轻工职业技术学院　　　　　　内蒙古商贸职业学院
广西农业职业技术学院　　　　　　宁德职业技术学院
广西职业技术学院　　　　　　　　平顶山工业职业技术学院
广州城市职业学院　　　　　　　　日照职业技术学院
海南职业技术学院　　　　　　　　山东商务职业学院
河北交通职业技术学院　　　　　　商丘职业技术学院
河南工业贸易职业学院　　　　　　深圳职业技术学院
河南农业职业学院　　　　　　　　沈阳师范大学
河南濮阳职业技术学院　　　　　　双汇实业集团有限责任公司
河南商业高等专科学校　　　　　　苏州农业职业技术学院
河南质量工程职业学院　　　　　　天津职业大学
黑龙江农业职业技术学院　　　　　武汉生物工程学院
黑龙江畜牧兽医职业学院　　　　　襄樊职业技术学院
呼和浩特职业学院　　　　　　　　信阳农业高等专科学校
湖北大学知行学院　　　　　　　　杨凌职业技术学院
湖北轻工职业技术学院　　　　　　永城职业学院
湖州职业技术学院　　　　　　　　漳州职业技术学院
黄河水利职业技术学院　　　　　　浙江经贸职业技术学院
济宁职业技术学院　　　　　　　　郑州牧业工程高等专科学校
嘉兴职业技术学院　　　　　　　　郑州轻工职业学院
江苏财经职业技术学院　　　　　　中国神马集团
江苏农林职业技术学院　　　　　　中州大学
江苏食品职业技术学院

《食品毒理基础》编写人员名单

主　　编　　刘爱红　湖北大学知行学院
副 主 编　　张　霁　商丘职业技术学院
编写人员　（按姓名汉语拼音排列）
　　　　　　达林其木格　呼和浩特职业学院
　　　　　　刘爱红　湖北大学知行学院
　　　　　　吴存兵　江苏财经职业技术学院
　　　　　　杨俊峰　内蒙古农业大学职业技术学院
　　　　　　姚　芳　江苏畜牧兽医职业技术学院
　　　　　　张　霁　商丘职业技术学院
　　　　　　张秀凤　郑州牧业工程高等专科学校
　　　　　　张泽英　武汉生物工程学院
主　　审　　姜发堂　湖北工业大学

序

作为高等教育发展中的一个类型，近年来我国的高职高专教育蓬勃发展，"十五"期间是其跨越式发展阶段，高职高专教育的规模空前壮大，专业建设、改革和发展思路进一步明晰，教育研究和教学实践都取得了丰硕成果。各级教育主管部门、高职高专院校以及各类出版社对高职高专教材建设给予了较大的支持和投入，出版了一些特色教材，但由于整个高职高专教育改革尚处于探索阶段，故而"十五"期间出版的一些教材难免存在一定程度的不足。课程改革和教材建设的相对滞后也导致目前的人才培养效果与市场需求之间还存在着一定的偏差。为适应高职高专教学的发展，在总结"十五"期间高职高专教学改革成果的基础上，组织编写一批突出高职高专教育特色，以培养适应行业需要的高级技能型人才为目标的高质量的教材不仅十分必要，而且十分迫切。

教育部《关于全面提高高等职业教育教学质量的若干意见》（教高［2006］16 号）中提出将重点建设好 3000 种左右国家规划教材，号召教师与行业企业共同开发紧密结合生产实际的实训教材。"十一五"期间，教育部将深化教学内容和课程体系改革、全面提高高等职业教育教学质量作为工作重点，从培养目标、专业改革与建设、人才培养模式、实训基地建设、教学团队建设、教学质量保障体系、领导管理规范化等多方面对高等职业教育提出新的要求。这对于教材建设既是机遇，又是挑战，每一个与高职高专教育相关的部门和个人都有责任、有义务为高职高专教材建设做出贡献。

化学工业出版社为中央级综合科技出版社，是国家规划教材的重要出版基地，为我国高等教育的发展做出了积极贡献，被新闻出版总署领导评价为"导向正确、管理规范、特色鲜明、效益良好的模范出版社"，最近荣获中国出版政府奖——先进出版单位奖。依照教育部的部署和要求，2006 年化学工业出版社在"教育部高等学校高职高专食品类专业教学指导委员会"的指导下，邀请开设食品类专业的 60 余家高职高专骨干院校和食品相关行业企业作为教材建设单位，共同研讨开发食品类高职高专"十一五"规划教材，成立了"高职高专食品类'十一五'规划教材建设委员会"和"高职高专食品类'十一五'规划教材编审委员会"，拟在"十一五"期间组织相关院校的一线教师和相关企业的技术人员，在深入调研、整体规划的基础上，编写出版一套食品类相关专业基础课、专业课及专业相关外延课程教材——"高职高专'十一五'规划教材★食品类系列"。该批教材将涵盖各类高职高专院校的食品加工、食品营养与检测和食品生物技术等专业开设的课程，从而形成优化配套的高职高专教材体系。目前，该套教材的首批编写计划已顺利实施，首批 60 余本教材将于 2008 年陆续出版。

该套教材的建设贯彻了以应用性职业岗位需求为中心，以素质教育、创新教育为基础，以学生能力培养为本位的教育理念；教材编写中突出了理论知识"必需"、"够用"、"管用"的原则；体现了以职业需求为导向的原则；坚持了以职业能力培养为主线的原则；体现了以常规技术为基础、关键技术为重点、先进技术为导向的与时俱进的原则。整套教材具有较好的系统性和规划性。此套教材汇集众多食品类高职高专院校教师的教学经验和教改成果，又得到了相关行业企业专家的指导和积极参与，相信它的出版不仅能较好地满足高职高专食品类专业的教学需求，而且对促进高职高专课程建设与改革、提高教学质量也将起到积极的推动作用。

　　希望每一位与高职高专食品类专业教育相关的教师和行业技术人员，都能关注、参与此套教材的建设，并提出宝贵的意见和建议。毕竟，为高职高专食品类专业教育服务，共同开发、建设出一套优质教材是我们应尽的责任和义务。

贡汉坤

前　言

　　食品安全问题不仅关系到人们的健康和生命，直接影响食品企业行业的经济状况，也影响着一个国家的国际声誉及社会的稳定。食品毒理作为食品安全的基础，是从毒理学的角度研究食品中可能含有的外源化学物对食用者的毒作用机理，检验和评价食品的安全性或安全范围，从而保证人类的健康。

　　目前，国内已经编写和出版了一些食品毒理学方面的教材和专著，但对于高职高专学生而言，这些教材和专著的理论内容过深，应用方面的知识偏少，适用于本科学生、研究生及专业技术人员参阅。而本书主要是针对高职高专的学生编写的，按照理论知识"必需"和"够用"、着重培养应用能力的原则，适当讲述了基础毒理学的有关理论知识，突出食品毒理的特点，强化了实验方法与技能的介绍，力求做到既科学实用又通俗易懂。

　　本书在编写过程中得到了湖北大学知行学院、商丘职业技术学院、郑州牧业工程高等专科学校、武汉生物工程学院、江苏畜牧兽医职业技术学院、江苏财经职业技术学院、内蒙古农业大学职业技术学院和呼和浩特职业技术学院8所兄弟院校老师的支持和协助，湖北工业大学的姜发堂教授应邀承担了本书的主审工作，在此深表谢意。

　　全书共分13章，第一章由刘爱红编写，第二章由姚芳编写，第三章和第四章由杨俊峰编写，第五章和第六章由吴存兵编写，第七章和第八章由张秀凤编写，第九章和第十章由达林其木格编写，第十一章由张泽英编写，第十二章由刘爱红编写，第十三章由张霁编写，实验实训部分由刘爱红编写。刘爱红和张霁编写大纲，刘爱红负责全书统稿工作。

　　本书涉及内容广泛，加之编者水平有限，书中难免会有疏漏之处，希望各位同仁和读者不吝指正。

编　者

2008 年 7 月

目　　录

第一章 绪 论

"国以民为本，民以食为天"。食品是能提供给人们营养物质和生理活性物质并能满足感官需要的物品。人必须每天摄入食物赖以生存，维持健康和繁殖后代。食品应具备的基本条件是：卫生安全、无毒无害；含有人体所需要的营养素和有益成分；感官性状良好、可被人体接受。其中食品的卫生安全应该居于首位。但随着社会经济的迅速发展和全球生态环境的剧烈变化，人类食物中毒性物质的种类、数量及对人类健康的长远影响都远较以往严重，从而使人类面临更为严峻的生活和生存挑战。进入 20 世纪以后，食品工业应用各类添加剂日新月异，农药兽药在农牧业生产中的重要性日益上升，工矿、交通、城镇中的"三废"对环境及食品的污染不断加重，农产品和加工食品中含有害有毒化学物质的问题越来越突出。尤其是近些年来，由于国内外食品恶性事件连续不断地发生，如日本"大肠杆菌 O157"、英国"疯牛病"、比利时"二噁英"、美国"李斯特菌"、中国"阜阳劣质奶粉"、全球"苏丹红"事件等，人们开始更为关注食品的安全问题，甚至发出了"我们还敢吃什么?"的感叹。食品市场是国际的，因此，食品的安全性是世界各国政府共同关心的问题。

第一节 食品毒理概述

一、食品毒理学的来源和发展

1. 毒理学起源和食品毒理学来源

毒理学是一门古老而又现代的学科，是研究化学、物理、生物等因素对机体负面影响的科学。毒理学（toxicology）一词是由希腊文"toxikon"和"logos"两个词组合演变而来，原文含义是"描述毒物的科学"。其起源可追溯到数千年前，古代人最早认识一些动植物中的天然毒素以及有毒的矿物质，如蛇毒、毒芹、乌头属植物、铅和砷，并利用动物毒汁或植物提取物于狩猎、战争或行刺。以及 5000 年前神农曾尝百草区分食物、药物与毒物等，都是毒理学最原始的起源。有人把明代著名医学家李时珍《本草纲目》视为世界上第一部毒理学专著。但由于古代社会经济和科学技术的限制，毒理学仅限于描述毒物的中毒表现，没有太大的发展。直至欧洲文艺复兴时期，瑞士人 Paracelsus（1493—1541）才奠定了毒理学的基础。他明确提出"剂量"概念，指出所有物质都是有毒的，是否为毒物只是由于剂量不同。此后，随着欧洲工业生产的发展，劳动环境的恶化，出现了各种职业中毒事件，研究职业中毒的方法和成果也促进了毒理学的发展。此时期出版了毒理学书籍，西班牙学者 Orfila（1798—1853）就是最早的论著者。但在很长时期内，毒理学书籍仅描述中毒的表现，毒理学真正摆脱了以描述为主的时期在 20 世纪 50 年代，此阶段由于社会生产的快速发展，大量化学物进入人类环境，这些外源化学物对生物界、尤其是对人类的巨大负面效应引起了关注，如震惊中外的"反应停"事件、水俣病事件、TCDD 污染以及多种化学物的致癌作用等，毒理学者对此作了很大努力，加之科学技术的发展，使毒理学研究有了长足的进步。此后，化学物中毒机理的研究也伴随着生物学、化学与物理学的发展而广泛展开，以致目前毒理学从不同领域、不同角度、不同深度形成了众多交叉的毒理学分支学科，如食品毒理学、药物毒理学、环境毒理学、工业毒理学、临床毒理学等。食品毒理学是现代毒理学的一门分支学科。

2. 我国食品毒理学科的发展历程

（1）我国古代食品毒理学的萌芽　5000 年前神农用尝百草方法区分并记录食物、药物与毒物，明朝李时珍在《本草纲目》中关于中草药和食物的毒性记载，以及《天工开物》一书对有毒物质的毒性及中毒防护措施的描述等，均为我国食品毒理科学的萌芽，凝聚着我国食品毒理先驱的智慧和勤劳。

（2）我国现代食品毒理研究的建立　虽然我国在几千年前就出现了食品毒理学的萌芽，但由于社会经济和科学技术的限制，我国食品毒理科学一直停滞不前，直到新中国成立，我国才开始现代食品毒理的科学研究。20 世纪 50 年代，中央卫生研究院营养学系（现中国疾病预防控制中心营养与食品安全所）与卫生部药品生物制品检定所（现为中国药品生物制品检定所）最先开始了食品毒理学研究，并于 20 世纪 60 年代对木薯毒性、农药残留毒性、粮食熏蒸剂及白酒中甲醇毒性等进行食品安全性毒理学评价，为制定食品卫生标准提供依据。

（3）我国食品毒理学的发展　随着我国食品工业的不断发展，食品毒理科学研究需求急剧扩大，食品毒理学专业与机构设置水到渠成。

1975 年春，为期半年的首届全国食品毒理培训班在上海举办，讲授了毒理学基础理论，并进行了毒理实验示教及操作；随后又分别于 1980 年、1984 年、1992 年举办了三期食品毒理学习班，培养了一大批食品毒理学工作者，为我国食品毒理学的发展与研究奠定了良好的基础。

1978 年，我国首次出版了《食品毒理学》专著。

1980 年，我国食品添加剂标准化技术委员会首次提出制定毒性评价。

1981 年，食品毒理学的基础理论开始写入营养与食品卫生学教材，医药院校中开始设立毒理专业课程，部分省级卫生防疫站建立了食品毒理科（组），开始对食品的毒性进行安全性评价。同年，卫生部将制定《食品安全性毒理学评价程序和方法》列入《1981～1985年全国食品卫生标准科研规划》。

1982 年，我国第一次进行实验样品（辐照食品）的大规模人群试食试验。

1983 年，卫生部颁布《食品安全性毒理学评价程序（试行）》，并在全国试行。

1984 年，我国在预防医学专业开设了食品毒理学基础课程，并陆续设立了食品毒理学硕士学位、博士学位点和博士后流动站。

1985 年，卫生部颁布了修改后的《食品安全性毒理学评价程序》，并在全国执行。

20 世纪 80 年代是我国食品毒理学科高速发展的时期，食品毒理学工作者按《食品安全性毒理学评价程序和方法》对 1000 多种农药、食品添加剂、金属、霉菌毒素、食品包装材料、新资源食品及辐照食品等进行了毒性研究，取得了可喜的成果，并完成了有机氯农药四个阶段的毒性试验和较大规模的辐照食品人群试食实验。

　　1992 年，我国《食品安全性评价程序和方法》及《食品毒理学试验操作规范》在我国食品卫生标准分会通过，1994 年由国家技术监督局编号为 GB 15193.1—94，颁布实施。

　　1994 年，中华医学会食品卫生分会成立食品毒理学组，同年，中国毒理学食品毒理分会成立，大大促进了食品毒理学科的发展。

　　2003 年，GB 15193.1—2003《食品安全性毒理学评价程序和方法》和《保健食品检验与评价技术规范》颁布实施。

　　1996 年至今，我国保健食品行业快速发展促进了食品毒理科学的长足进步，食品毒理工作者对 5000 多个保健食品进行安全性毒理学评价，保证了保健食品的安全，也加快了食品毒理学的发展。

　　食品毒理学经历了由宏观到微观、由细胞到分子，从分析到综合、又至整体和群体、试验到理论、理论到实践的发展过程。当今的食品毒理学是诸多学科的交叉领域，且相互渗透。所以，当今食品毒理学的发展已与生命科学（如生物化学、生物物理学、遗传学和分子生物学）的发展紧密相连。生命科学领域中新的理论和研究手段日益渗透到食品毒理学科，故而外源化学物中毒与危害的机理研究已进入分子水平。外源化学物与酶、受体等的结合还可能导致生命细胞信息传递的改变，这对解释化学物的作用机理以及化学物危害是极为重要的。一些新发展的生物技术如基因重组、克隆技术、核酸杂交技术、PCR 技术、DNA 测序技术和一系列突变检测技术，近年来发展的荧光原位杂交技术、流式细胞术、单细胞凝胶电泳以及转基因动物等，已广泛用于环境致癌物引起的 DNA 损伤、基因突变、加合物的形成、抑癌基因的检测，这些技术均已应用于我国的各项食品毒理学研究。

二、食品毒理学的性质和研究对象

　　食品毒理学（food toxicology）是研究食品中外源化学物的性质、来源与形成，它们的不良作用与可能的有益作用及其机制，并确定这些物质的安全限量和评定食品的安全性的科学。食品毒理学的作用就是从毒理学的角度，研究食品中可能含有的外源化学物质对食用者的毒作用机理，检验和评价食品（包括食品添加剂）的安全性或安全范围，从而达到确保人类健康的目的。

　　本学科的研究对象为外源化学物，包括有一定毒性的化学物（如农药）、毒性很小通常不称之为"毒物"的化学物（如食用色素）和潜在有益作用的化学物［如大蒜氨酸（alin）］。

　　对食品中外源化学物来说，毒性大小在很大程度上取决于摄入的剂量。然而毒性是很复杂的生物学现象，取决于多种因素。某种物质在正常食用方式与用量情况下，长期食用不产生毒性，可认为是安全的。但是安全是有条件的、相对的。食品中的外源化学物也可能在一定条件下呈有益作用或不良作用。

　　毒理学的一个基本原则和首要目的就是要对毒性进行定量。欧洲中世纪的科学家 Paracelsus（1493—1541）曾说过："所有的物质都是毒物，没有一种不是毒物的。正确的剂量才使得毒物与药物得以区分"。一般来说，毒物和非毒物之间没有严格的界限。同一种化学物质，由于使用剂量、对象和方法的不同，则可能是毒物，也可能是非毒物。例如，亚硝酸盐（nitrate）对正常人是毒性物质，但对氰化物中毒者则是有效的解毒剂。另外，人体对硒（Se）的每日安全摄入量为 50～200μg，如低于 50μg 则会导致心肌炎、克山病等，并诱发免疫功能低下和老年性白内障的发生；如摄入量在 200～1000μg 之间则会导致中毒，如每日摄入量超过 1mg 则可导致死亡。

毒性物质按其来源可分为天然、合成和半合成三类，按其用途及分布范围可分为工业、环境、食品有毒成分、农用、医用、军事、放射性、生物性和化妆品中分布的有害化学物，按其毒性强弱又可分为剧毒、高毒、中毒、低毒、微毒等。毒性物质主要通过化学损伤使生物体受其损害。所谓化学损害是指通过改变生物体内的生物化学过程甚至导致器质性病变的损伤。如有机磷酸酯化合物类农药主要通过抑制胆碱酯酶的活性，使生物体乙酰胆碱超常累积，因而导致生物体的极度兴奋而死亡。

三、食品毒理学的内容和任务

食品毒理学的内容包括食品毒理学的基本概念和食品外源化学物与机体相互作用的一般规律；食品外源化学物毒理学安全性评价程序和危险度评价的概念和内容；食品中各主要外源化学物（天然物、衍生物、污染物、添加剂）在机体的代谢过程和对机体毒性危害及其机理。

食品毒理学科的任务在于研究食品中毒物的分布、形态及其进入人体的途径与代谢规律，阐明影响中毒发生和发展的各种条件；研究化学物在食物中的安全限量，评定食品的安全性，制定相关卫生标准；研究食品中化学物的急性和慢性毒性，特别应阐明致突变、致畸、致癌和致敏等特殊毒性，提出早期诊断的方法及健康监护措施。

四、食品毒理学的研究方法

一切学科的发展都与新概念的形成与新方法的发展有密切关系。20 世纪 60 年代以来，毒理学获得了较大发展，主要原因之一是引入了相关学科大量的新的概念与方法。如微观方法中的生物化学、细胞病理学、细胞生物学、分子生物学等学科迅速发展，这些学科的研究方法应用到毒理学领域中，使人们能够从细胞水平甚至分子水平观察到多方面毒作用现象，其中包括一些极微小的毒作用表现。再如宏观方法，亦即研究人的整体以至于人的群体与毒物相互作用的关系。要判定某个毒物对人的危害程度，断定它是否属于某种损害现象的原因，单凭人体以外实验所得的结果是不能做出认定的，只能认为有此可能。只有通过人类本身直接获得证实，才能获得肯定的评价。而直接观察毒物对人体的作用，目前主要使用流行病学方法。

毒理学研究的最终目的是研究外源化学物对人体的损害作用（毒作用）及其机制，但在人体中的研究实际上难以实现，毒理学主要是借助于动物模型模拟引起人体中毒的各种条件，通过观察实验动物的毒性反应，再外推到人。因为动物，特别是哺乳动物和人体在解剖、生理和生化代谢过程方面有很多相似之处，这就是动物实验的结果可以外推到人的基础。

毒理学实验可采用整体动物和游离的动物脏器、组织、细胞进行。根据采用方法的不同，可分为体内试验 (in vivo test) 和体外试验 (in vitro test)。毒理学还利用限定人体试验（受控的临床研究，人体观察）和流行病学调查直接研究外源化学物对人体和人群健康的影响（表 1-1）。

1. 体内试验

也称为整体动物试验。可严格控制接触条件，测定多种类型的毒作用。实验对象采用哺乳动物，例如大鼠、小鼠、豚鼠、家兔、仓鼠 (hamster)、狗和猴等。在特殊需要情况下，也采用鱼类或其他水生生物、鸟类、昆虫等。检测外源化学物的一般毒性，多在整体动物进行，例如急性毒性试验、亚急性毒性试验、亚慢性毒性试验和慢性毒性试验等。哺乳动物体内试验是毒理学的基本研究方法，其结果原则上可外推到人；但体内试验影响因素较多，难以进行代谢和机制研究。

表 1-1　食品毒理学研究方法的比较

研究方法	流行病学调查	限定人体试验	毒理学体内试验	毒理学体外试验
优点	真实的暴露条件,在各化学物之间发生相互作用,测定设定的条件在人群中的作用,表示全部的人的敏感性	规定的限定暴露条件,在人群中测定反应。对某组人群(如哮喘)的研究是有力的,能测定效应的强度	易于控制暴露条件,能测定多种效应,能评价宿主特征的作用(如性别、年龄、遗传特征等和其他调控因素饮食等),能评价作用机制	影响因素少,易于控制,可进行某些深入的研究(如机制,代谢),人力、物力花费较少
缺点	耗资、耗时多(多为回顾性),无健康保护,难以确定暴露,有混杂暴露问题,可检测的危险性增加必须达到 2 倍以上,测定指标较粗(发病率,死亡率)	耗资多,较低浓度和较短时间暴露,限于较少量的人群(一般＜50),限于暂时、微小、可逆的效应,一般不适于研究最敏感的人群	动物暴露与人暴露相关的不确定性,受控的饲养条件与人的实际情况不一致,暴露的浓度和时间的模式显著地不同于人群的暴露	不能全面反映毒作用,不能作为毒性评价和危险性评价的最后依据,难以观察慢性毒作用

2. 体外试验

利用游离器官、培养的细胞或细胞器进行研究,多用于外源化学物对机体急性毒作用的初步筛检、作用机制和代谢转化过程的深入观察研究。体外试验系统缺乏整体毒物动力学过程,并且难以研究外源化学物的慢性毒作用。

(1) 游离器官　利用器官灌流技术将特定的液体通过血管流经某一离体的脏器(肝脏、肾脏、肺、脑等),借此可使离体脏器在一定时间内保持生活状态,与受试化学物接触,观察在该脏器出现有害作用,以及受试化学物在该脏器中的代谢情况。

(2) 细胞　利用从动物或人的脏器新分离的细胞(原代细胞,primary cell)或经传代培养的细胞如细胞株(cell strain)及细胞系(cell line)进行试验。

(3) 细胞器 (organelle)　将细胞制作匀浆,进一步离心分离成为不同的细胞器或组分,例如线粒体、微粒体、核等,用于实验。

体内试验和体外试验各有其优点和局限性,应主要根据实验研究的目的要求,采用最适当的方法,并且互相验证。

3. 限定人体试验

通过中毒事故的处理或治疗,可以直接获得关于人体的毒理学资料,这是临床毒理学的主要研究内容。有时可设计一些不损害人体健康的受控的实验,但仅限于低浓度、短时间的接触,并且毒作用应有可逆性。

4. 流行病学研究

对于在环境中已存在的外源化学物,可以用流行病学方法,将动物实验的结果进一步在人群调查中验证,可从对人群的直接观察中,取得动物实验所不能获得的资料,优点是接触条件真实,观察对象包括全部个体,可获得制定和修订卫生标准的资料,以及制定预防措施的依据。利用流行病学方法不仅可以研究已知环境因素(外源化学物)对人群健康的影响(从因到果),而且还可对已知疾病的环境病因进行探索(从果到因)。但流行病学研究干扰因素多,测定的毒效应还不够深入,有关的生物学标志还有待于发展。

综上所述,在进行食品毒理学实验时,必须将体内和体外试验的结果外推到人,并与限定人体试验和流行病学研究的结果综合起来,以对所研究的外源化学物进行危险度评价。

在研究食品有关毒理学问题时,不可避免地会与环境毒理学、工业毒理学和管理毒理学有所交叉，而在手段和方法方面又必须借鉴遗传毒理学、病理毒理学、免疫毒理学、分子毒理学、行为毒理学、分析毒理学等学科的手段和方法。

第二节　食品毒理学与食品安全性

一、食品安全性的现代问题

1. 食品安全概念的产生和发展

纵观食品安全概念的产生与变化，可以看出食品安全是一个不断发展的概念，即使在同一国家的不同发展阶段，由于食品安全系统的风险程度不同，食品安全的内容和目标也不同。食品安全的概念是1974年11月联合国粮食与农业组织在罗马召开的世界粮食大会上正式提出的，认为食品安全指的是人类的一种基本权利，即"保证任何人在任何地方都能得到为了生存与健康所需要的足够食品"。1984年，世界卫生组织（WHO）在题为《食品安全在卫生和发展中的作用》的文件中，曾把"食品安全"认为是"食品卫生"的同义语，将其定义为："生产、加工、贮存、分配和制作食品过程中确保食品安全可靠，有益于健康并且适合人消费的种种必要条件和措施"。1996年，WHO在其发表的《加强国家级食品安全性计划指南》中则把"食品安全性"与"食品卫生"作为两个概念加以区别。其中，食品安全性被解释为"对食品按其原定用途进行制作和食用时不会使消费者受害的一种担保"，食品卫生则指"为确保食品安全性和适用性在食物链的所有阶段必须采取的一切条件和措施"。目前，食品安全性是指："在规定的使用方式和用量的条件下长期食用，对食用者不产生不良反应的实际把握"。不良反应既包括一般毒性和特异性毒性，也包括由于偶然摄入所导致的急性毒性和长期微量摄入所导致的慢性毒性，例如致癌和致畸性等，这些都需要更明确地加以说明。

2. 影响食品安全的因素

影响食品安全性的因素很多，包括微生物、寄生虫、生物毒素、农药残留、重金属离子、食品添加剂、包装材料释出物和放射性核素等。另外，食品中营养素不足或数量不够，也容易使食用者发生诸如营养不良、生长迟缓等代谢性疾病，这也属于食品中的不安全因素。

下文是英国C. E. Fisher（1993）对当代发达和较发达社会或国家提出的一张饮食风险清单，有一定的代表价值。①营养过剩或营养失衡；②酗酒；③微生物污染；④自然产生的食品毒素；⑤环境污染物（包括核污染）；⑥农药及其他用化学品残留物；⑦兽用药物残留；⑧包装材料污染；⑨食品添加剂和饲料添加剂；⑩新开发食品及新工艺产品（如生物技术食品、辐照处理食品等）；⑪其他化学物质引起的饮食风险（如工业事故污染食品）。

此外，假冒伪劣食品（劣质、掺杂毒物异物等）在食品安全性问题中也占有重要地位。

以上可归纳为现代食品安全性的六大类问题，即：营养失衡、微生物致病、自然毒素、环境污染物、人为加入食物链的有害化学物质、其他不确定的饮食风险。

二、食品毒理学与食品安全性的关系

食品毒理学是食品安全评价的理论基础和方法学。现代食品毒理学着重于通过化学和生物学领域的知识找寻毒性反应的详细机理，并研究特定物质产生的特定的化学或生物学反应机制，为食品安全性评估和监控提供详细和确凿的理论依据。

1. 食物的毒性

食物对机体健康引起有害作用的能力，称为食物的毒性（toxicity）。毒性较高的食物，只要相对较小的剂量，即可对机体造成一定的损害；而毒性较低的食物，需要较大的剂量，才呈现毒性。但是食物的"有毒"与"无毒"、毒性大小也是相对的,关键是此种食物与机体接触的量(接触、暴露和染毒有相同的含义)。在一定意义上,只要到达一定的剂量,任何食物对机体都具有毒性。

2. 危险度评价

在毒理学中,安全性评价是利用规定的毒理学程序和方法评价化学物对机体产生有害效应(损伤、疾病或死亡),并外推在通常条件下接触化学物对人体和人群的健康是否安全。由于安全性难以确切定义和定量,因此近年来危险度评价得到了迅速的发展。

危险度的定义是,在特定的接触条件下终生接触某环境因素引起个体或群体产生有害效应(损伤、疾病或死亡)的预期频率。危险度可分为归因危险度和相对危险度。归因危险度是指人群接触某因素而发生有害效应的可能频率。如归因危险度为 0.01 表示 100 个接触者中有 1 人可能发生有毒效应,归因危险度为 10^{-6} 表示 100 万个接触者中可能有 1 人发生有害效应。相对危险度是指接触组与对照组的危险度的比值。如相对危险度为 2.5 表示接触组发生有害效应的危险度是对照组(非接触组)的 2.5 倍。对接触外源化学物的危险度进行估计,即危险度评价(risk assessment)是毒理学的重要内容。

食品安全性与毒性及其相应的风险概念也是分不开的。安全性常被解释为无风险性和无损伤性。众所周知,没有一种物质是绝对安全的,因为任何物质的安全性数据都是相对的。即使进行了大量的实验,证明某一种物质是安全的,但从统计学上讲,总有机会碰到下一个实验证明该物质不安全。此外,评价一种食品成分是否安全,并不仅仅决定于其内在的固有毒性,而要看其是否造成实际的伤害。事实上,随着分析技术的进步,已发现在越来越多的食品,特别是天然品中含有多种微量的有毒成分,但这些有毒成分并不一定造成危害。

运用食品毒理学的方法对食品进行安全性评价,为正确认识和安全使用食品添加剂(包括营养强化剂)、开发食品新资源和新资源食品及保健食品的开发提供了可靠的技术保证;为正确评价和控制食品容器和包装材料、辐照食品、食品及食品工具与设备用洗涤消毒剂、农药残留及兽药残留的安全性提供了有效的操作方法。

三、食品安全性毒理学评价

1. 我国食品安全性毒理学评价法律法规和标准

食品安全性毒理学评价是从毒理学角度对食品进行安全性评价。其法律依据是《中华人民共和国食品卫生法》第九条第二项:禁止生产经营含有毒、有害物质或者被有害物质污染,可能对人体健康有害的食品。从这项规定中可见并非任何含有害物质的食品都不能生产或销售,而是当它们在性质和数量上有可能对人体健康产生损害时不得生产或销售。

关于食品安全性毒理学评价我国有具体规定。从 1980 年开始,我国提出了食品安全性评价的程序问题;1983 年我国卫生部颁布《食品安全性毒理学评价程序(试行)》;1994 年国家颁布了食品安全性毒理学评价程序和方法 GB 15193.1~GB 15193.19;2003 年进行了修订,包括 GB 15193.1~GB 15193.21,共 21 个标准,具体如下。

① GB 15193.1—2003 食品安全性毒理学评价程序

② GB 15193.2—2003 食品毒理学实验室操作规范

③ GB 15193.3—2003 急性毒性试验

④ GB 15193.4—2003 鼠伤寒沙门氏菌/哺乳动物微粒体酶试验

⑤ GB 15193.5—2003 骨髓细胞微核试验

⑥ GB 15193.6—2003 哺乳动物骨髓

细胞染色体畸变试验

⑦ GB 15193.7—2003　小鼠精子畸形试验

⑧ GB 15193.8—2003　小鼠睾丸染色体畸变试验

⑨ GB 15193.9—2003　显性致死试验

⑩ GB 15193.10　2003　非程序性DNA合成试验

⑪ GB 15193.11—2003　果蝇伴性隐性致死试验

⑫ GB 15193.12—2003　体外哺乳类细胞（V79/HGPRT）基因突变试验

⑬ GB 15193.13—2003　30天和90天喂养试验

⑭ GB 15193.14—2003　致畸试验

⑮ GB 15193.15—2003　繁殖试验

⑯ GB 15193.16—2003　代谢试验

⑰ GB 15193.17—2003　慢性毒性和致癌试验

⑱ GB 15193.18—2003　日容许摄入量（ADI）的制定

⑲ GB 15193.19—2003　致突变物、致畸物和致癌物的处理方法

⑳ GB 15193.20—2003　TK基因突变试验

㉑ GB 15193.21—2003　受试物处理方法

2. 我国食品安全性毒理学评价的方法

① 急性毒性试验

② 鼠伤寒沙门氏菌/哺乳动物微粒体酶试验

③ 骨髓细胞微核试验

④ 哺乳动物骨髓细胞染色体畸变试验

⑤ 小鼠精子畸变试验

⑥ 小鼠睾丸染色体畸变试验

⑦ 显性致死试验

⑧ 非程序性DNA合成试验

⑨ 果蝇伴性隐性致死试验

⑩ TK基因突变试验

⑪ 体外哺乳类细胞（V79/HGPRT）基因突变试验

⑫ 30天和90天喂养试验

⑬ 致畸试验

⑭ 繁殖试验

⑮ 代谢试验

⑯ 慢性毒性和致癌试验

⑰ 日容许摄入量（ADI）

⑱ 致突变物，致畸物和致癌物的处理方法

食品安全性已成为当今影响广泛而深远的社会性问题。加强对食品安全性的管理控制，既是社会进步的需要，也是民族健康的保证。

【本章小结】

随着食品添加剂、农药、兽药的广泛使用及工业"三废"的不断增加，食品安全问题日益突出。毒理学是研究化学、物理、生物等因素对机体负面影响的科学。食品毒理学是现代毒理学的一个分支，经历了由宏观到微观、由细胞到分子，从分析到综合、又至整体和群体、试验到理论、理论到实践的发展过程。

食品毒理学是研究食品中外源化学物的性质、来源与形成，它们的不良作用与可能的有益作用及其机制，并确定这些物质的安全限量和评定食品的安全性的科学。其内容包括食品毒理学的基本概念和食品外源化学物与机体相互作用的一般规律；食品外源化学物毒理学安全性评价程序和危险度评价的概念和内容；食品中各主要外源化学物（天然物、衍生物、污染物、添加剂）在机体的代谢过程和对机体毒性危害及其机理。

食品毒理学科的任务在于研究食品中毒物的分布、形态及其进入人体的途径与代谢规律，阐明影响中毒发生和发展的各种条件；研究化学物在食物中的安全限量，评定食品的安全性，制定相关卫生标准；研究食品中化学物的急性和慢性毒性，特别应阐明致突变、致畸、致癌和致敏等特殊毒性，提出早期诊断的方法及健康监护措施。

食品毒理学是食品安全性的基础。食品安全性毒理学评价是从毒理学角度对食品进行安全性评价。

【思考练习题】

1. 食品毒理学科是一门什么样的学科？研究内容包括哪些？
2. 食品毒理学研究方法有哪些？
3. 食品毒理学与食品安全性有何关系？

（刘爱红）

第二章 毒理学基本概念

第一节　毒物、毒性和毒作用

一、毒物及其分类

1. 毒物

毒物（toxicant）是指在一定条件下，较小剂量就能引起机体功能性或器质性损伤的外源化学物质；或剂量虽微，但积累到一定的量，就能干扰或破坏机体正常的生理功能，引起暂时或持久性的病理变化，甚至危及生命的物质。

有毒物质主要通过化学损伤使生物体遭受损害。例如，有机磷酸酯类农药可抑制胆碱酯酶的活性，使生物体内的乙酰胆碱大量积累，从而导致生物体的极度兴奋甚至死亡。

毒物的概念只是相对的，毒物与非毒物之间并不存在绝对的界限，实际上，在特定的条件下，几乎所有的外源化学物都有引起机体损害的能力。即使是比较安全的药物，甚至食物中某些重要的营养成分，如果过量，也会引起毒效应。比如，一次服用 1.5～6.0g 食盐有益于健康，一次用至 200～250g 可因其吸水作用所致的电解质严重紊乱而引起死亡；又如在短时间内输液过多过快，可因血循环动力学障碍所致肺水肿和脑水肿引起死亡，即所谓的"水中毒"。在动物机体内的氟是必需的微量元素，但当过量的氟化物被吸收进入机体后，可作用于骨骼，使机体的钙磷代谢紊乱，导致低血钙、氟斑牙和氟骨症等一系列的病理性作用。由此可见，要区分一种外源化学物是有毒或者无毒，必须充分考虑其接触的剂量和途径。

2. 毒物的分类

毒物的种类按其作用、化学性质和分布范围等可以分为如下几类。

（1）按毒物的毒理作用

① 腐蚀毒：对所接触的机体局部有强烈腐蚀作用的毒物，如强酸、强碱、酚类。

② 实质毒：吸收后引起实质脏器病理损害的毒物，如砷、汞、铅等重金属，无机磷和某些毒蕈。

③ 酶系毒：抑制特异酶系的毒物，如有机磷、氰化物等。

④ 血液毒：引起血液变化的毒物，如一氧化碳、亚硝酸盐以及某些蛇毒。

⑤ 神经毒：引起中枢神经系统功能障碍的毒物，如醇类、麻醉药及催眠药。

（2）按毒物的化学性质分类

① 挥发性毒物：采用蒸馏法或微量扩散法分离的毒物，如氰化物、醇类、有机磷。

② 非挥发性毒物：采用有机溶剂提取法分离的毒物，分为酸性、碱性和两性毒物三类，如生物碱、吗啡等。

③ 金属毒物：采用破坏有机物的方法分离的毒物，如砷、汞、钡、铬、锌等。

④ 阴离子毒物：采用透析法或离子交换法分离的毒物，如强酸、强碱等。

⑤ 其他毒物：包括必须根据其化学性质采用特殊方法分离的毒物，如箭毒碱、一氧化碳、硫化氢等。

（3）按毒物的用途和分布范围分类

① 工业化学品：包括生产时使用的原料、辅助剂以及生产中产生的中间体、副产品、杂质、废弃物和成品等。

② 食品中的有毒物质：包括天然的或食品变质后产生的毒素，以及各种食品添加剂，如糖精、食用色素和防腐剂等。

③ 环境污染物：如生产过程中产生的废水、废气和废渣中的各种外源化学物。

④ 日用化学品：如化妆品、洗涤用品、家庭卫生防虫杀虫用品等。

⑤ 农用化学品：包括化肥、农药、除草剂、植物生长调节剂、瓜果蔬菜保鲜剂和动物饲料添加剂等。

⑥ 医用化学品：包括用于诊断、预防和治疗的外源化学物，如血管造影剂、医用消毒剂、医用药物等。

⑦ 生物毒素：也统称为毒素，它是由活的生物体产生的一种特殊毒物。根据其来源可分为：植物毒素、动物毒素、霉菌毒素和细菌毒素等。细菌毒素又可分为内毒素和外毒素。凡是通过叮咬（如蛇、蚊子）或蜇刺（如蜂类）传播的动物毒素为毒液。一种毒素在确定其化学结构和阐明其特性后，往往按它的化学结构重新命名。

⑧ 军事毒物：主要指用于军事上的一些外源化学物，如沙林毒气、芥子气、梭曼、塔崩、路易氏毒气等。

二、毒性及其分级

1. 毒性

毒性（toxicity）是指外源化学物与机体接触或进入体内的易感部位后，能引起损害作用的相对能力，包括损害正在发育的胎儿（致畸胎）、改变遗传密码（致突变）或引起癌症（致癌）的能力等。一种外源化学物对机体的损害作用越大，则其毒性就越高。毒性反映毒物的剂量与机体反应之间的关系，因此，引起机体某种有害反应的剂量是衡量毒物毒性的指标。毒性高的化学物以极小剂量即可造成机体的一定损害，甚至死亡；毒性低的化学物则需较大剂量才能呈现毒性。在一定意义上，只要达到一定数量，任何物质对机体都具有毒性。在一般情况下，如果低于一定数量，任何物质都不具备毒性。因此，物质毒性的高低仅具有相对意义。

各种化学物的毒性大小主要由其结构决定，同一类化合物，由于结构（包括取代基）不同，其毒性也有很大的差异。此外剂量、接触条件如接触途径、接触期限、速率和频率等因素对外源化学物的毒性及性质都有影响。

（1）外源化学物结构与毒性作用的关系

① 功能团与毒性的关系：卤素有强烈的吸电子效应，在化合物结构中增加卤素就会使

分子的极化程度增加，更容易与酶系统结合，使毒性增强。例如甲烷（CH_4）不具有致癌作用，而碘甲烷（CH_3I）、溴甲烷（CH_3Br）及氯甲烷（CH_3Cl）等均有致癌作用。芳香族化合物引入羟基后，由于极性增强而加大了毒性，又如在苯环上引入羟基后则生成酚，酚具弱酸性，易与蛋白质中的碱性基团作用，因此酚与酶蛋白有较强的亲和力，从而使毒性增强。在化合物中引入—COOH 和—SO_3H 等，可使理化性质发生很大变化：水溶性及电离度增高，脂溶性降低，因而不易通过细胞膜扩散，所以难以深入组织，毒性也随之减弱。例如苯甲酸的毒性就较苯的毒性低。

② 基团的电荷性与毒性的关系：电负性基团如硝基（—NO_2）、苯基（—C_6H_5）、氰基（—CN）、醛基（—CHO）、酮基（—COR）、酯基（—COOR）、乙烯基（—CH=CH_2）、乙基（—C≡CH）、三氯甲基（—CCl_3）及三氟甲基（—CF_3）等，均可与机体中带正电荷的基团相互吸收，从而使毒性增强。

③ 光学异构与毒性的关系：动物体内的酶对光学异构体有高度的特异性。当外源化学物为不对称分子时，酶只能作用于一种光学异构体。如果两个不同的光学异构体在动物体内与其他光学活性化合物结合，则生成两个非对映异构体，它们具有不同的物理性质，其通透细胞膜的程度、在组织内的分布及代谢速率均不相同。一般来说，左旋异构体对机体作用较强，如左旋吗啡对机体产生作用，右旋体往往无作用。但是也有例外，如右旋尼古丁和左旋尼古丁对大鼠的毒性相等；而对豚鼠，则右旋体的毒性较左旋体大 2.5 倍。

（2）外源化学物的理化性质与毒性作用的关系　外源化学物的理化性质如溶解度、解离度、pH 值、旋光度、表面张力等与毒性密切相关。例如，化合物在体内转运的先决条件是能否溶解于体液，因而能溶于水的化合物有利于在体内的吸收和转运。有些化合物虽不溶于水，但在体内可转变为水溶性物质，其毒性也相应得到增强。组织中的水溶性化合物不能通过细胞膜的类脂层，必须同时具有脂溶性才能通过细胞膜扩散，如乙醇进入机体后可迅速转至各部位，就是这个缘故。化合物脂溶性提高，有利于通过细胞膜的类脂层，毒性也相应增强。强酸、强碱和一些盐类都是强电解质，在体液中多以离子形式存在。由于水是极性物质，与离子间有引力，因而高度电离的物质不但易溶于水，而且起电离子在体液中常是水合的。水合的离子体积增大，同时带有电荷，很难通过细胞膜。如季铵盐是强电解质，内服后，在胃肠道中的吸收不完全，更难通过血脑屏障并对中枢神经系统产生毒性作用。

（3）外源化学物接触途径与毒性作用的关系　多数情况下，外源化学物需要进入血液并随血流到达作用部位才能发挥其毒性，而同一种外源化学物经由不同途径（经口、经皮、经呼吸道等）与机体接触时，其吸收系数（即入血量与接触量之比）是不同的。例如，经静脉染毒时，外源化学物直接入血，吸收系数为 1，即完全被吸收，通常表现出的毒性也最高，其他静脉外途径染毒，一般吸收系数都小于 1，表现出的毒性也相对较低。大多数情况下，相同剂量的同一种化学物以不同的途径染毒，其毒性大小的顺序为：静脉注射＞腹腔注射≥肌内注射＞经口＞经皮。经呼吸道感染通常与静脉注射或腹腔注射的毒性相近。经口染毒时，外源化学物在胃肠道吸收后经由门静脉系统到达肝脏被代谢（称为肝脏首过效应）。在这种情况下，代谢产物的毒性直接影响外源化学物对机体的损害能力。

（4）外源化学物接触期限、速率、频率与毒性作用的关系　在毒理学研究中，通常按给动物染毒的时间长短分为急性、亚慢性和慢性毒性试验。急性毒性试验为 1 次或 24h 内多次对实验动物高剂量染毒，而亚慢性和慢性毒性试验则为较长时间（至少 1 个月以上）内对实验动物反复多次低剂量染毒。外源化学物的急性染毒与较长时间染毒的毒性表现不同，一般前者迅速而剧烈，后者则相对平缓。除了强度差别外，有时还有性质差别。例如，有机溶剂苯的急性中毒表现是中枢神经系统抑制，而反复接触则导致再生障碍性贫血和白血病。

不同外源化学物即使染毒剂量相同，但吸收速率不同，中毒表现也将不同。吸收速率快者（如静脉注射）可在短时间内到达作用部位并形成较高浓度，从而表现出较强的毒性。

与时间相关的另一个影响因素是接触频率。对于具体的外源化学物而言，接触的间隔时间如短于其生物半衰期时，进入机体的量大于排除量，易于积累至一个高水平，从而引起中毒。反之，如接触的间隔时间长于生物半衰期时就不易引起中毒，但高剂量接触时除外。

（5）外源化学物对机体的选择性与毒性作用的关系　一种外源化学物只对某一种生物有损害作用，而对其他种类的生物不具有损害作用，或者只对生物体内某一组织器官产生毒性，而对其他组织器官无毒性作用，这种外源化学物对生物体的毒性作用称为选择毒性。

外源化学物对机体存在选择毒性的原因可能有以下几个方面。

① 物种和细胞学的差异：例如，植物在许多方面不同于动物，它缺少神经系统，缺少有效的循环系统和肌肉组织，但却具有光合作用和细胞壁。又如，细菌具有细胞壁而人类却没有，正是利用这种差异而研制的化学药物，如青霉素和先锋霉素等，可杀灭细菌而对人体细胞相对无害。

② 不同生物或组织器官对外源化学物或其毒性代谢产物的积蓄能力不同：如在医学上用放射碘治疗甲状腺机能亢进，就是利用甲状腺选择性蓄积碘的功能。

③ 不同生物或组织器官对外源化学物在体内生物转化过程的差异：例如，细菌不能直接吸收叶酸，要利用对氨基苯甲酸、谷氨酸和蝶啶来合成，但人类却只能从食物中吸收叶酸而不能自身合成。因此磺胺类药物对细菌有选择毒性，对人体却没有，这是因为磺胺与氨基苯甲酸的分子结构和大小相似，可拮抗对氨基苯甲酸参与合成叶酸的过程。黄曲霉毒素 B_1 对大鼠和小鼠的致癌作用也存在不同的选择性。小鼠能抵抗黄曲霉毒素 B_1 的致肝癌作用，原因是小鼠体内含有一种谷胱甘肽转硫酶的同工异构酶，该酶与黄曲霉毒素 B_1 的致癌性环氧化物具有高度亲和力，可对黄曲霉毒素进行解毒。而大鼠对黄曲霉毒素的这种解毒作用较低，即使摄入很少量黄曲霉毒素 B_1 也会诱发肝脏肿瘤。又如，在正常情况下，甲醇在体内先代谢成甲醛和甲酸盐，然后再生成二氧化碳和水。由于在人的眼睛中缺少将甲醛转变为甲酸的酶类，所以人类眼睛对甲醇的毒性就特别敏感。

④ 不同生物或组织器官对外源化学物所造成损害的修复能力存在差异：例如，化合物 N-甲基-N-亚硝基脲（N-methyl-N-nitrosourea，MNU）对大鼠诱发的肿瘤主要在胸部，而在肝脏中从未发现。这是因为肝脏能有效地将 RNA 和 DNA 分子中形成的 6-烷基-鸟嘌呤进行酶解，而胸组织中却不存在这种酶解作用。

选择毒性的存在，虽然在一定程度上对实验动物毒性试验结果外推到人类的过程产生影响，但在农业、畜牧业和人类医药卫生事业等领域中都有着重要的理论意义和广泛的应用价值。当研究某个物质的毒性时，应着重了解其相对毒性。

2. 毒性分级

毒物毒性的大小，通过生物体所产生的损害性质和程度而表现出来，可用动物实验或其他方法检测。衡量毒物的毒性需要一定的客观指标，如各种生理指标、生化正常值的变化、死亡等。随着科学技术的发展，毒性的观察指标也越深入，但死亡指标是最简单和最基本的毒性指标，它可作为化学物毒性的比较，也可用来探讨化学物的剂量-反应关系，即剂量-效应关系（化学物的剂量与生物体产生中毒反应之间存在的关系）。能引起生物体发生中毒反应的剂量越小（或浓度越低），则此化学物的毒性越大；反之，引起中毒反应的剂量越大（或浓度越高），则此化学物的毒性越小。

目前，全世界尚缺乏统一的毒性分级标准。我国卫生部 1994 年在《食品安全性毒理学评价标准》中将各种物质按其对大鼠经口 LD_{50} 的大小分为极毒、剧毒、中毒、低毒、实际无毒和无毒 6 大类（见表 2-1），世界卫生组织也对农药的危害性进行了分级（见表 2-2）。一般而言，对动物毒性很低的物质，对人的毒性也很低。不同物质的 LD_{50} 差异很大。例如，肉毒素的 LD_{50}（以体重计）约为 100mg/kg，而氯化钠的 LD_{50} 约为 40g/kg，需要消费大量的氯化钠才可以产生毒性。LD_{50} 为 2g/kg 的一种物质对一个成年人而言，需摄入一杯的量才可以产生毒性，而 LD_{50} 为 1mg/kg 的极毒物质对一个成年人而言，仅需数滴即可产生毒性。但是，LD_{50} 等急性毒性指标并不能反映出化学物质对人类潜在的危害。许多物质的长期或慢性毒性很严重，但其 LD_{50} 却反映不出。特别对一些急性毒性很小的致癌物质来说，即使长期少量摄入也能诱发癌的发生。

表 2-1 化学物质的急性毒性分级

级　别	大鼠口服 LD_{50}(以体重计)/(mg/kg)	相当于人的致死剂量	
		mg/kg	g/人
极毒	<1	0.05	0.05
剧毒	1~50	500~4000	0.5
中毒	51~500	4000~30 000	5
低毒	501~5000	30 000~250 000	50
实际无毒	5001~15 000	250 000~500 000	500
无毒	>15 000	>500 000	2500

表 2-2 世界卫生组织的农药危害分级标准

毒性分级	危害程度	大鼠经口 LD_{50}(以体重计)/(mg/kg)		大鼠经皮 LD_{50}(以体重计)/(mg/kg)	
		固　体	液　体	固　体	液　体
Ⅰa 级	极度危害	≤5	≤20	≤10	≤40
Ⅰb 级	高度危害	5~50	20~200	10~100	40~400
Ⅱ级	中度危害	50~500	200~2000	100~1000	400~4000
Ⅲ级	轻度危害	>500	>2000	>1000	>4000

注：表中的"固体"和"液体"指分级产品和制剂的物理状态。分级中的"危害"是指对健康的急性危害，即在较短的时期内，一次或多次接触的危害。

三、毒作用及其分类

1. 毒作用

毒作用（toxic effect）是指毒物本身或其代谢产物在靶器官内达到一定浓度与生物大分子相互作用的结果，是毒物对动物机体所引起不良或有害的生物学效应。毒性作用又称毒作用或毒效应。毒性作用的特点是动物机体接触后，表现出各种生理生化功能的障碍，应激能力下降，维持机体的稳态能力下降以及对环境中的各种有害因素易感性增高等。

毒物的毒作用性质是毒物本身所固有的，但必须在一定的条件下，通过生物体表现为损害的性质和程度。毒物的有害效应或毒效应是许多因素综合影响的结果，主要包括：①毒物本身的毒性；②生物体的功能状态（体重、年龄、性别、健康状态、习惯性和成瘾性、过敏性、体内蓄积）；③毒物的接触条件（剂量、方式和途径、防护措施的优劣等）；④环境因素，也包括环境中化学因素或物理因素的相互影响（协同作用与拮抗作用），当生物体由于化学物的毒作用出现有害的生物效应而表现出疾病时，称为中毒（poisoning，intoxication），中毒是各种毒作用的综合表现。

2. 毒作用分类

外源化学物对机体的毒性作用，可根据毒性作用的特点、发生时间和部位以及机体对化学毒物的敏感性分为以下几类。

（1）按毒作用发生的时间分类

① 急性毒作用（acute toxic action）：指较短时间内（<24h）一次或多次接触化学物后，在短期内（<2周）出现的毒效应。如各种腐蚀性化学物、许多神经性的毒物、氧化磷酸化抑制剂、致死合成剂等，均可引起急性毒作用。

② 慢性毒作用（chronic toxic action）：指长期、甚至终身接触小剂量化学物缓慢产生的毒作用。如职业接触的化学物，多数表现出这种作用。

③ 迟发性毒作用（delayed toxic action）：指接触当时不引起明显病变，或者在急性中毒后临床上可暂时恢复，但经过一段时间后，又出现一些明显的病变和临床症状，这种作用称为迟发性毒作用。典型的例子是重度一氧化碳中毒，经救治恢复神志后，过若干天又可能出现精神或神经症状。

④ 远期毒作用（remote toxic action）：指化学物作用于机体或停止接触后，经过若干年后发生中毒病理改变的毒作用。一般指致突变、致癌和致畸作用。如致癌性外源化学物，人类一般要在初次接触后10～20年才能出现肿瘤。

一般说来，接触毒物后迅速中毒，说明其吸收、分布快，作用直接；反之则说明吸收缓慢或在作用前需经代谢转化。中毒后迅速恢复，说明毒物能很快被排出或被解毒；反之则说明解毒或排泄效率低，或已产生病理或生化方面的损害以致难以恢复。

（2）按毒作用发生的部位分类

① 局部毒作用（local toxic action）：指某些外源化学物在机体接触部位直接造成的损害作用。如接触具有腐蚀性的酸碱所造成的皮肤损伤，吸入刺激性气体引起的呼吸道损伤等，这类作用表现为受作用部位的细胞广泛破坏。

② 全身毒作用（systemic toxic action）：化学物经吸收后，随血液循环分布到全身而产生的毒作用。毒物被吸收后的全身作用，其损害一般主要发生于一定的组织和器官系统，受损伤或发生改变的可能只是个别器官或系统，此时这些受损的器官称为靶器官。未受损害的即为非靶生物或非靶器官，常表现为麻醉作用、窒息作用、组织损伤及全身病变。例如，一氧化碳与血红蛋白有极大的亲和力，能引起全身缺氧，并损伤对缺氧敏感的中枢神经系统和增加呼吸系统的负担。许多具有全身作用的毒物，不一定能引起局部作用；能引起局部作用的毒物，则可能通过神经反射或吸收入血而引起全身性反应。除一些活性很高的物质外，大多数有毒化学物都可以产生全身毒作用，有些物质两种作用兼而有之。例如四乙基铅可作用于皮肤的吸收部位，然后分布至全身对中枢神经系统和其他器官产生毒作用。

（3）按毒作用损伤的恢复情况分类

① 可逆性毒作用（reversible toxic action）：指停止接触毒物后其作用可逐渐消退。接触的毒物浓度越低，时间越短，造成的损伤越轻，则脱离接触后其毒性作用消失得就越快，所产生的毒作用多是可逆的。

② 不可逆毒性作用（irreversible toxic action）：指停止接触毒物后，引起的损伤继续存在，甚至可进一步发展的毒用。例如，外源化学物引起的肝硬化、肿瘤、致突变、致癌、神经元损伤等就是不可逆的。化学物的毒性作用是否可逆，在很大程度上还取决于所受损伤

组织的修复和再生能力。例如肝脏具有较高的再生能力，因此大多数肝损伤是可逆的，反之，中枢神经系统的损伤，多数是不可逆的。机体接触的化学物的剂量大、时间长，常产生不可逆的作用。

（4）按毒作用性质分类

① 一般毒作用：指化学物质在一定的剂量范围内经一定的接触时间，按照一定的接触方式，均可能产生的某些毒作用，如急性作用、慢性作用。

② 特殊毒作用：接触化学物质后引起不同于一般毒作用规律的或出现特殊病理改变的毒作用。特殊毒作用主要包括：过敏性反应；特异体质反应、致癌作用、致畸作用、致突变作用。

一种外源化学物的毒效应可能涉及上述几种分类。例如，强酸可引起皮肤的局部毒作用，并且是立即作用，但早期是可逆的。氯乙烯在较低剂量的长期接触条件下可引起肝血管肉瘤，但在一次高剂量接触条件下可引起麻醉和肝毒性。青霉素对某些个体引起的反应有时是局部作用，有时是立即的全身毒作用，此作用可能是可逆的。

四、损害作用与非损害作用

外源化学物在机体内可引起一定的生物学效应，其中包括损害作用和非损害作用。损害作用是外源化学物毒性的具体表现。毒理学的主要研究对象是外来化合物的损害作用。因此必须明确损害作用的概念、特点，并与非损害作用加以区分。

1. 非损害作用

一般认为非损害作用（non-adverse effect）不引起机体机能形态、生长发育和寿命的改变；不引起机体某种功能容量的降低，也不引起机体对额外应激状态代偿能力的损伤。机体发生的一切生物学变化应在机体代偿能力范围之内，当机体停止接触该外源化合物后，机体维持体内稳态的能力不应有所降低，机体对其他外界不利因素影响的易感性也不应增高。稳态是机体保持内在环境稳定不变的一种倾向或能力。

2. 损害作用

损害作用（adverse effect）指引起功能紊乱、损伤、疾病或死亡的生物学效应。损害作用与非损害作用相反，应具有下列特点：①机体的正常形态、生长发育过程受到严重影响，寿命亦将缩短；②机体功能容量或额外应激状态代偿能力降低；③机体维持体内稳态的能力下降；④机体对其他某些因素不利影响的易感性增高。

应该指出，损害作用与非损害作用都属于外源化学物在机体内引起的生物学作用，在生物学作用中，量的变化往往引起质的变化，所以非损害作用与损害作用具有一定的相对意义。正如在健康和疾病状态之间没有一个绝对的分界，存在亚健康状态和亚疾病状态一样，有时也难以判断外源化学物在机体内引起的生物学作用是非损害作用还是损害作用。此外确定损害作用与非损害作用的观察指标也不断的发展，随着生命科学的进展，有可能过去认为是非损害作用的生物学作用，会重新判断为损害作用，因此，应充分地认识到对损害作用与非损害作用判断的相对性和发展性。

损害作用和非损害作用的确定，往往涉及机体许多指标的正常值范围，有时需要对正常值进行测定，但首先必须明确"正常值"仅具有相对意义。在实际工作中，按目前认识水平，认为"健康"或"正常"的个体，对其进行某项观察指标测定，以其平均值±2个标准差作为正常值范围，可采用统计学方法，确定此项指标变化是否偏离正常值范围，凡某种观察指标符合下列情况之一者，即可认为已偏离正常值范围，属于损害作用。

① 与对照组相比，具有统计学显著性差异（$P<0.05$），并且其数值不在正常值范围内。

② 与对照组相比，具有统计学显著性差异（$P<0.05$），而其数值却在一般公认的"正常值"范围内，但如在停止接触后，此种差异仍然持续一段时间，则属于损害作用。

③ 与对照组相比，具有统计学显著性差异（$P<0.05$），而其数值却在一般公认的"正常值"范围内；但如机体处于功能或生物化学应激状态下，此种差异更为明显，则属于损害作用。

五、毒效应谱

机体接触外源化学物后，根据外源化学物的性质和剂量，可引起多种变化，产生的毒效应包括肝、肾、肺等实质器官损伤、内分泌系统紊乱、免疫抑制、神经行为改变、出现畸胎、形成肿瘤等多种形式。效应的范围则从微小的生理生化正常值的异常改变到明显的临床中毒表现，直至死亡。毒效应的这些性质与强度的变化构成了外源化学物的毒效应谱（spectrum of toxic effects）。具体表现为：①机体对外源化学物的负荷增加；②意义不明的生理和生化改变；③亚临床改变；④临床中毒；⑤死亡。机体负荷是指在体内化学物和/或其代谢物的量及分布。亚临床改变、临床中毒、死亡属于损害作用（毒效应），毒效应谱还包括致癌、致突变和致畸胎作用。外源化学物对机体的毒效应谱见图 2-1。

图 2-1　外源化学物对机体的毒效应谱

适应（adaptation）是机体对一种通常能引起有害作用的化学物显示不易感性或易感性降低。抗性（resistance）和耐受（tolerance）相关，但含义不同。抗性用于一个群体对于应激原化学物反应的遗传机构改变，以至与未暴露的群体相比有更多的个体对该化学物不易感性。因此抗性产生必须有化学物的选择及随后的繁殖遗传。耐受对个体是指获得对某种化学物毒作用的抗性，通常是早先暴露的结果。耐受也可用于在暴露前即有高频率的抗性基因的群体。

耐受是由于实验前对某化学物或结构类似化学物的暴露导致对该化学物毒作用反应性降低的状态。引起耐受的主要机制可能是由于到达毒作用靶部位的毒物量降低（处置性耐受），或某组织对该化学物的反应性降低。处置性耐受的例子，如四氯化碳预处理可使肝损伤的活性代谢物（$CCl_3 \cdot$）生成减少，而引起对其本身的耐受。

化学物对机体的毒效应受多种因素影响，这些因素可分为外来因素和内在因素。外来因素如化学物结构、剂量、接触的频数、接触途径、其他化合物的存在以及各种环境因素。内在因素如胃肠道状态、肠道微生物群、肝的代谢能力以及潜伏期（对致癌而言）。

六、靶器官

化学物进入机体后，对体内各器官的毒作用并不一样，往往有选择毒性（selective toxicity），外源化学物可以直接发挥毒作用的器官就称为该物质的靶器官（target organ）。如脑是甲基汞的靶器官，肾脏是镉的靶器官。毒作用的强弱主要取决于该物质在靶器官中的浓度。但靶器官不一定是该物质浓度最高的场所，例如，甲基汞由于具有亲脂性而易于透过血脑屏障进入脑组织，从而对神经系统产生毒性作用，它的靶器官是中枢神经系统，但甲基汞在脑组织中的浓度却远低于肝脏和肾脏。又如铅浓集在骨中但其毒性则由于铅对造血系统、神经系统等其他组织的作用所致。同样 DDT 在脂肪中的浓度最高，但并不对脂肪组织产生毒作用。在全身毒作用中常见的靶器官有神经系统、造血系统、肝、肾、肺等。

值得注意的是，靶器官是毒物直接发挥毒作用的器官，而出现毒性效应的器官称为效应器官。效应器官可以是靶器官，也可以不是靶器官。例如马钱子碱中毒可引起抽搐和惊厥，靶器官是中枢神经系统，效应器官是肌肉。

某个特定的器官成为毒物的靶器官可能有多种原因：①该器官的血液供应；②存在特殊的酶或生化途径；③器官的功能和在体内的解剖位置；④对特异性损伤的易感性；⑤对损伤的修复能力；⑥具有特殊的摄入系统；⑦代谢毒物的能力和活化/解毒系统平衡；⑧毒物与特殊的生物大分子结合等。

机体对外源化学物的处置是影响毒性效应的重要因素。这是因为，在靶器官内的外源化学物或其活性代谢物的浓度及持续时间，决定了机体的毒性效应的性质及其强度。影响吸收、分布、代谢和排泄的各种因素和外源化学物的物理化学性质均可影响在靶器官中外源化学物的量。对特定靶器官的毒性，直接取决于外源化学物与生物大分子如受体、酶、蛋白、核酸、膜脂质的作用，激活并启动了生物放大系统，靶器官和/或效应器官在生物放大系统的支配下发生功能或形态变化，产生具体的局部毒性效应；受到机体整合、适应和代偿等因素的影响而产生整体毒效应。

七、生物学标志

预防医学要求对外源化学物的有害作用进行早期预防、早期诊断和早期治疗，为了达到这样的目的，近年来在毒理学中发展了生物学标志的概念。

生物学标志（biomarker）是指外源化学物通过生物学屏障进入组织或体液后，对该外源化学物或其生物学后果的测定指标，可分为接触生物学标志、效应生物学标志和易感性生物学标志。从暴露到健康效应的模式图和与生物学标志的关系见图 2-2。

图 2-2　从暴露到健康效应的模式图和与生物学标志的关系

1. 接触生物学标志

接触生物学标志（biomarker of exposure）指测定组织、体液或排泄物中吸收的外源化学物、其代谢物或与内源性物质的反应产物，作为吸收剂量或靶剂量的指标，提供关于暴露于外源化学物的信息。接触生物学标志包括反映内剂量和生物效应剂量两类标志物（如化学物原型、代谢物、血红蛋白加合物、DNA 加合物等），用以反映机体生物材料中外源性化学物或其代谢物或外源性化学物与某些靶细胞或靶分子相互作用产物的含量。这些接触生物学标志如与外剂量相关，或与毒作用效应相关，可评价接触水平或建立生物阈限值。

2. 效应生物学标志

效应生物学标志（biomarker of effect）指机体中可测出的生化、生理、行为或其他改变的指标，包括反映早期生物效应（early biological effect）、结构和/或功能改变（altered structure/function）及疾病（disease）三类标志物，提示与不同靶剂量的外源化学物或其代谢物有关联的对健康有害效应的信息。

3. 易感性生物学标志

易感性生物学标志（biomarker of susceptibility），是关于个体对外源化学物的生物易感性的指标，即反映机体先天具有或后天获得的对接触外源性物质产生反应能力的指标。如外源化学物在接触者体内代谢酶及靶分子的基因多态性，属遗传易感性标志物。环境因素作为应激原时，机体的神经、内分泌和免疫系统的反应及适应性，亦可反映机体的易感性。易感性生物学标志可用以筛检易感人群，保护高危人群。

通过动物体内试验和体外试验可研究生物学标志并推广到人体和人群研究，生物学标志可能成为评价外源化学物对人体健康状况影响的有力工具。接触标志用于人群可定量确定个体的暴露水平；效应标志可为人体暴露与环境引起的疾病提供联系，可用于确定剂量-反应关系和有助于在高剂量暴露下获得的动物实验资料外推人群低剂量暴露的危险度；易感性标志可鉴定易感个体和易感人群，应在危险度评价和危险度管理中予以充分考虑。

第二节　剂量、剂量-量反应关系和剂量-质反应关系

毒理学的一个基本原则是对物质毒性进行定量分析。由于对任何一种生物体而言都存在一个中毒和不中毒的剂量，所以需要了解某一物质中间剂量的效应。但事实上并不存在这样一个"中间剂量"点，即在该点上这一组所有供试生物体都突然出现中毒症状。取而代之的是，存在一个剂量范围，在该范围内实验组的供试生物体以相似的方式发生应答（中毒效应）；在同一剂量时，有一定比例的生物体出现中毒症状。在一定的剂量范围内，同一种物质的毒效应随着剂量的增加，显示出相应的规律性变化，这称为毒性物质的剂量-效应关系或剂量-反应关系。

在研究剂量-效应关系之前我们先了解一下几个相关的概念。

一、剂量

剂量是决定外来化合物对机体损害作用的重要因素。剂量的概念较为广泛，可包括以下几种。

(1) 接触剂量（exposure dose） 又称外剂量（external dose），是指外源化学物与机体（如人、指示生物、生态系统）的接触剂量，可以是单次接触或某浓度下一定时间的持续接触。

(2) 吸收剂量（absorbed dose） 又称内剂量（internal dose），是指外源化学物穿过一种或多种生物屏障，吸收进入体内的剂量。

(3) 到达剂量（delivered dose） 又称靶剂量（target dose）或生物有效剂量（biologically effective dose），是指吸收后到达靶器官（如组织、细胞）的外源化学物和/或其代谢产物的剂量。

由于内剂量不易测定，所以一般剂量的概念指给予机体化学物质的数量或被吸入体内的数量或在体液或组织中的浓度。一般多指进入机体的数量。剂量通常采用每千克体重摄取的毫克数（mg/kg）来表示。

化学物对机体的损害作用的性质和强度直接取决于其在靶器官中的剂量，但测定此剂量比较复杂。一般而言，接触或摄入的剂量越大，靶器官内的剂量也越大。因此，常以接触剂量来衡量，接触剂量以单位体重接触外源化学物的量（如 mg/kg 体重）或环境中浓度（mg/m^3 空气或 mg/L 水）来表示。任何有害物质的效应首先取决于剂量。大多数化学物在体内的生物学效应随剂量增加而转化。根据效应的转化可以把化学物分为两类型：

I 型　<u>无效应(无害)→毒效应→致死效应</u>
剂量增加

II 型　无效应→有益效应→毒效应→致死效应

<u>（营养、保健、治疗）</u>
剂量增加

Ⅱ型化学物比较复杂，有益效应包括：①营养功能；②保健功能；③治疗疾病功能。这里面对有些物质是有效的，包括营养素、药品（抗生素）、食品中的外源化学物（如茶中咖啡因和茶多酚）。在同一食品中可能同时含有Ⅰ型（如农药残留）和Ⅱ型的外源化学物（如咖啡因）。

化学物质经不同途径与机体接触的时候，往往并不能全部被吸收进入血液中，而只能一部分被吸收，即存在吸收系数，染毒途径不同，其吸收系数和吸收率往往相差很大，所以在说明剂量的时候，必须同时注明染毒途径。如某种毒物经不同的途径（经口、皮肤、呼吸道、肌内注射或皮下注射等）给予时，机体对其吸收系数（给予量/进入血液量）和吸收速率各不相同，因而出现中毒反应的时间和程度也不一样。剂量包含致死剂量、阈剂量、最大无作用剂量等概念（见第二章第三节）。

二、量反应与质反应

反应（response）是指在毒理学研究中，外源化学物与动物机体接触后引起的有害生物学改变，又称效应。动物机体对化学毒物的效应包括两大类：一类效应的观察结果属于计量资料，有强度和性质的差别，可以被定量测定，而且所得的资料是连续的。如有机磷农药抑制血中胆碱酯酶的活性，其程度可以用酶活性单位的测定值表示。这类效应称为量反应（graded response）。另一类效应是"全或无"现象的计数资料，没有强度的差别，不能以具体的数值来表示，只有两种可能性，即：发生与不发生。常以"阴性或阳性"、"有或无"来表示，如死亡或存活、中毒或未中毒，这种效应称为质反应（quantal response）。

量反应指接触一定剂量外来化学物后所引起的一个生物、器官或组织的生物学改变。通常用于表示外源化学物在个体中引起的毒效应强度的变化，此种变化的程度用计量单位来表示，例如毫克每单位等。例如某种有机磷化合物可使血液中胆碱酯酶的活力降低，四氯化碳能引起血清中谷丙转氨酶的活力增高，苯可使血液中白细胞计数减少等，均为各种外来化学物在机体引起的效应。

质反应指接触某一化学物的群体（population）中出现某种效应的个体在群体中所占比率。用于表示外源化学物在群体中引起的某种毒效应发生的比例，一般以百分率或比值表示，如死亡率、肿瘤发生率等。其观察结果只能以"有"或"无"、"异常"或"正常"等计数资料来表示。

在一定的条件下，量反应可以转化为质反应。如把血液中转氨酶的活性单位大于或等于80时诊断为肝损伤的指标，低于此值则为肝功能正常，这样以该值为界，即可将量反应转换为质反应。在毒理学研究中，评价外源化学物的毒性往往需要一定数量的实验动物样本，个体的生物学效应或一个病例的观察难以评价群体动物接触的危险性。

三、剂量-量反应关系和剂量-质反应关系

剂量-量反应关系（graded dose-response relationship）表示外源化学物的剂量与个体中发生的量反应强度之间的关系。如在空气中CO浓度增加导致红细胞中碳氧血红蛋白含量随之升高，血液中铅浓度增加引起氨基乙酰丙酸脱氢酶（ALAD）的活性相应下降，都是表示剂量-量反应关系的实例。

剂量-质反应关系（quantal dose-response relationship）表示外源化学物的剂量与某一群体中质反应发生率之间的关系。如在急性吸入毒性实验中，随着苯浓度的增高，各试验小组的小鼠死亡率也相应增高，表明存在剂量-质反应关系。

剂量-量反应关系和剂量-质反应关系统称为剂量-反应关系（dose-response relationship），是毒理学的重要概念。剂量-反应关系是指外源化学物质的剂量与在个体或群体中引

起某种效应之间的关系。外源化学物的剂量越大，所致的量反应强度应该越大，或出现的质反应发生率应该越高。

在毒理学研究中，剂量-反应关系的存在被视为受试物与机体损伤之间存在的因果关系的证据。如果某种外源化学物与机体出现的某种损害作用存在因果关系，则一定存在明确的剂量-反应关系。当然，前提是排除实验干扰因素造成的假象。确立外源物对生物体有害作用的剂量-反应关系，必须具有以下三个前提。

① 肯定观察到毒性反应是接触此外源化学物所引起，即两者之间存在着比较肯定的因果关系。

② 毒性反应的程度与接触或给予剂量有关。

③ 具有定量测定外源性化学物质剂量和准确表示毒性大小的方法和手段。外源性化学物的剂量-反应关系，可以用不同的毒性终点来确定。

四、剂量-反应曲线

剂量-反应关系可以用曲线表示，即以表示反应强度的计量单位或表示反应的百分率或比值为纵坐标（因变量），以外源物接触或给予的剂量为横坐标（自变量），绘制散点图，可得出一条曲线。不同外来化合物在不同条件下所引起的反应类型不同，主要是反应与剂量的相关关系不一致，可呈现上升或下降的不同类型的曲线，可呈抛物线型、直线型或S形曲线等多种形状。如苯可使血液中白细胞计数减少，即为下降的曲线。而有机磷化合物可使血液中胆碱酯酶和羧酸酯酶的活力降低，如将纵坐标换算成抑制百分率，则剂量-反应关系曲线分别为直线型（胆碱酯酶）和抛物线型（羧酸酯酶），见图2-3。

一般情况下，剂量-反应曲线有下列基本类型（见图2-4）。

图2-3　在饲料中敌杀磷染毒7天的剂量-反应关系

图2-4　剂量-反应曲线的三种类型

1. 直线型

反应强度与剂量呈直线关系；随着剂量的增加，反应的强度也随着增加，并成正比关系。但在生物机体内，此种直线关系较少出现，仅在某些体外实验中，在一定的剂量范围内存在。如采用修复缺陷的细菌或在细胞试验系统进行致突变试验时，常常在较低剂量条件下即曲线的起始部分观察到线性的剂量-反应关系，在这种情况下，剂量与反应率完全成正比。

2. 抛物线型

剂量与反应呈非线性关系，即随着剂量的增加，反应的强度也增加，但最初增高急速，然后变为缓慢，以致曲线先陡峭，然后平缓，呈抛物线型。如将剂量换成对数值，则成一直线。剂量与反应关系曲线换成直线，可便于在低剂量与高剂量或低反应强度与高反应强度之间进行互相推算。多见于剂量-量反应关系中。

3. S形曲线

S形曲线是典型的剂量-反应曲线，多见于剂量-质反应关系中，分为对称S形曲线和非对称S形曲线两种形式。此种曲线的特点是，在低剂量范围内随着剂量增加，反应或效应强度增高较为缓慢，然后剂量较高时，反应或效应强度也随之急速增加，但当剂量继续增加时，反应或效应强度增高又趋向缓慢。曲线开始平缓，继之陡峭，然后又趋平缓，呈不甚规则的S形。

剂量-反应曲线反映了人体或实验动物对外源化学物毒作用易感性的分布。如果人体或实验动物对外源化学物易感性完全相同，则在某一个剂量（TD，即中毒剂量）全部个体都发生相同的毒作用（图2-5中1A），剂量-反应曲线应该成为图2-5中2A的形状。S形曲线反映个体对外源化学物毒作用易感性的不一致性（图2-5中1B），少数个体对此外源化学物特别易感或特别不易感，整个群体对此外源化学物的易感性成正态分布。剂量与反应率之间的关系表现为对称S形曲线（图2-5中2B）。对称S形曲线往往见于试验组数和每组动物组数均足够多时，在毒理学中仍属少见。实际上更为常见的剂量-反应曲线是非对称S形曲线。非对称形曲线两端不对称，在靠近横坐标左侧的一端曲线由平缓转为陡峭的距离较短，而靠近右侧的一端曲线则伸展较长（图2-5中1C）。非对称S形曲线反映个体对此外源化学物的毒作用易感性成偏态分布（图2-5中2C）。如将非对称S形曲线横坐标（剂量）以对数表示，则成为一对称S形曲线；如再将反应率换成概率单位，即成一直线。由于毒理学试验使

图2-5　实验动物个体对外源化学物的易感性分布和剂量-反应关系的模式图

个体易感性：A—完全相同；B—呈正态分布；C—呈偏态分布

用的实验组数和动物数有限，受试群体中又存在一些高耐受性的个体，故此种曲线最为常见。

无论是对称还是非对称S形曲线，在曲线的中间部分，即反应率50%左右，斜率最大，剂量略有变动，反应即有较大增减，剂量和反应率的关系相对恒定。因此，常用引起50%反应率的剂量来表示外源化学物的毒性大小。根据所用指标不同可分别称为半数有效剂量ED_{50}、半数中毒剂量TD_{50}和半数致死量LD_{50}。

4. "全或无"反应（all or none response）

在毒性实验中有时可见到"全或无"的剂量-反应关系现象。这种现象仅在一个狭窄的剂量范围内才能观察到，为坡度极陡的线性剂量-反应关系。例如，致畸试验中的剂量-反应关系，在低剂量时，由于只有极个别的动物易感，因此致畸率的增长并不明显，当剂量增加到一定程度时，致畸率迅速增高，稍后剂量稍有增加，即可引起胎仔或母鼠的死亡，因此在高剂量范围内致畸率增高的曲线就无法被观察和描述。产生"全或无"反应的原因应根据具体情况进行分析和解释。

除上述几种反应类型的曲线外，剂量-反应关系还可能表现为其他的曲线形式。如某些机体生理功能需要的外源物，例如多种维生素、微量元素（钴、硒、铬）等，接触或给予剂量与个体效应间的关系呈"U"形曲线，如图2-6。当人体缺乏某些必需的营养成分如硒时会死亡，当硒每日摄入量低于$50\mu g$时可能会导致心肌炎、克山病、免疫力下降等疾病；每日摄入量在$50\sim200\mu g$之间为安全摄入量；当硒每日摄入量超过$200\mu g$时可能会导致中毒，若每日摄入量超过$1mg$，则可能导致死亡。对于一些非营养性物质如铅，随着每日摄入量的增加，在体内逐渐积累，积累到一定剂量，则表现出毒性，产生损害作用，剂量继续增加时，则可能导致死亡。

图 2-6 个体接触必需营养物或非必需营养物的剂量-反应关系曲线

从理论上的剂量-反应曲线来说明几个变量的特征（图2-7）：①强度（沿着剂量轴的曲线位置）；②最大效应或最高效应（所获得的最大效应）；③斜率（单位剂量的效应变化）；④生物差异（同样的人群，给予同样的药物剂量，受试者之间效应大小的差异）。

取相同的反应条件，可对所研究的外源化学物做出剂量-反应曲线有助于定量地比较外源化学物的药理学特征，如图2-8。从图2-8中可知，X药，每单位剂量有较大的生物活性，比Y、Z药强度大，X与Z最大效能相等，表示二者所获效能一样。Y药强度大于Z药，但效能低。在较低剂量时，X药的效能最大，其次是Y药；在高剂量时，X药和Z药的效能高。

图 2-7　理论上的剂量-反应曲线

图 2-8　外源化学物和剂量-反应曲线

　　总之，剂量-反应关系的研究是毒理学试验的重要目的。在一个实验群体中剂量-反应关系所研究的有害反应的发生率和严重度是与剂量有关的。固定剂量的染毒随染毒期限的增加，表现出引起反应的发生率增加时，也可见到时间-反应关系。

第三节　表示毒性的常用指标

　　食品毒理学的重要任务之一，是要确定某种物质与效应之间的关系（因果的和数量的）。就某个外源化学物而言，产生某种（可观察到的）特定效应的剂量又取决于受作用的特定对象（人或实验动物）。效应有阈值，超过阈值就可能观察到有益或有害的效应。许多化学物的阈值超过 1 万个分子/细胞。效应还随群体、个体的不同而异（如年龄、性别、种族），还受其他因素影响，这里仅研究外源化学物的毒效应。

　　任何化学物的毒性大小均不一样，有些化学物（如大部分饲料添加剂）只有在摄食极大剂量时才能引起动物中毒；而有些化学物质（如氰化物、肉毒杆菌毒素等）极少剂量就能使动物中毒死亡。可以利用两种方法来描述或比较外源化学物的毒性，一种是比较相同剂量外源化学物引起的毒作用强度，另一种是比较引起相同的毒作用的外源化学物剂量，后一种方法更易于定量，这就规定了下列毒性参数和安全限值的各种概念。

　　在实验动物体内试验得到的毒性参数可分为两类。一类为毒性上限参数，是在急性毒性试验中以死亡为终点的各项毒性参数。另一类为毒性下限参数，即有害作用阈剂量及最大未观察到有害作用剂量，可以从急性、亚急性、亚慢性和慢性毒性试验中得到。毒性参数的测定是毒理学试验剂量-效应关系或剂量-反应关系研究的重要内容。

一、致死剂量

　　致死量（lethal dose，LD）是指在急性毒性试验中外源化学物引起受试实验动物死亡的剂量称为致死量，一般用 mg/kg 表示；如果当化学物存在于空气中或水中，就叫致死浓度（LC），用 mg/L 表示。但由于在一群体中，死亡个体数目的多少有很大程度的差别，所需的剂量也不一致，因此，致死量又具有下列不同概念。

　　1. 绝对致死量（absolute lethal dose，LD_{100}）

　　指外源化学物引起一组实验动物全部死亡的最低剂量。随着接触（摄入）剂量的增加群体中表现有一种或多种不良反应的个体数目也增加，直到全部对象都出现程度不同的严重毒效应，最后达到一定剂量时先是部分个体然后全体死亡。由于在一个动物群体中，不同个体之间对外源化学物的耐受性存在差异，个别个体耐受性过高，故 LD_{100} 常有很大的波动性。

因此，一般不把LD_{100}作为评价外源化学物毒性高低或对不同外源化学物毒性进行比较的参数。

2. 半数致死量（median lethal，LD_{50}）

指给受试动物一次或者24h内多次染毒后引起实验动物死亡一半时所需要的剂量。是根据实验数据，经数理统计处理获得。LD_{50}较少受个体耐受程度差异的影响，是所有毒性参数中最敏感和最稳定的，所以LD_{50}是评价外源化学物急性毒性大小最主要的参数，也是对不同化学物进行急性毒性分级的基础标准。外源化学物毒性大小于LD_{50}成反比，即毒性越大，LD_{50}越小，反之，LD_{50}越大。

3. 最小致死量（minimum lethal dose，MLD 或 LD_{01}）

指外源化学物使受试动物群体中引起个别动物出现死亡的剂量。从理论上讲，低于此剂量不能引起动物死亡。

4. 最大耐受量（maximal tolerance dose，MTD 或 LD_0）

指在一个群个体中不引起死亡的最高剂量。接触此剂量的个体可以出现严重的毒性作用，但不发生死亡。

在上述的致死剂量概念中，最重要的剂量参数是LD_{50}。一种化学物质的毒性大小不能用一个动物的致死量来表示，必须通过较多数的动物试验，求出LD_{50}，以此来表示毒性的大小。测定LD_{50}的方法是：将一群动物（一般是50只）等分为五组，每组给予不同剂量的化学物质，所以测得的死亡率不同，以剂量为横坐标，死亡百分率作纵坐标，制成曲线。就得到（如图2-9）所示的曲线。

在曲线中段，即在50%死亡率附近，斜率最大，剂量稍有增加就能引起死亡率明显的变化。这说明用LD_{50}作为化学毒物急性毒性的指标最敏感、最精确，最具有代表性。所以用LD_{50}作为评价化学物质急性毒性的最常用指标。由于动物试验资料具有抽样误差，还必须计算其95%的可信限。

通过致死剂量的测定和比较，可以评价出外源化学物的相对毒性强弱，如图2-10所示，在相同的效应下，A物质的LD_{50}值小于B物质的LD_{50}值，说明A物质的毒性相对较大；在B物质的LD_{50}剂量下，A物质能产生80%的积累效应，同样也说明A物质的毒性相对较大。

图 2-9　LD_{50}的测定

图 2-10　两种外源化学物相对毒性强弱比较

二、阈剂量

阈剂量（threshold dose）也称最小有作用剂量。在一定时间内，一种外源化学物按一定方式或途径与机体接触，使机体开始出现不良反应的最低剂量，即稍低于阈值时效应不发生，而达到或稍高于阈值时效应将发生，也可说是使机体某项观察指标产生超出正常变化范围的最小剂量。一种化学物对每种效应都可有一个阈值，因此一种化学物可有多个阈值。对某种效应，对不同的个体可有不同的阈值。同一个体对某种效应的阈值也可随时间而改变。

阈剂量包括急性阈剂量（acute threshold dose，Lim_{ac}）和慢性阈剂量（chronic threshold dose，Lim_{ch}）。确定阈剂量是毒理学研究工作的重要内容，也是制定卫生标准的主要依据，特别是慢性阈剂量是制定车间空气中最高容许浓度时不可缺少的参数。就目前科学发展程度，对于某些化学物和某些毒效应还不能证实存在阈剂量（如遗传毒性致癌物和性细胞致突变物）。阈剂量应该在实验测定的最大无作用剂量（NOEL）和最小有作用剂量（LOEL）之间，最小有作用剂量稍高于最大无作用剂量。在利用最大无作用剂量或最小有作用剂量时应说明测定的是什么效应，什么群体和什么染毒途径。阈剂量并不是实验中所能确定的，在进行危险性评价时通常用 NOEL 或 LOEL 作为阈值的近似值。

用不同的指标、方法观察不良反应（或毒效应），可以得出不同的阈剂量（表 2-3）。为了安全，需采用敏感的指标、敏感的动物和足够数量的动物进行试验。随着科学的发展和观察指标的变化，阈剂量也会变动，但应注意区别效应是生理的、无毒的还是毒性效应。例如，体重减轻可能是食物摄入量减少引起的，也可能是机体对化学品不适应产生的毒效应，又如肝肿大可能是化学品一时兴奋了肝混合功能氧化酶的结果，也可能是化学品形成肝损伤而引起的毒效应。实验设计者有时将生化酶指标与电镜亚细胞结构观察结合进行，将条件反射变化与大脑皮层细胞形态学观察结合进行，以便分析一些生理功能变化的毒理学意义。早在 20 世纪 50 年代，前苏联学者用 $0.1\sim0.2mg/L$ 的氯甲烷蒸气染毒动物，出现条件反射变化，同时还观察了脑皮层形态学的变化，出现带有刺状突和树状突，出现纺锤形和球形增厚与肿胀，一方面是对当时有争议的条件反射指标，提出结构形态基础的论证；另一方面方法学的研究也说明形态学变化可作为毒效应观察的早期指标。

表 2-3 几种外源化学物不同指标的阈剂量 单位：mg/L

外源化学物 \ 指标	形体学变化	临床症状	肌肉工作能力下降	条件反射变化
乙酸乙酯	7.0	3.0	1.5	0.5
对二氧乙酯	7.5	5.0	—	0.5
硝基丙烷	5.8	—	0.2	0.1
四硝基甲烷	0.1	0.1	0.003	0.003
二乙胺	3.0	2.0	2.0	0.25

慢性毒作用的敏感阈剂量是最低的，在制定最高容许量（浓度）的人群接触卫生标准时，由于考虑人和动物的敏感性不同，人群中的个体差异以及有限的试验动物数据用于大量的接触人群等因素，需要有安全系数。对车间内接触的化学品一般采用的安全系数<10，如敌敌畏；对于毒作用带窄的，采用的安全系数则>10，如印度薄帕尔市异氰酸甲酯中毒事件中，人们接触的异氰酸甲酯毒作用带窄，安全系数为100。食品采用的标准一般都比较严格，从无作用剂量（NOEL）外推用于人的每日容许摄入量（acceptable daily intake，ADI），安全系数常采用100，但根据毒性资料，可供选用的范围也很大，WHO 专家委员会曾建议可在 $10\sim2000$ 范围内选用（见第二章第四节）。

致癌性的阈剂量是有待研究的课题。石棉与间皮瘤、氯乙烯与肝血管肉瘤、联苯胺与膀胱癌等，在人群中均明显呈现剂量-反应的关系；在体内不经代谢活化的化学致癌物要经过代谢活化后才具有致癌作用，根据动物实验资料推算的建议标准均有待实际考验。在缺乏测定阈剂量方法的情况下，实际可测其危险性水平，计算接触一种化学品或污染物增高毒性效应或肿瘤发生率的期望频率。

对一些效应与时间因素有关的外源化学物，存在着剂量（浓度）、时间与效应的关系如一氧化碳对碳氧血红蛋白（HbCO）的影响，就同时取决于一氧化碳接触的浓度和时间。

$$HbCO/\% = \frac{M^{0.858} \cdot t^{0.83}}{197}$$

式中　M——CO 接触的浓度，mg/kg；
　　　t——接触的时间，min。

三、最大无作用剂量

最大无作用剂量（maximal no-effect level，MNEL）是指在一定时间内，一种外源化合物按一定方式或途径与机体接触，根据现今的认识水平，用最灵敏的试验方法和观察指标，亦未能观察到任何对机体的损害作用或使机体出现异常反应的最高剂量，又称未观察到的作用用剂量（no observed effect level，NOEL）。如果涉及外源化学物在环境中的浓度，则称为最大无作用浓度。

一般来说，略高于最大无作用剂量或浓度，即为最小有作用剂量（lowest observed effect level，LOEL）或中毒阈剂量。LOEL 是指在一定时间内，一种外来化合物按一定方式或途径与机体接触，能使某项观察指标开始出现异常变化或使机体开始出现损害作用所需的最低剂量。在理论上，最大无作用剂量和最小作用剂量是两个相邻的毒性参数，相差应该极微。任何微小甚至无限小的剂量增加，在理论上对机体的损害作用也应该有相应的增加。但由于对损害作用的观察指标受检测水平的限制，常常不能发现机体细微异常变化，只有当剂量增加达到一定的水平时，才能明显地观察到损害作用程度的不同。故在实际工作中得到的这两个剂量之间存在一定的差距。当外来化合物与机体接触的时间、方式或途径和观察指标发生改变时，最大无作用剂量和最小有作用剂量也将随之改变。所以表示一种外来化合物的最大无作用剂量和最小有作用剂量时，必须说明试验动物的物种品系、接触方式或途径、接触持续时间和观察指标。例如某种有机磷化合物在大鼠（Wistar 品系）经口给予 3 个月，全血胆碱酯酶活力降低 50% 的最大无作用剂量为 10mg/kg 体重。

最大无作用剂量是制定食品安全性风险评估中最基本的参数，是评定外来化合物对机体损害作用的主要依据，它得之于食品安全性评价程序所限定的动物毒性实验（亚慢性毒性或慢性毒性试验），具有统计学意义和生物学意义。通过将对试验动物进行毒理学试验获得的 NOEL 数据外推到人，可制订一种外来化合物的人体每日容许摄入量（ADI）和最高容许浓度（maximal allowable concentration，MAC）。ADI 实际上是人的最大无作用剂量。

急性、亚急性、亚慢性和慢性毒性试验都可分别得到各自的 NOEL 或 LOEL。因此，在讨论 NOEL 或 LOEL 时应说明具体条件，并注意该 LOEL 有害作用的严重程度。NOEL 或 LOEL 是评价外源化学物毒性作用与制订安全限值的重要依据，具有重要的理论和实践意义。在毒性试验中以受试物不同剂量为横坐标，相应的某种毒效应（死亡或检测指标）为纵坐标，可绘出剂量-反应曲线（图 2-11、图 2-12、图 2-13）。

在亚慢性和慢性毒性试验中，获得最大无效应剂量 NOEL 是最主要目的，NOEL 与 LD$_{50}$ 是食品安全性毒理学评价中最重要的两个指标。前者代表食品或化学物的长期迟发毒性，后者代表急性毒性。需要指出，化学物的 LD$_{50}$ 与 NOEL 之间没有必然的联系，例如有的致癌化学物的急性毒性可以很小。很大的困难在于把动物毒理学试验结果，例如 NOEL

外推到人。实验动物与人虽有共性，但又有差别，不同性质的化学物质的差别可能又不一样，动物试验结果具有不肯定性（uncertainty）。但是对一个新的受试物往往又只能靠动物试验结果来外推。对NOEL 的认识不要绝对化，当然从管理角度又要认为它是"正确的"。例如，致癌试验中首先每剂量组的动物数大大影响获得的 NOEL，如果其他条件相同，每组动物数量越多，得出的黄曲霉毒素致癌的 NOEL 就越小，可以达到几倍之差。这样以少数动物（如每组 100 只）结果外推到广大人群，存在相当的误差。

以化学致癌物为例，不可能做到食品中绝对没有，但有可能限制到一定量。美国 FDA 提出了社会可接受剂量（socially acceptable dose，SAD）概念，因为人的肿瘤发病率以 10 万人为基数来表示，后来采用从动物致癌试验结果估算对人的致癌剂量，然后利用数学模型算出 10 万人中发生肿瘤的概率（危险度），称为可接受危险度（acceptable risk）。在计算 3-甲基胆蒽的 SAD 时，提出了接触水平是 1 分子 3-甲基胆蒽对 16 个人体细胞，而对肝细胞来说是 175：10。Dinman 与 Hutchinson 认为在 1 个细胞内某种化学物分子数不超过 1 万不会引起生物学效应，或者说许多化学物的阈值超过 1 万个分子，当然作用于特定靶器官细胞时不需要那么大的比值（与全身细胞数之比）。人体细胞总数约 140 万亿个，肝细胞数约 5000 亿个。

四、毒作用带

毒作用带（toxic effect zone）指阈剂量作用下限与致死毒作用上限之间的距离，常用外源化学物的半数致死量与急性毒性或急性毒性与长期毒性最小有作用剂量（阈剂量）的比值来表示。它是一种根据毒性作用特点综合评价外来化学物危险性的常用指标，包括急性毒作用带（acute toxic effect zone，Zac）、慢性毒作用带（chronic toxic effect zone，Zch）。

1. 急性毒作用带

图 2-11　3 个化学物有相同的 LD_{50} 的剂量-反应曲线

图 2-12　3 个化学物有不同的 LD_{50} 但相同的 NOEL 的剂量-反应曲线

图 2-13　3 个化学物有不同的 LD_{50}、NOEL 的剂量-反应曲线

通常以 LD_{50}/Lim_{ac} 的比值表示，此比值越大，毒物的急性毒作用带越宽，则急性最小有作用剂量与可能引起半数死亡的剂量（以 LD_{50} 表示）的差距就越大，说明该毒物引起急性致死性中毒的危险性越小；反之，比值越小，则引起致死性中毒的危险性就越大。也有人提出用毒物引起致死效应的剂量-反应关系曲线的斜率代表急性毒作用带的宽窄来评价该化合物的危害性大小，剂量-反应关系曲线斜率可按下述公式计算：

$$\delta = \frac{1}{2}\left(\frac{LD_{84}}{LD_{50}} + \frac{LD_{50}}{LD_{16}}\right)$$

$$急性毒作用带 = \frac{半数致死量}{急性毒性最小有作用剂量}$$

2. 慢性毒作用带（Zch）

通常以 Lim_{ac}/Lim_{ch} 的比值表示，此比值越大，毒物的慢性毒作用带越宽，说明该毒物引起慢性中毒的危险性越大，这是因为假定两种化合物的 Lim_{ac} 相同或相近，那么 Zch 宽的化合物，其 Lim_{ch} 则小，说明引起慢性中毒的可能性大。反之，比值越小，引起慢性中毒的危险性越小，而引起急性中毒的危险性则相对较大。此种表示方法亦可用于亚急性毒性作用（亚急性毒作用带）。

$$慢性毒作用带 = \frac{急性毒性最小有作用剂量}{慢性毒性最小有作用剂量}$$

第四节 安全限值

由动物试验外推到人通常有三种基本的方法：利用不确定系数（安全系数）；利用药物动力学外推（广泛用于药品安全性评价并考虑到受体敏感性的差别）；利用数学模型。毒理学家对于"最好"的模型及模型的生物学意义尚无统一的意见。

安全限值即卫生标准，是指为保护人群健康，对生活和生产环境和各种介质（空气、水、食物、土壤等）中与人群身体健康有关的各种因素（物理、化学和生物）所规定的浓度和接触时间的限制性量值，在低于此种浓度和接触时间内，根据现有的知识，不会观察到任何直接和/或间接的有害作用。也就是说，在低于此种浓度和接触时间内，对个体或群体健康的危险度是可忽略的。它是国家颁布的卫生法规的重要组成部分，是政府管理部门对人类生活和生产环境实施卫生监督和管理的依据，是提出防治要求、评价改进措施和效果的准则，对于保护人民健康和保障环境质量具有重要意义。安全限值可以是每日容许摄入量（ADI）、最高容许浓度（MAC）、阈限值（TLV）、参考剂量（RfD）和参考浓度（RfC）等。

一、每日容许摄入量

每日容许摄入量（ADI）是指每个人终生每天摄入某种化学物质，对人体健康没有任何可测知的不良影响的剂量。ADI 根据化学物的最大无作用剂量来制定，以体重来表达，用 mg/(kg·d) 来表示，人的体重一般按 60kg 计算。安全系数根据实践经验定为 100。

$$ADI(mg/kg\ 人体重) = \frac{NOEL(mg/kg\ 动物体重)}{安全系数}$$

二、最高容许浓度

最高容许浓度（maximal allowable concentration，MAC）是指某一外源化学物可以在环境中存在而不致对人体造成任何损害作用的浓度。我国在制定 MAC 时遵循"在保证健康的前提下，做到经济合理，技术可行"的原则，因此与其他几种以保护健康为基础的安全限值有区别。MAC 的概念对生活环境和生产环境都适用，在生产环境中，MAC 是指车间内工人工作地点的空气中某种外源化学物不可超越的浓度。工人在此浓度下长期从事生产劳动，不致引起任何急性或慢性的职业危害。在生活环境中，MAC 是指对大气、水体、土壤等介质中有毒物质浓度的限量标准。接触人群中最敏感的个体即刻暴露或终生接触该水平的外源化学物，不会对其本人或后代产生有害影响。由于接触的具体条件及人群的不同，即使是同一外源化学物，它在生活或生产环境中的 MAC 也不相同。

三、阈限值

阈限值（threshold limit value，TLV）为美国政府工业卫生学家委员会（AGGIH）推荐的生产车间空气中有害物质的职业接触限值。为绝大多数工人每天反复接触不致引起损害作用的浓度。由于个体敏感性的差异，在此浓度下不排除少数工人出现不适、既往疾病恶化，甚至患职业病。与此相关的是可耐受摄入量（tolerable intake，TI），它是由国际化学品安全规划署（IPCS）提出的，是指没有可估计的有害健康的危险性对一种物质终生摄入的容许量。取决于摄入途径，TI 可以用不同的单位来表达，如吸入可表示为空气中浓度（如 $\mu g/m^3$ 或 mg/m^3）。

四、参考剂量

参考剂量（reference dose，RfD）和参考浓度（reference concentration，RfC）是美国环境保护局（EPA）对非致癌物质进行危险性评价提出的概念。参考剂量和参考浓度为环境介质（空气、水、土壤、食品等）中外源化学物的日平均接触剂量的估计值。人群（含敏感亚群）终生接触该剂量水平外源化学物的条件下，预期在一生中发生非致癌（或非致突变）性有害效应的危险度可低至不能检出的程度。

在制定安全限值时，毒理学资料是重要的参考依据，其中最重要的毒性参数是 LOEL 和 NOEL。外源化学物的安全限值一般是将 LOEL 或 NOEL 缩小一定倍数来确定的。这个缩小倍数称为安全系数或不确定系数。安全系数（safety factor，SF）是根据所得的未观察到的作用剂量（NOEL）提出安全限值时，为解决由动物实验资料外推至人的不确定因素及人群毒性资料本身所包含的不确定因素而设置的转换系数。在选择安全系数或不确定系数时要参考多种因素，如外源化学物的急性毒性等级、在机体内的蓄积能力、挥发性、测定 LOEL 或 NOEL 采用的观察指标、慢性中毒的后果、种属与个体差异大小、中毒机制与代谢过程是否了解等。安全系数一般采用 100，据认为安全系数 100 是为物种间差异（10）和个体间差异（10）两个安全系数的乘积（图 2-14）。

图 2-14　100 倍不确定系数（安全系数）的构成

不确定系数（UF）：为求得可耐受摄入量（TI），说明关键研究（pivotal study）的适宜性（可信性）、物种间外推、人个体间变异、全部资料的适宜性（充分性）和毒性的性质的各个因子的乘积。将临界效应（critical effect）的 NOEL 或 LOEL 除以不确定系数即求得安全限值。安全限制比安全系数更为适当，因为此术语避免被误解为绝对安全，并且 UF 的大小与不确定性大小成比例，而不是与安全性成比例。UF 的选择应根据可利用的科学证据。

将动物资料外推到人 100 倍的不确定系数（安全系数）是作为起点，并可因毒效应的性质和所用毒理学资料的质量而改变。

① 如果具有关于人体资料，则 10 倍物种间变异可能不是必需的。但是在安全性评价时人体研究的参数较少，并且罕有关于致癌性、生殖和慢性毒性的资料。因此，即使在人体测定的参数是与在实验动物测定的最敏感的有害作用相同（如红细胞胆碱酯酶抑制），对其他参数的潜在毒作用的不确定性仍然存在。因此 SF 极少低到 10 倍。

② 在动物实验（和在人体实验）确定 NOEL 的资料的质量可影响 SF 的选择。

③ 如缺失重要的资料，则增加 SF。

④ 最初的毒性反应的类型和重要性可改变 SF，因此对可逆的毒效应 SF 降低。

⑤ 实验动物数量不足可能增加 SF。

⑥ 剂量-反应关系的形状可影响 SF 的确定。

⑦ 代谢饱和导致毒性，双相代谢谱和比较代谢的资料都可影响 SF。

⑧ 在实验动物和人毒作用机理的比较研究可影响 SF 的选择。

在制定 MAC 时，由于所需保护的人群多少不同（环境卫生和食品卫生标准要保护全部人口，而劳动卫生标准只需要保护职业人群），人群接触时限不同（环境卫生和食品卫生的标准人群要终生接触，而劳动卫生的标准人群只在成年后至退休前接触），所以采用宽严不同的安全系数是必要的。

制定安全限值的前提是必须从动物实验或人群调查得到 LOEL 或 NOEL。目前，一般认为，外源化学物的一般毒性（器官毒性）和致畸作用的剂量-反应关系是有阈值的（非零阈值），而遗传毒性致癌物和性细胞致突变物的剂量-反应关系是否存在阈值尚没有定论，通常认为是无阈值（零阈值）。根据定义，一个有阈值的外源化学物在剂量低于实验确定的阈值时，没有危险度。对无阈值的外源化学物在零以上的任何剂量，都有某种程度的危险度。这样，对于致癌物和致突变物就不能利用安全限值的概念，只能引入实际安全剂量（virtual safety dose，VSD）的概念。化学致癌物的 VSD 是指低于此剂量能以 99% 可信限的水平使超额癌症发生率低于 10^{-6}，即 100 万人中癌症超额发生低于 1 人。致癌物的 VSD 可以用多种数学模型或用不确定系数来估算。

在致癌试验中，一般发现为 S 形剂量-反应曲线，并可检测到表观的 LOEL 和 NOEL（图 2-15）。关于致癌作用有无阈值的问题，Staffa 等曾对遗传毒性致癌物 2-乙酰氨基芴（2AAF）进行大规模剂量-反应研究，即"百万小鼠（megamouse）"试验，此试验利用雌BALB/c St Cifl C3H/N ctr 小鼠，此品系小鼠本底肿瘤发生率较低，寿命较长，共用 24192只小鼠分到各组（在饲料中 2AAF 为 0、30×10^{-6}、35×10^{-6}、60×10^{-6}、75×10^{-6}、100×10^{-6} 和 150×10^{-6}，喂饲 15 个月）。动物于试验的第 9、12、14、15、16、17、18、24和 33 个月处死。结果发现 2AAF 诱发肝细胞癌的剂量-反应曲线接近线性，潜伏期约 18 个月，不能确定阈浓度（图 2-16）。此试验提示利用动物致癌试验，精确研究低水平肿瘤发生率的剂量-反应关系是不可能的。此试验的计划用了 18 个月，生产小鼠和分组 9 个月，实验和分析用了 4 年，共花费约 700 万美元。此后，一般都认为遗传毒性致癌物是没有可检测的阈值，没有必要进行更大规模的致癌试验。而该研究发现膀胱癌呈现 S 形剂量-反应曲线，说明同一种致癌物，对不同靶器官致癌作用可有不同的剂量-反应关系。美国 FDA（1995）提出"法规阈值"（threshold of regulation），即规定食品中的成分产生可忽视危险性的阈值为 0.5×10^{-9}（0.05ppb）。此规定是基于对 477 种物质致癌强度的分析，并假定致癌性是最敏感的毒性终点。

确定安全限值或 VSD 是卫生毒理学的一项重大任务。对某一种外源化学物来说，上述各种毒性参数和安全限值的剂量大小顺序见图 2-17。

图 2-15　致癌试验的剂量-反应关系　　　　图 2-16　2AAF "百万小鼠（megamouse）" 试验结果

图 2-17　各种毒性参数和安全限值的剂量轴

【本章小结】

毒物是指在一定条件下，较小剂量就能引起机体功能性或器质性损伤的外源化学物质；或剂量虽微，但积累到一定的量，就能干扰或破坏机体正常的生理功能，引起暂时或持久性的病理变化，甚至危及生命的物质。

毒性是指外源化学物与机体接触或进入体内的易感部位后，能引起损害作用的相对能力，包括损害正在发育的胎儿（致畸胎）、改变遗传密码（致突变）或引起癌症（致癌）的能力等。可反映毒物的剂量与机体反应之间的关系。

毒作用是指毒物本身或其代谢产物在靶器官内达到一定浓度与生物大分子相互作用的结果，是毒物对动物机体所引起不良或有害的生物学效应。

靶器官是指外源化学物可以直接发挥毒作用的器官。

量反应指接触一定剂量外源化学物后所引起的一个生物、器官或组织的生物学改变。用于表示外源化学物在个体中引起的毒效应强度的变化，以计量单位来表示，如毫克每单位。

质反应指接触某一外源化学物的群体中出现某种效应的个体在群体中所占比率。用于表示外源化学物在群体中引起的某种毒效应发生的比例，以百分率或比值表示，如死亡率。

剂量-反应关系曲线是指外源化学物质的剂量与在个体或群体中引起某种效应之间的关系，这种关系可以用曲线表示，有直线型、抛物线型、S 形曲线和 "全或无" 反应四种基本类型。

表示毒性的常用指标有致死剂量、阈剂量、最大无作用剂量和毒作用带。

① 致死剂量是指在急性毒性试验中外源化学物引起受试实验动物死亡的剂量，用（mg/kg）表示。致死剂量包括绝对致死量、半数致死量、最小致死量和最大耐受量四个不同的概念，其中最重要的剂量参数是半数致死量。半数致死量（LD_{50}）是指给受试动物一次或者 24h 内多次染毒后引起实验动物死亡一半时所需要的剂量。外源化学物毒性的大小于 LD_{50} 成反比。LD_{50} 是评价外源化学物急性毒性的最常用指标。

② 阈剂量也称最小有作用剂量，指在一定时间内，一种外源化学物按一定方式或途径与机体接触，使机体开始出现不良反应的最低剂量。

③ 最大无作用剂量（NOEL）是指在一定时间内，一种外源化合物按一定方式或途径与机体接触，根据现今的认识水平，用最灵敏的试验方法和观察指标，亦未能观察到任何对机体的损害作用或使机体出现异常反应的最高剂量。

④ 毒作用带指阈剂量作用下限与致死剂量作用上限之间的距离，常用外源化学物的半数致死量与急性毒性阈剂量的比值或急性毒性阈剂量与长期毒性阈剂量的比值来表示，是一种综合评价指标。

安全限值即卫生标准，可用每日容许摄入量（ADI）、最高容许浓度（MAC）、阈限值（TLV）、参考剂量（RfD）和参考浓度（RfC）等来表示。

每日容许摄入量（ADI）是指每个人终生每天摄入某种化学物质，对人体健康没有任何可测知的不良影响的剂量。ADI根据化学物的最大无作用剂量来制订，以体重来表达，用 $mg/(kg \cdot d)$ 来表示，人的体重一般按60kg计算。安全系数根据实践经验定为100。

外源化学物在机体内引起一定的生物学效应，分为损害作用和非损害作用。损害作用是外源化学物毒性的具体表现，毒理学的主要研究对象是外来化合物的损害作用，重要目的是研究外来化合物的剂量-反应关系。NOEL 与 LD_{50} 是食品安全性毒理学评价中最重要的两个指标。

【思考练习题】

1. 什么是毒物、毒性、毒作用、半数致死量和每日容许摄入量？

2. 什么是靶器官？

3. 致死剂量包括哪些？

4. 在毒理学中最重要的剂量参数是什么？急性毒性指标包括哪些？

5. 剂量-反应曲线是如何得到的？为什么用 LD_{50} 作为评价化学物质毒性最常用的指标？用曲线表示。

（姚　芳）

第三章 外源化学物在体内的生物转运与转化

1. 了解生物膜的结构特征和功能、掌握物质穿过生物膜的方式及特征和影响物质穿过的因素。
2. 掌握外源化学物在机体的生物转运及转化过程，理解其损伤机制，作用的靶器官、靶组织、靶细胞乃至靶分子。

外源化学物与机体接触，然后进入血液，再通过血液循环分散到全身器官、组织和细胞。在这个过程中，体内的各种酶类作用于外源化学物，使外源化学物化学结构与物理性质发生变化，代谢产物和部分未代谢的母体化学物被机体排除体外。整个过程可以概括为相互联系的吸收、分布、代谢及排泄四个过程，其中外源化学物在体内的吸收、分布和排泄过程合称为生物转运（biotransprotating），代谢变化过程称为生物转化（biotransformation）。外源化学物在体内的生物转运与转化和外源化学物或其活性代谢物在靶器官内的浓度及持续时间有关，这又影响外源化学物对机体的毒性作用。因此，对外源化学物在体内的转运与转化过程的研究有重要的意义。

第一节 生物膜与生物转运

生物膜（biomembrane）是细胞膜（menbrane）和细胞内膜系统（endomembrane system）的总称。细胞膜（cell membrane）又称质膜（plasmalemma），是包裹于细胞表面，厚度通常为 7~8nm，主要由脂类和蛋白质组成。它将细胞与外界微环境隔离的界膜，形成一种屏障，并参与细胞的生命活动，最重要的特性是半透性，或称选择性透性，对进出入细胞的物质有很强的选择透过性。内膜系统（endomembrane system）是通过细胞膜的内陷而演变成的复杂系统。它构成各种细胞器（organelle），如内质网、线粒体、高尔基复合体、溶酶体等。这些细胞器均是互相分隔的封闭性区室，各具备一套独特的酶系，执行着专一的生理功能。它们具有相同的基本结构特征。

外源化学物的吸收、分布和排泄过程是通过由生物膜构成的屏障的过程。生物膜是一种可塑的、具有流动性的、脂质与蛋白质镶嵌的双层结构。膜蛋白可以是结构蛋白、受体、酶、载体和离子通道等，生物膜表面也含有少量的糖。生物膜在结构上有三个特点与外源化学物转运密切相关：①生物膜双层结构的主要成分为各种脂质（磷脂、糖脂、胆固醇），其熔点低于正常体温，在正常情况下维持生物膜为可流动的液体状态。这种脂质成分对于水溶性化学物具有屏障作用。②镶嵌在脂质中的蛋白成分可以起到载体和特殊通道作用，使某些水溶性化学物得以通过生物膜。③生物膜上分布有很多直径为 0.2~0.4nm 的微孔，它们是某些水溶性小分子化学物的通道。

生物膜主要有四个功能：①分隔形成细胞和细胞器，为细胞的生命活动提供相对稳定的内环境，膜的面积大大增加，提高了发生在膜上的生物功能；②屏障作用，膜两侧的水溶性物质不能自由通过；③物质转运功能如细胞与周围环境之间的物质交换；④生物功能如激素作用、酶促反应、细胞识别、电子传递等。生物膜也是一些毒物的毒作用靶，膜毒理学研究外源化学物对生物膜的毒作用及其机制。

一、被动转运

被动转运指外源化学物自生物膜浓度高的一侧向浓度低的一侧进行的跨膜转运。被动转运的作用力来源于膜两侧的外源化学物的浓度差势能，势能越大转运动力越大，也称为顺浓度梯度转运或下山转运（down-hill transport），大多数脂溶性物质属于此种转运方式。被动转运（passive transport）包括简单扩散、易化扩散、滤过。

1. 简单扩散

简单扩散（simple diffusion）又称脂溶扩散（lipid diffusion），是被动转运的基本方式，不需要膜蛋白的帮助，也不消耗 ATP，而只靠膜两侧保持一定的浓度差，通过扩散发生的物质转运。化学毒物从浓度较高的一侧向浓度较低的一侧经脂质双分子层进行扩散性转运。简单扩散的特点为：①不需要载体；②不消耗能量；③无饱和现象；④不同物质同时转运时无竞争性抑制现象；⑤当可跨膜转运的外源化学物分子在膜两侧的浓度相等时达到动态平衡。影响简单扩散的因素：膜两侧的浓度梯度；化学毒物的脂溶性；化学毒物的电离状态；分子大小等。

2. 易化扩散

易化扩散（facilitated diffusion）又称为载体扩散，特点是顺浓度梯度进行，需要载体，但不消耗能量的扩散性转运。不易溶于脂质的外源化合物，利用载体由高浓度向低浓度处移动，其机制可能是膜上蛋白质载体特异地与某种化学毒物结合后，其分子内部发生构型变化而形成适合该物质透过的通道而进入细胞。由于利用载体，生物膜具有一定主动性或选择性，但又不能逆浓度梯度进行，故又属于扩散性质，也可称为促进扩散。如水溶性葡萄糖在体内的转运，由肠道进入血液、由血浆进入红细胞和由血液进入中枢神经系统都是通过这一转运方式。某些氨基酸、甘油、嘌呤碱等亲水化合物，由于不溶于脂肪，不能借助简单扩散进转运，所以可在具有特定载体和顺浓度梯度的情况下进行转运。

3. 滤过

滤过（filtration）是水溶性物质随同水分子经生物膜的孔状结构而透过生物膜的过程。凡分子大小和电荷与膜上孔状结构相适应的溶质皆可滤过转运，转运的动力为生物膜两侧的流体静压和渗透压梯度。此种孔状结构为亲水性孔道，不同组织生物膜孔道的直径不同。肾小球的孔道直径较大，约为 70nm，相对分子质量小于白蛋白（相对分子质量为 60 000）的分子皆可透过。肠道上皮细胞和肥大细胞膜上孔道直径较小，约为 0.4nm，相对分子质量小于 200 的化合物方可以通过。一般细胞孔道直径在 4nm 以下，所以除水分子可以通过外，有些无机离子和有机离子等外源化学物，亦可滤过。

二、主动转运

主动转运（active transport）指物质不依赖膜两侧浓度差的转运，可以由生物膜的浓度低的一侧向浓度高的一侧转运，形成物质在特殊部位的高浓度聚积，因而又称为逆浓度梯度转运或上山转运（up-hill transport）。如一些药物和关键离子（如 Na^+、Ca^{2+}、K^+）依赖机体特有的载体转运系统（酶或离子泵）消耗能量进行主动转运。

生物膜的主动转运具有下列特点：①该系统需消耗能量；②可逆浓度梯度转运；③需有载体参加，载体往往是生物膜上的蛋白质，载体对化学物有特异性和选择性；④受载体转运化学物的最大能力的限制，因而有饱和现象；⑤同一载体同时转运不同化学物时，有竞争性抑制现象。许多外源化学物的代谢产物经由肾脏和肝脏排出，主要是借助主动转运。机体需要的某些营养物质，例如某些糖类、氨基酸、核酸和无机盐等由肠道吸收进入血液的过程，必须通过主动转运逆浓度梯度吸收。

三、膜动转运

膜动转运（cytosis）是细胞与外界环境交换一些大分子物质的过程，其主要特点是在转运过程中生物膜结构发生变化，转运过程具有特异性，生物膜呈现主动选择性并消耗一定的能量。颗粒物和大分子物质的转运常伴有膜的运动。两种常见方式：胞吞作用（endocyto-sis）和胞吐作用（exocy-tosis）。前者是将细胞表面的颗粒物转运入细胞的过程。后者是将颗粒物由细胞内运出的过程。胞吞和胞吐是两种方向相反的过程。在胞吞作用中如果被摄入的物质为固体则称为吞噬（phagocytosis），如为液体则为胞饮（pinocytosis）。一些固态颗粒物质如大气中的烟、尘等进入细胞是由于其与细胞膜接触后，可改变膜的表面张力，引起外包或内凹，将异物包埋进入细胞，这种转运方式为吞噬作用。机体内外来异物的消除，如一些大分子颗粒物质被吞噬细胞由肺泡去除，被肝和脾的网状内皮系统由血液去除，白细胞吞噬微生物，肝脏网状内皮细胞对有毒异物的消除都与此有关。某些液态蛋白或大分子物质也以此种方式进入细胞，为吞饮或胞饮作用（pinocytosis）；胞吐某些大分子物质也可通过此种方式从细胞内转运到细胞外，又称为出胞作用。入侵机体细胞的细菌、病毒、死亡的细菌、组织碎片、铁蛋白、偶氮色素都可通过吞噬作用被细胞清除。所以胞吞和胞吐作用对体内外源化学物或异物的清除转运具有重要意义。

第二节　毒物的吸收、分布和排泄

一、吸收

吸收（absorption）是指外源化学物从接触部位，通常是机体的外表面或内表面（如皮肤、消化道黏膜和肺泡）的生物膜转运至血循环的过程。外源化学物主要通过呼吸道、消化道和皮肤吸收。在毒理学实验研究中有时还采用特殊的染毒途径如腹腔注射、静脉注射、肌内注射和皮下注射等。外源化学物在从吸收部位转运到体循环的过程中已开始被消除，此即在胃肠道黏膜、肝和肺的首过效应（first-pass effect）。例如，乙醇可被胃黏膜的醇脱氢酶氧化，吗啡在小肠黏膜和肝内与葡萄糖酸结合。因此首过效应可减少经体循环到达靶器官组织的外源化学物数量，或可能减轻毒性效应。外源化学物在吸收部位引起的消化道黏膜、肝和肺的损伤也与首过效应有关。

1. 经胃肠道吸收

消化道吸收是食物中外源化学物进入机体的主要方式。毒物的吸收可发生于整个胃肠道，甚至是在口腔和直肠中，但主要是在小肠。

简单扩散是外源化学物在胃肠道吸收的主要方式。外源化学物经胃肠道扩散主要取决于外源化学物的脂溶性和解离常数 pK_a，固体物质在胃肠中溶解度较低者，吸收差；化学物的解离程度除取决于物质本身的 pK_a 外，还与其所处介质的 pH 有关。消化道从口腔至胃、肠各段的 pH 相差很大，吸收率的物种差异可能与消化道内 pH 有关，有机酸和有机碱在不同 pH 溶液中的溶解度不同，在胃肠道不同部位吸收有很大差别，由于胃液的酸度较高（pH=0.9～1.5），弱有机酸类（苯甲酸）多以未解离的分子状态存在，所以在胃中易被吸收。相反，在小肠内（pH=6）则苯甲酸吸收减少。小肠内酸碱度已趋向于弱碱性或中性（pH=6.6～7.6），弱有机碱类在小肠内主要是非解离状态，如弱碱（苯胺）吸收增多，通过简单扩散而被吸收。因此，有机酸在胃内主要呈非解离状态，脂溶性大，主要在胃和十二指肠内吸收，而有机碱在胃内呈解离状态难以吸收，主要在小肠吸收。但由于小肠黏膜的吸收面积很大，故即使是弱酸性药物在小肠内也有一定数量的吸收。

少数外源化学物，由于其化学结构或性质与体内所需的营养物质非常相似，也能通过主动转运进入机体。例如铅可利用钙的运载系统，铊、钴和锰可利用铁的运载系统；抗癌药5-氟尿嘧啶（5-FU）和5-溴尿嘧啶可利用小肠上皮细胞上的嘧啶运载系统。

2. 经呼吸道吸收

经呼吸道吸收的外源化学物主要有各种气体、可挥发性固体或液体的蒸气、各种气溶胶以及较为细微的颗粒物质等。呼吸道吸收以肺吸收为主，空气在肺泡内流速慢（接触时间长），血液丰富而肺泡壁薄，这些都有利于吸收。在环境中，即使空气中有害物质含量较低，每天也将有一定量的毒物通过呼吸道侵入人体。有些外源化学物可直接经肺静脉进入全身血液循环，并在全身组织器官分布，避免了肝脏的首过消除作用，故毒性可能较强。经肺吸收的速度相当快，仅次于静脉注射。气态物质水溶性影响其吸收部位，易溶于水的气体如二氧化硫、氯气等在上呼吸道吸收，水溶性较差的气体如二氧化氮、光气等则可深入肺泡，并主要通过肺泡吸收。气态物质到达肺泡后，主要经简单扩散通过呼吸膜而进入血液，其吸收速度受多种因素影响，主要是肺泡和血液中物质的浓度（分压）差。呼吸膜两侧的分压达到动态平衡时，在血液内的浓度与在肺泡空气中的浓度之比称为该气体的血-气分配系数（blood-gas partition coefficient），此系数越大，气体越易被吸收入血液。例如：乙醇的气-血分配系数为1300，乙醚为15，二氧化碳为5，乙烯为0.4，说明乙醇远比乙醚、二氧化碳和乙烯易被吸收。此外，气态物质的吸收速率还取决于其在血中的溶解度、肺通气量和血流量。血-气分配系数低的气态外源化学物质经肺吸收速率主要取决于经肺血流量（灌注限制性）。血-气分配系数高的气态外源化学物经肺吸收速率主要取决于呼吸的频率和深度（通气限制性）。

影响气溶胶吸收的重要因素是气溶胶中颗粒的大小和化学物质的水溶性。气溶胶的沉积部位主要取决于颗粒物的大小。直径在5μm及以上的颗粒物通常在鼻咽部沉淀。在有纤毛的鼻表面黏膜层，通过纤毛运动推动不溶性的颗粒物。这些颗粒物和经口吸入的颗粒物在数分钟内被咽下。直径在2～5μm的颗粒物主要沉积在肺的气管支气管区域，主要通过呼吸道纤毛部分的黏液层逆向运动而被清除，颗粒物质最终可能被吞咽下并在胃肠道吸收。直径1μm及以内的颗粒物可达到肺泡，它们可以被吸收入血或通过肺泡巨噬细胞吞噬移动到黏液纤毛远端的提升装置被清除或通过淋巴系统清除。颗粒物从肺泡中清除的效率并不高，在第一天仅有大约20%的颗粒物被清除，24h后剩余部分的清除非常缓慢。各种外来化合物与细菌、病毒以及植物花粉和孢子等皆可形成固体气溶胶。气溶胶和颗粒物进入呼吸道后将在呼吸道中沉积或贮留，少数水溶性较高的物质可通过简单扩散进入血液，大部分颗粒可随同气流到达终末细支气管和肺泡内，沉积、附着于细胞表面，对机体造成一定的损害。

3. 经皮肤吸收

经皮肤吸收是外源化学物由外界进入皮肤并经血管和淋巴管进入血液和淋巴液的过程。毒物经皮肤吸收必须通过表皮或附属物（汗腺、皮脂腺和毛囊）。汗腺和毛囊在皮肤的分布密度不同，其总截面积仅占皮肤总面积的0.1%～1.0%。尽管小量毒物可以较快速度通过附属物吸收，但化学物质主要还是通过占皮肤表面积较大比例的表皮吸收。化学物质经皮吸收必须通过多层细胞才能进入真皮小血管和毛细淋巴管。

经皮吸收的第一阶段是外源化学物扩散通过角质层。化学物质经皮吸收的限速屏障是表皮的角质层。在通过角质层时，分子量的大小和脂/水分配系数的影响较为明显。脂溶性化学物透过角蛋白丝间质的速度与其脂/水分配系数成正比，极性物质似乎是通过含水的角质层蛋白细丝的外表面扩散。非极性毒物的扩散速度与其脂溶性成正比，与其相对分子量成反比。但也有例外，如高度亲脂性的 TCDD 的皮肤渗透速度非常有限。角质层较厚的部位如手掌、足底，吸收较慢，阴囊、腹部皮肤较薄，外源化学物易被吸收。这一阶段速度较慢。经皮吸收的第二个阶段包括毒物扩散通过表皮较深层（颗粒层、棘层和生发层）及真皮，然后通过真皮内静脉和毛细淋巴管进入体循环。各层细胞都富有孔状结构，不具屏障功能，外源化学物易通过，扩散的速度取决于血流、细胞间液体运动。在吸收阶段，外来化合物必须具有一定的水溶性才易被吸收，因为血浆水是一种水溶液。目前认为脂/水分配系数接近于1，即同时具有一定的脂溶性和水溶性的化合物易被吸收进入血液。

一般来说，脂水分配系数高的外源化学物易经皮肤吸收，脂溶性毒物可经皮肤直接吸收，如芳香族的氨基、硝基化合物、有机磷化合物、氯仿（三氯甲烷）、苯及其同系物等。个别金属如汞亦可经皮肤吸收。某些气态毒物，如氰化氢，浓度较高时也可经皮肤进入体内。外源化学物的经皮吸收还受其他一些因素的影响，如表皮损伤可促进外源化学物的吸收；在皮肤潮湿时，可导致通透性增加，溶剂二甲基亚砜（DMSO）也可通过增加角质层的通透性等机制，增加毒物经皮吸收。

不同物种动物皮肤通透性不同，化学物质经皮肤附属物吸收和穿透角质层都有高度的物种依赖性，此外，皮肤血流量和有助于吸收的皮肤转化也有物种差异。

二、分布

外源化学物通过吸收进入血液和体液后，随血液和淋巴液分散到全身各组织的过程称为分布（distribution）。不同的外源化学物在体内各器官组织的分布也不一样。研究外源化学物在体内的分布规律，有利于了解外源化学物的靶器官和贮存库。外源化学物被吸收后，靶器官和组织的血流量和对外源化学物的亲和力是影响外源化学物分布的最关键的因素。首先向血流量大的器官分布，如肺、肾上腺、肾、甲状腺、肝、心、小肠、脑等血液供应越丰富，外源化学物分布也越多。而如皮肤、骨骼肌、结缔组织、脂肪等血流量越低，外源化学物分布也越少。但随着时间的延长，按照外源化学物经膜扩散速率与器官组织的亲和力大小，选择性的分布在某些器官，此为再分布过程（redistribution）。如铅一次经口染毒后2h，剂量的50%在肝内，1个月后体内铅残留的90%与骨结合。经过再分布后，在毒理学上比较有意义的部位，如代谢转化部位，靶部位、排泄部位及贮存库。

1. 毒物在体内的贮存

进入血液的外源化学物在某些器官组织蓄积而浓度较高，如果外源化学物对这些器官组织未显示明显的毒作用，称为贮存库（storage depot）。贮存库一方面对急性毒性具有保护作用，可减少在靶器官中的化学毒物的量；另一方面可能成为一种游离型化学毒物的来源，具有潜在的危险。

（1）与血浆蛋白结合作为贮存库　血浆中各种蛋白均有结合其他化学物质的功能，尤其是白蛋白的结合量最高。在血浆蛋白中，白蛋白占血浆蛋白含量的50%以上，可与多种类型的物质结合。外源化学物与血浆蛋白的结合一般是非共价结合，常以氢键连接。化学毒物与血浆蛋白结合是可逆的其游离状态与蛋白结合状态之间维持动态平衡。只有游离状态的外源化学物才能通过毛细血管壁，转运到靶部位产生毒作用，游离型化学毒物浓度与毒作用强度相关。结合状态的外源化学物由于分子质量增大，不能跨膜转运，暂无生物效应，不被代谢排泄，可延缓消除过程和延长化学毒物的毒作用。血浆蛋白的结合有竞争现象，结合率高的外源化学物可将结合率低的外源化学物从血浆蛋白的结合位点上置换出来，而增加后者的血浆游离浓度，而显示毒性。例如 DDE（DDT 的代谢产物）能竞争性置换已于白蛋白结合的胆红素，使其在血中游离出现黄疸。在肝和肾等以主动转运作用使血浆游离型浓度降低，化学毒物从血浆蛋白解离。化学毒物与血浆蛋白结合可降低血游离型化学毒物浓度，此可能增加胃肠道或肾小管与血液的浓度梯度，增加从胃肠道或肾小管向血液的扩散。

（2）肝和肾作为贮存库　肝脏具有多种代谢、分泌、排泄、生物转化等方面的功能。很多毒物在肝脏进行生物转化和贮存。据文献报道，迄今为止，已知世上有 600 余种化学毒物对肝脏有较强的亲和能力，因而能损害肝脏的细胞。肾脏也具有多种生物转化和排泄功能。肾和肝组织细胞内还含有特殊结合蛋白，具有与许多化学毒物结合的能力。如肝肾中含有的金属疏蛋白与镉、汞、铝、砷等毒物的较强的亲和力。它使这些毒物长期贮存在肝肾组织细胞内。肝、肾既是一些外来化学毒物的贮存的场所，又是体内有毒物质转化和排泄的重要器官。

（3）脂肪组织作为贮存库　脂溶性有机物易于分布和蓄积在体脂内，如有机农药（氯丹、DDT、六六六）和二噁英（TCDD）等。体脂占肥胖者体重的 50％，占消瘦者体重的 20％。这类化学毒物对肥胖者的毒性要比消瘦者低。但当脂肪迅速动用时，可使血中浓度突然增高而引起中毒。

（4）骨骼组织作为贮存库　由于骨骼组织中某些成分与某些化学毒物有特殊亲和力，因此这些物质在骨骼中的浓度很高，如氟离子可替代羟基磷灰石晶格基质中的 OH—，使骨氟含量增加，而铅和锶则替代了骨质中的钙而贮存在骨中。化学毒物在骨中的沉淀和贮存是否有损害作用，取决于化学毒物的性质，如铅对骨并无毒性，但骨氟增加可引起氟骨症，放射性锶可致骨肉瘤及其他肿瘤，故骨骼也是氟和锶的靶组织。

2. 机体的屏障作用

屏障是阻止或减少化学毒物由血液进入某种组织器官的一种生理保护机制。但是这些屏障都不能有效地阻止亲脂性物质的转运。

（1）血-脑屏障　血-脑屏障（blood-brain barrier）这个结构是限制血和脑实质之间的物质自由交换的一个系统，其结构特点如下：①脑部毛细血管结构与周围血管结构不同，其血管内皮细胞之间相互交接，不存在小孔。②脑部毛细血管周围间隙较其他部位血管周围间隙小，约为 20mm，恰好为神经细胞间隙。其中蛋白质浓度很低，因此在不溶性化学毒物从血液进入脑的过程中，蛋白质结合机制不能发挥作用。但是也有例外，一些脂溶性化学毒物如 TCDD 也不易进入脑，其机制尚不清楚，可能由于它和血浆蛋白或脂蛋白的紧密结合，限制了 TCDD 进入大脑。③约 85％的脑毛细血管周围，有神经胶质细胞包绕。④脑部毛细血管的管腔为两层同心内皮细胞膜和细胞膜之间的一薄层细胞浆包绕，任何进入脑内的物质都必须经受细胞浆内各种酶的作用。上述这些特点限制了通过毛细血管进入脑内物质的种类、大小和速度。因此，化学毒物必须穿过上述屏障才能进入大脑，其通透速度主要取决于化学毒物的脂溶性和解离度。例如脂溶性的甲基汞很易进入脑组织，引起中枢神经系统（CNS）中毒，而非脂溶性的无机汞盐则不易进入脑组织，故其毒作用主要不在脑而在肾脏。但由于脑内的甲基汞逐渐被代谢转化成汞离子而不能反向穿透出血脑屏障被排除，可在脑内滞留而引起中毒。血-脑屏障的生理意义是维持神经系统内环境相对稳定，以维持神经系统的正常功能；以及防止有害物质侵入，以保护脑和脊髓。新生儿血脑屏障发育不全，通透性较高，这也是吗啡、铅等化学毒物对新生儿的毒性较成人大的原因之一。正在迅速生长的脑组织对某些积极进行代谢的物质摄取率大增，这可能是由于转运本身加快，也可能是由于代谢物的高转换率所致。此外，脑的不同区域的血脑屏障也存在着差别。病理情况下，例如血管性脑水肿、脑肿瘤以及电离辐射损伤等均可发生血脑屏障通透性的增高。比如帕金森氏综合征，是由于脑内多巴胺神经递质不足而引起的。

（2）胎盘屏障　母体和胎儿进行的物质交换是由若干层结构相间隔的，这种间隔称为胎盘屏障，或称为胎盘膜。其组成部分依次为：①绒毛表面的滋养层细胞及其基膜；②绒毛中轴的结缔组织；③绒毛内的毛细血管内皮及其基膜；④胎盘屏障对胎儿有保障作用，能阻止某些大分子物质如细菌等进入胎儿体内。但是这种防御功能是很有限的，特别是在妊娠早、中期胎盘屏障薄弱，一些有害物质病毒等就会侵入胎盘，进入胎体，引起胎儿发育异常，如畸形、大脑发育不全等。大多数脂溶性化学毒物经被动扩散通过胎盘，脂溶性越高，达到母体-胚胎平衡越迅速。

（3）其他屏障　血-眼屏障、血-睾丸屏障等可以保护这些器官减少或免受外来化学毒物的损害。

三、排泄

排泄（excretion）是化学毒物及其代谢废物向机体外转运的过程。外源化学物进入体内后，将发生生物转化。通过生物转化过程通常可使外源化学物极性增强，水溶性增高，易于排泄，减轻机体对外源化学物的负荷，同时也减轻外源化学物对机体的损害作用。关于外源化学物的代谢过程将在以后的章节介绍。排泄的主要途径是肾脏，随尿排出；其次是经肝、胆通过消化道，随粪便排出；可随各种分泌液如汗液、乳汁和唾液排出；挥发性化学物还可经呼吸道，随呼出气排出。

1. 经肾脏排泄

外源化学物及代谢产物经肾脏排泄时先是经肾小球滤过（glomerular filtration）或/和肾小管主动分泌（active tubule secretion）进入肾小管腔内，此时，非离子化物质可以再透过生物膜由肾小管被动重吸收（passive tubule reabsorption）。肾小球毛细血管的基底膜对相对分子质量小于 20 000 的物质可自由滤过，因此，除了血细胞成分、血浆蛋白及其与之结合的较大分子的化学物之外，绝大多数游离型物质和代谢产物都可经肾小球滤过。脂溶性高、极性小、非解离型的外源化学物和代谢产物容易经肾小管上皮细胞重吸收入血。如前所述，物质的被动转运与肾脏中 pH 有关，因而人为改变尿液 pH 值（如以氯化铵处理可降低尿 pH，碳酸氢铵处理可升高尿 pH）可以明显改变弱酸性或弱碱性物质的解离度，尿呈酸性时，有利于碱性毒物的解离和排出，呈碱性时则酸性化学毒物较易排出。从而调节物质重吸收程度。如弱酸性药毒物中毒时，碱化尿液使药物解离度增大，重吸收减少，增加排泄。如苯巴比妥中毒时可服用碳酸氢钠使尿呈碱性，促进排泄。经肾小管主动分泌而排泄毒物是主动转运的过程，弱酸性物质和弱碱性物质分别由有机酸和有机碱主动转运系统的载体转运而排泄。如对-氨基马尿酸盐可通过有机酸转运系统排入尿中，胺类化学毒物（如对氨基烟酰胺）可通过有机碱主动转运系统排泄。如果由同一载体转运物质时，可发生竞争性抑制（competitive inhibition）现象。

2. 经肝与胆排泄

肝胆系统也是外源化学物自体内排出的重要途径之一。通常，大分子物质经胆道排泄，有些外源化学物几乎完全通过胆道分泌而排出体外。肝脏也存在类似肾脏的以主动转运方式将外源化学物和代谢产物从胆汁排泄。如 P-糖蛋白（P-glycoprotein）载体转运脂溶性物质，而多药耐药相关蛋白 2（multidrug resistance-associated protein-type 2，MRP2）载体主要转运结合型代谢产物和内源性物质。由肝细胞分泌到胆汁中的外源化学物与或其代谢产物，排泄入小肠后，一部分可随粪便排出体外，一部分由于肠液或细菌的酶催化，被肠黏膜上皮细胞重吸收由肝门静脉进入全身循环，这种现象为肝肠循环（hepato-enteral circulation）。肝肠循环使物质反复循环于肝、胆汁与肠道之间，延缓排泄而使血毒浓度维持时间延长。人为中止肝肠循环可促使毒物排泄速度增加。这就使化学毒物从肠道排泄的速度显著减慢，生物半减期延长，毒作用持续时间延长。例如甲基汞主要通过胆汁从肠道排出，由于肝肠循环，使其生物半减期平均达 70 天。临床上给予甲基汞中毒患者口服巯基树脂，此树脂可与汞化合物结合阻止其重吸收，促进其从肠道排出。如果胆道分泌功能发生障碍，某些外源化学物由于无法排泄，毒性大大增强。己烯雌酚就是一个明显的例子，以 LD_{50} 为指标，己烯雌酚对于胆管结扎的大鼠的毒性比未结扎者高 150 倍。

3. 经肺和其他途径排泄

在体温下优先以气态存在的物质，主要经肺排泄。呼吸道由于肺的表面积大以及血管丰富，对于一些毒物如氯仿、乙醚、硫化氢、一氧化碳、酚类等的排泄有一定的作用。经肺排泄速率与毒物的挥发度、血-气分配系数高和呼吸器官的机能状态有关。血-气分配系数低的物质（如乙烯）排泄快；血-气分配系数高的物质（如氯仿）排泄慢。肺脏通气量越大，排泄毒物的作用就越强。化学毒物在体内还可以经乳汁等途径排出。乳汁虽非排泄毒物的主要途径，但具有特殊的意义。因有些化学毒物可经乳汁由母体转运给婴儿，也可由牛乳转运至人，因此应提防婴儿中毒。此外，有些化学毒物可通过汗腺和毛发排泄，因而毛发中重金属等含量可作为生物监测的指标。

第三节 毒物动力学

毒物动力学（toxicokinetics）以速率论的观点出发，用数学模型分析和研究化学毒物在体内吸收、分布、代谢和排泄的过程及其动力学的规律。它是将药物动力学（pharmacokinetics）的原理和方法应用在研究外源化学物的毒性和不良反应上，研究毒性剂量下外源化学物在体内吸收、分布、代谢和排泄的动力学。毒物动力学研究能够为毒性试验的剂量设计、确定动物在受试物中的实际暴露水平、解释出现毒性的原因以及将毒性资料从动物外推到人类等方面提供科学和定量的依据。毒物动力学是外源化学物非临床试验整体的一个重要组成部分，有助于对毒性试验的理解，并可以在毒性试验结果与临床资料进行对比以评价人用的风险和安全性方面发挥重要作用。毒物动力学研究的数学处理一般利用计算机程序，进行房室数、计算模型、权重和收敛精度选择，并输出各种参数和作图。

一、经典毒物动力学

经典毒物动力学的基本原理是速率论和房室模型。房室模型（compartment model）是用来描述毒物在体内的分布情况，房室模型是假设机体像房室，毒物进入体内可分布于房室中，由于分布速率的快慢，可分为一室开放模型、二室开放模型或多室模型。通常将化学毒物内转运的速率过程分为一级、零级和非线性三种类型。

血浆毒物浓度随时间变化的动态过程可用时量关系来表示。在染毒后不同时间采血样，测定血毒物浓度，以血毒物浓度为纵坐标，时间为横坐标作图即为毒物浓度-时间曲线（concentration-time curve），简称时量曲线，通过曲线可定量的分析毒物在体内动态变化。毒物在体内的吸收、分布、代谢及排泄过程是同是进行的。时量曲线实际上是吸收、分布速率和消除速率的代谢值。

非静脉染毒的时量曲线（图 3-1）可分为三个期：潜伏期、持续期及残留期。潜伏期

(latent period）是染毒后到开始出现毒作用的一段时间，主要反应毒物的吸收和分布过程。静脉染毒时一般无潜伏期。图 3-1 中的峰时间（peak time）是指染毒后达到最高浓度的时间。峰浓度（peak concentration）与毒物剂量成正比，峰浓度超过最低有害浓度时，就出现毒作用。持续期（persistent period）是指毒物维持有害浓度的时间，其长短与毒物的吸收及消除速率有关。残留期（residual period）是指体内毒物已降到有害浓度以下，但尚未从体内完全消除的时间。残留期的长短与消除速率有关。残留期长反映毒物在体内贮存，多次反复染毒易引起蓄积中毒。

二、生理毒物动力学

经典毒物动力学房室模型的研究已有多年历史，目前仍被广泛应用，但是它也存在许多缺点。例如，组成模型的基本单位"房室"，仅仅是一个数学上的抽象概念，缺乏实际的解剖学、生理意义。20 世纪 60 年代中后期，Bischoff 以及 Dedrick 等开始了比较可行的"生理药动学"的研究。近年对生理毒物动力学（physiological toxicokineics；physiologically based toxicokinetics，PBTK）研究有了很大的发展。

图 3-1　非静脉染毒的时量曲线

（引自：刘宁. 食口毒理学. 北京；中国轻工业出版社，2005）

生理毒物动力学模型是指一种比较符合毒物在体内动态变化的具体状况的模型。在该模型中，以"生理学室"分别代表与毒物体内分布有主要关系的单个或多个脏器、组织或体液。毒物以血液的传送为驱动力，透过各种生物膜被送入某"生理学室"，而毒物离开该"生理学室"时可能发生的消除，则应以该"生理学室"的各种清除率进行描述（代谢清除率、排泄清除率）。根据质量平衡关系、按模型建立速度方程、对方程组进行求解、得出各个组织或器官的毒物浓度与时间关系。采用这种方法，可基本明确阐述毒物在体内动态增加或减少的真实情况。

第四节　毒物的生物转化

生物转化（biotransformation）是指外源化学物在体内经过多种酶催化的代谢转化。生物转化是机体对外源化学物处置的重要的环节，是机体维持稳定的主要机制。

一、生物转化和毒物代谢酶

1. 生物转化

几乎所有器官都有代谢毒物的能力，但肝脏是体内最重要的代谢器官，化学毒物的生物转化过程主要在肝脏进行。其他组织器官，例如肺、肾、肠道、脑、皮肤等也具有一定的生物转化能力，化学毒物可在这些组织中发生不同程度的代谢转化过程，有些还具有特殊的毒理学意义。未经肝脏的生物转化作用而直接分布至全身，对机体的损害作用相对较强。

代谢反应过程分为两个阶段（图 3-2），第一阶段为Ⅰ相反应，包括氧化反应、还原反应和水解反应，第二阶段为Ⅱ相反应。通过Ⅰ相反应，使毒物的分子暴露或增加功能基团，例如—OH、—NH_2、—SH 或—COOH，通常可以导致水溶性的增加，但最主要的作用还是使其成为Ⅱ相反应的底物。Ⅱ相反应包括葡萄糖醛酸化反应、硫酸化、乙酰化、甲基化、与谷胱甘肽结合以及氨基酸结合，如甘氨酸、牛磺酸和谷氨酸。是外源化学物或经Ⅰ相反应的代谢产物与体内的某些内源性化合物或基团结合而产生水溶性共轭化合物，它掩盖了外来物的某些功能基团，使它们的生物活性、分子大小、溶解度等发生改变，从而易于排出体外。大多数情况是生物转化终止了药物的药效作用或降低了外源化学物的毒性，但对有的毒物却可使毒性增强，例如有机磷杀虫剂对硫磷（parathion），中间代谢产物为对氧磷，毒性反而增强；甚至产生致癌、致突变和致畸效应，又称为代谢活化（metabolic activation）或生物活化。经过代谢活化生成的活性代谢产物可分为四类：①生成亲电子剂，常见的有苯并［*a*］芘和2-乙酰氨基芴的代谢活化；②生成自由基，如百草枯、硝化呋喃妥英经催化还原，四氯化碳还原脱卤，醌经单电子还原，生成自由基；③生成亲核剂，少见，如苦杏仁苷经肠道菌群酶催化

图 3-2　外源化学物代谢的一般模式图

生成氰化物，二卤甲烷经氧化脱卤生成一氧化碳；④生成氧化-还原剂，比较少见，如硝酸盐经肠道菌群酶催化生成亚硝酸盐，还原酶催化 $Cr(Ⅵ)$ 生成 $Cr(Ⅴ)$，$Cr(Ⅴ)$ 再催化生成 $HO\cdot$ 。

2. 毒物代谢酶

生物转化酶类底物特异广泛，一类或一种酶可代谢几种外源化学物，而且还可代谢内源性化学物如乙醇、丙醇、甾类激素、维生素 A 和维生素 D，胆红素、胆酸、脂肪酸及花生酸等。生物转化酶类在体内持续地少量表达，可称为结构酶；外源化学物可刺激（诱导）很多生物转化酶类合成，可称为诱导酶。某些生物转化酶（例如 N-乙酰转移酶）具有多态性，其结构（即氨基酸序列）和活性不同。不同个体的生物转化酶多态性，造成外源化学物转化速度的个体差异。化学物生物转化酶中氨基酸改变对催化活力的影响通常存在底物依赖性，如生物转化酶的等位变体可与某些底物及抑制剂正常地相互作用，但对于其他底物则反应异常。有些手性外源化学物的生物转化具有立体选择性，即一种对映体（或立体异构体）的生物转化速率要快于另一种对映体。有些手性外源化学物具有抑制生物转化酶的能力，也具有立体选择性。而且，在某些情况非手性分子（或非手性中心）可转变成对映体代谢物的混合物，代谢产物也有立体选择性，即一种对映体要优于其另一对映体的形成。

在脊椎动物，肝脏是含外源化学物生物转化酶最丰富的组织，次之为皮肤、肺脏、鼻黏膜、眼及胃肠道。此外，其他组织如肾脏、肾上腺、胰、脾、心、大脑、睾丸、卵巢、胎盘、血浆、血细胞、血小板、淋巴细胞及大动脉等均有生物转化酶。肠道菌群在某些外源化学物生物转化中起着重要的作用。由胃肠道吸收的外源化学物，肝脏和肠道上皮限制了经口摄入外源化学物的全身生物活性作用，称为首过消除。例如，在小肠经细胞色素 P450 的环孢霉素氧化反应及吗啡与葡萄糖醛酸结合反应，限制了这些药物的全身生物学活性。不同的组织对外源化学物生物转化能力的显著区别对于解释化学物损伤的组织特异性具有重要的毒理学意义。

二、Ⅰ相反应和Ⅱ相反应

（一）Ⅰ相反应

生物转化的Ⅰ相反应（phase Ⅰ biotransformation）主要包括氧化（oxidation）、还原（reduction）和水解（hydrolysis）反应。

1. 氧化作用

外源化学物氧化作用的反应式见图 3-3。

图 3-3　外源化学物氧化作用的反应式

（1）细胞色素 P450 酶系　所谓微粒体（microsome）是一种并非独立的细胞器，它只是内质网在细胞匀浆过程中形成的碎片，此种碎片存在于细胞匀浆经超速离心去除线粒体后的上清液中。微粒体细胞色素 P450 酶系又称为微粒体混合功能氧化酶系（microsomal mixed function oxidase，MFO）或单加氧酶系（monooxygenase）。MFO 系是按其功能和催化机理而得名的，因为在氧化反应过程中，O_2 起了"混合"作用，即一个氧原子被还原为 H_2O，所需的电子或氢原子由 NADH 或 NADPH 等提供，另一个氧原子将参入作为底物的外源化合物的分子中，使其增加一个氧原子。正因为在反应过程中仅有一个氧原子参入底物，所以也有人将该酶称为单加氧酶。此酶系由三部分组成，即血红素蛋白类（细胞色素 P450 和细胞色素 b_5）、黄素蛋白类（NADPH-细胞色素 P450 还原酶和 NADH-细胞色素 b_5 还原酶）和磷脂类。以细胞色素 P450 最为重要。细胞色素 P450 酶系的主要功能是催化体内许多内源和外源化学物在生物转化过程中的氧化反应。目前已确定，P450 是一个蛋白超家族，其每一种对底物专一性有特征性谱，其中某些是 P450 结构型的，其他的是诱导型的。很多 P450 的 cDNA 和基因结构已经阐明。

P450 的催化机制共有七步。①氧化型细胞色 P450（Fe^{3+}）首先与 RH 结合形成一种复合物；②再在 NADPH-细胞色素 P450 还原酶的作用下，由 NADPH 提供一个电子使其转变为还原型细胞色素 P450（Fe^{3+}）复合物；③此复合物和一个分子氧结合形成含氧复合物；④$Fe^{3+}O_2$ 复合物再加上一个质子（H^+）和由 NADPH-细胞色素 P450 还原酶或由细胞色素 b_5 提供的第二个电子，转变成 $Fe^{2+}OOH$ 复合物；⑤第二个质子的加入使 $Fe^{2+}OOH$ 复合物裂解，形成水和（FeO）$^{3+}$ 复合物；⑥（FeO）$^{3+}$ 复合物将氧原子转移到底物，生成 ROH，并提供一个电子，使其中的 O_2 活化，活化氧；⑦释放 ROH 产物，此时 P450（Fe^{2+}）变为 P450（Fe^{3+}），可再次参与氧化过程。Cyt P450 的催化机制还有些附加反应，如果催化循环在不同的步骤中断（解偶联），则可分别产生单电子还原、生成超氧阴离子、生成过氧化氢和过氧化物旁路。

P450 催化氧化的总反应为：

$$底物（RH）+O_2+NADPH+H^+ \longrightarrow 产物（ROH）+H_2O+NADP^+$$

细胞色素 P450 催化下面几种类型的氧化反应：①脂肪族或芳香族碳的羟基化；②双键的环氧化作用；③杂原子（S-、N-、I-）的氧化和 N-羟基化；④杂原子（O-、S-、N-和 Si-）脱烷基作用；⑤氧化基团的转运；⑥酯的裂解；⑦脱氢作用。

在前三种反应类型中，来自 FeO^{3+} 复合物的氧与底物结合，否则底物将维持原态。在第四种反应类型中，导致胺（N-脱烷基）或醚（O-脱烷基和 S-脱烷基）裂解的重排反应跟随底物氧化后发生。来自 FeO^{3+} 复合物的氧与残留烷基合并，生成一分子醛或酮。第五种反应类型中，酯的裂解与杂原子脱烷基相似，功能基团裂解后与来自 FeO^{3+} 复合物的氧合并成一个残余基团，生成一分子醛。在第七种反应类型中，两个氢从底物中抽提出来，使底物形成双键的形式（$C=C$、$C=O$ 或 $C=N$），而氢与从 FeO^{3+} 复合物还原得到的氧结合生成水。需要特别指明的是，这一长串反应列表并不包括细胞色素 P450 催化的所有反应。本部分前文提出的细胞色素 P450 能够催化还原反应（如偶氮还原、硝基还原和还原脱卤化）和异构化反应（如 PGH_2 转变为血栓素和前列腺环素）。在合成类固醇激素的过程中，细胞色素 P450 催化 C—C 键断裂的反应发生于胆固醇在支链裂解酶（也称 P450sec 和 CYP11A1）作用下转变为孕烯醇酮的时候，而被置换的环己烷的芳构化则发生于当雄激素在芳香酶（P450aro 和 CYP19）的作用下转变为雌激素的时候。

P450 催化的反应类型包括脂肪族和芳香族的羟化、双键的环氧化、杂原子（S-、N- 和 I-）氧化和 N-羟化、杂原子（O-、S- 和 N-）脱烷基、氧化基团转移、酯裂解、脱氢等。

（2）微粒体含黄素单加氧酶 肝、肾、肺等组织微粒体含一种或几种含黄素单加氧酶（microsomal flavin-containing monoxgenase，FMO）可氧化多种毒物的亲核性氮、硫和磷杂原子。此酶以黄素腺嘌呤二核苷酸（FAD）为辅酶，需要 NADPH 和 O_2。由 FMO 催化的很多反应也可为 P450 催化。与 P450 酶系的不同之处是此酶不能在碳位上催化氧化反应。FMO 可催化亲电子的胺氧化生成 N-氧化物，催化伯胺氧化生成羟胺和肟。如苯异丙胺、苄达明、氯丙嗪、氯氮平、胍乙啶、丙咪嗪、甲苯丙胺、奥氮平及三苯氧胺等含氮药物，可经 FMO 进行 N-氧化，但大多数情况经细胞色素 P450 进行 N-氧化。FMO 还可氧化含硫的外源化学物（如硫醇、硫醚、硫酮、硫代氨去甲酸盐、甲氰咪胍和舒林酸硫化物）和磷化氢分别生成 S-氧化物和 P-氧化物。肼类化合物、碘化物硒化物和含硼化合物也是 FMO 的底物。

FMO 的催化机制见图 3-4。经 NADPH 将 FAD 分子还原成 $FADH_2$ 后，氧化性辅助因子 NADP 仍结合在酶上，$FADH_2$ 然后结合氧产生过氧化物（即 FAD 的 4α-氢化过氧化黄素）这种过氧化物相对稳定，可能是因为 FMO 的活性中心由非亲核性而亲脂性氨基酸残基组成。在外源化学物氧化期间，4α-氢过氧化黄素蛋白转变成 4α-羟基黄素蛋白，并将黄素蛋白过氧化物的氧转运到底物上，FMO 产生的代谢物是在外源化学物与过氧化物或过酸化物之间反应的产物。与 P450 不同，FMO 在与底物结合前就与分子氧结合并使之活化。催化循环的最后一步涉及 4α-羟基黄素蛋白的脱氢作用，并释放 $NADP^+$。因为它是限速反应，且在底物氧化后完成。

人类和其他哺乳动物的表达 5 种不同的黄素加单氧酶（FMO1～FMO5），具有物种特异性和组织特异性。FMO 和 P450 相对表达的物种差异决定了吡咯烷生物碱类、千里光宁、倒千里光碱及单响尾蛇毒蛋白的毒性物种差异。这些化合物经 FMO 解毒，其催化形成叔胺 N-氧化物，但它们经细胞

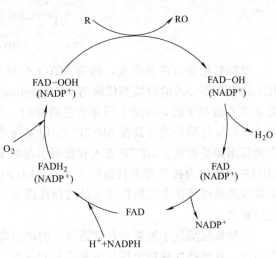

图 3-4 FMO 的催化机制

（引自：王心如. 毒理学基础. 北京：
人民卫生出版社，2003）

色素 P450 可活化产生有毒的亲电化合物。大鼠有较高的形成吡咯 P450 的活性和较低的形成 N-氧化物的 FMO 活性；而豚鼠则相反。这就是吡咯烷生物碱类对大鼠是剧毒，而对豚鼠则较低的原因。在人体，FMO 在几种药物（如苄达明、西咪替丁、氯氮平、胍乙啶、甲巯咪唑、奥氮平、舒林酸、硫醚、他莫昔芬）和各种二甲基氨基烷化吩噻嗪衍生物（如氯丙嗪和丙咪嗪），外源化学物（如可卡因、甲苯丙胺、尼古丁、酪胺）以及内源性物质（如三甲胺、半胱氨酸）的生物转化中起着重要的作用。在肝微粒体表达的 FMO 酶类调节控制与 P450 不一样。在人鼠，巴比妥或 3-甲基胆蒽诱导 P450，阻遏 FMO1 的表达；吲哚-3-甲醇与 3-甲基胆蒽一样诱导 P450，可明显地抑制大鼠肝脏和小肠的 FMO 活性。

（3）醇、醛、酮氧化-还原系统和胺氧化

① 醇脱氢酶：醇脱氢酶（ADH）是一种含锌酶，位于胞浆，分布于肝脏（含量最高）、肾脏、肺脏及胃黏膜。人 ADH 是由两个 40ku 亚单位组成二聚体蛋白质，其亚单位有 6 个不同的基因位点（ADH1～ADH6）编码，它们是 α、β、γ、π 和 χ 以及第六个亚单位 δ 与或者 μ。

② 乙醛脱氢酶：乙醛脱氢酶（ALDH）以 NAD^+ 为辅助因子将乙醛氧化成羧酸。几种 ALDH 酶类涉及醛类化合物的氧化过程，亦具有酯酶活性。

③ 二氢二醇脱氢酶：除几种羟化类固醇脱氢酶和醛糖还原酶外，醛-酮还原酶（AKR）超家族还包括几种二氢二醇脱氢酶。

④ 钼水解酶：醛氧化酶和黄素脱氢酶/黄素氧化酶（XD/XO）为有含钼酶，钼酶的最适底物不是细胞色素 P450 的底物。醛氧化酶能氧化许多取代基团如吡咯、吡啶、嘧啶、嘌呤、蝶啶及碘离子。由醛氧化酶能催化的外源化学物还原反应需要无氧条件或者有还原性底物，如 N^1-甲基尼古丁胺、2-羟基吡啶或者苯甲醛的存在。

⑤ 单胺氧化酶、二胺氧化酶 在肝、肾、肠、神经等组织的线粒体中有单胺氧化酶，胞液中有二胺氧化酶，这些酶能使各种胺类氧化脱氨生成醛和氨。

$$RCH_2NH_2 + 1/2O_2 + H_2O \xrightarrow{单胺氧化酶} RCHO + NH_3 + H_2O$$

$$Cl-\text{〈苯环〉}-CH_2NH_2 + 1/2O_2 + H_2O$$

$$\downarrow \text{单胺氧化酶}$$

$$Cl-\text{〈苯环〉}-CHO + NH_3 + H_2O$$

单胺氧化酶有两种形式，称为 MAO-A 和 MAO-B。MAO-A 主要氧化 5-羟色胺，去甲肾上腺素和萘心胺的脱烷基代谢酶。Clorgyline 可抑制 MAO-A 的活性。而 MAO-B 主要氧化 β-苯乙胺和苄胺，可受 1-司来吉兰的抑制。

单胺氧化酶是因为其在 MPTP（1-甲基-4-苯基-1,2,5,6-四氢吡啶）活化成为神经毒素中的作用而受重视。MPTP 在人和猴可引起帕金森病，而在啮齿类动物则未见。研究表明，MPTP 的活化为神经毒素代谢物主要由 MAO-B 催化。MAO-B 剔除小鼠在给予 MPTP 后，未发现黑质纹状体多巴胺神经元的选择性损害，这说明 MAO-B 是可影响帕金森病易感性遗传因素之一。

二胺氧化酶位于胞浆，是含铜离子的磷酸吡哆醛依赖的酶类，分布于肝脏、肾脏、小肠和胎盘，其选择性底物包括组胺和简单的烷基二胺，具有 4 或 5 碳原子的支链。

（4）过氧化物酶依赖性的共氧化反应 氧化物酶催化的外源化学物生物转化，包括氢过氧化物的还原和其他底物氧化生成脂质氢过氧化物，这一过程称为共氧化。几种不同的过氧化物酶可催化外源化学物的生物转化，它们见于各种组织和细胞内。例如，肾脏髓质、血小板、血管内皮细胞、胃肠道、脑、肺及尿膀胱上皮细胞含有前列腺素 H 合成酶（PHS），乳腺上皮细胞的乳过氧化物酶，以及白细胞的髓过氧化酶。PHS 具有两个催化活性：一为环加氧酶，可将花生四烯酸转变成环化内氢过氧化 PGG_2，该过程涉及 2 个氧分子加到花生四烯酸的每个分子上；另一是过氧化物酶，将氢过氧化物转变成相应的醇 PGH_2，它通过外源化学物的氧化来完成。例如氨基吡啉的 N-脱甲基反应、对乙酰氨基酚的脱氢反应、苯并 [a] 芘羟化反应和 7，8-二氢二醇苯并 [a] 芘的环氧化、黄曲霉毒素 B_1 的 8,9-环氧化反应等都可通过共氧化作用而完成。

肾髓质和膀胱上皮的 P450 含量较低，而 PHS 含量相对较高。在肾髓质 PHS 活化黄曲霉毒素和乙酰胺基苯可产生肾毒性，尿膀胱上皮的 PHS 能活化芳香胺，如联苯胺、4-氨基联苯和乙-氨基蒽，形成 DNA 反应性代谢物，引起某些物种如人和狗的膀胱癌。

2. 还原作用

在哺乳动物组织中还原反应活性较低，但在肠道菌群内还原酶的活性较高。

（1）硝基和偶氮还原 偶氮还原和硝基还原是经肠道菌群和两种肝脏酶，如细胞色素 P450 和 NADPH 醌氧化-还原酶（一种胞浆黄素酶，也称为 DT-黄递酶）催化。在某些情况下，醛氧化酶也参与偶氮还原反应和硝基还原反应。其反应需要 NAD（P）H，可被氧抑制。胃肠道下段的无氧条件很适合偶氮还原和硝基还原反应，所以这些反应主要由肠道菌群催化的。而在低氧分压时，细胞色素 P450 也能催化外源化学物的还原反应。

肠道菌群催化的硝基还原对某些芳香毒物的毒性起重要的作用。如雄性大鼠肝致癌物二硝基甲苯的代谢活化。二硝基甲苯经肝 P450 氧化后与葡萄糖醛酸结合成葡糖苷排入胆汁，有肠道菌群进行生物转化，一个或两个硝基被硝基还原酶还原成胺，葡糖苷为 β-葡糖苷酶水解。水解后的代谢物被重吸收转运至肝，新生成的氨基由 P450 催化 N-羟基化，并可乙酰化或与硫酸结合。这些结合物可裂解生成高度反应性的氮宾离子，氮宾离子可攻击 DNA，引起肝细胞突变和肝癌。因此，某些化学致癌物的代谢活化涉及几个不同的生物转化酶，并需要几个器官组织的配合。因而，2,6-二硝基甲苯与 DNA 反应并引起突变，在大多数评价化学物遗传毒性的短期试验中是观察不到的。因为这些体外的遗传毒性试验缺乏肠道菌群的生物转化或者 II 相（结合）酶的作用。

（2）羰基还原作用 某些醛类还原成伯醇和酮类还原成仲醇的过程是经醇脱氢酶和羰基还原酶催化。羰基还原酶是单聚体，依赖 NADPH 的酶，分布于血液和肝脏、肾脏、大脑及其他神经细胞的胞浆中。经羰基还原酶还原的外源化学物有氟哌啶醇（抗精神病药物）、己酮可可碱、柔红霉素、依他尼酸、华法林、甲萘醌以及 4-硝基苯乙酮等。前列腺素可能是羰基还原酶的生理性底物。

肝脏的羰基还原酶活性主要在胞浆，而在微粒体则有不同的羰基还原酶。胞浆和微粒体羰基还原酶的区别在于它们立体选择由酮还原成仲醇的程度不同。

在大鼠肝脏胞浆中，醌的还原作用主要由 DT-黄递酶催化（见醌还原反应）。而在人肝脏胞浆中醌的还原作用则由 DT-黄递酶和羰基还原酶共同催化。人肝脏和脑组织的胞浆有一种以上的羰基还原酶。在不同个体中，肝脏胞浆的羰基还原酶低亲和性与高亲和性的活性之差有 10 倍。在结构上，虽然某些醛还原酶属于醛酮还原酶（AKR）超家族（包括其他的羟化甾类脱氢酶和醛糖还原酶），但羰基还原酶还属于短链脱氢酶/还原酶（SDR）的超家族（包括某些羟基甾类脱氢酶和前列腺素脱氢酶）。

（3）二硫化物、硫氧化物和 N-氧化物还原 含硫基团还原反应在体内较少。二硫化物还原并裂解成巯基毒物，如戒酒硫由肝、肾细胞胞浆中硫氧化-还原依赖性酶催化还原。

在肝、肾细胞胞浆中硫氧还蛋白依赖性酶类可还原硫氧化物（如亚砜），硫氧化物又可通过 P450 或 FMO 而形成的，通过这些相反作用的酶系统的再循环可能延长某些外源化学物的生物半减期。

N-氧化物本身毒性不高，由细胞色素 P450 和 NADPH 细胞色素 P450 还原酶催化经单电子还原迅速活化生成氧化性氮氧的自由基，转变成细胞毒性或与 DNA 结合的毒物。

（4）醌还原　醌由 NAD（P）II-醌氧化-还原酶催化还原成氢醌，此酶是黄素蛋白，又称为 DT-黄递酶，催化醌双电子还原。醌双电子还原还可由羰基还原酶催化。醌的双电子还原是无毒性的。但醌经 NADPH-P450 还原酶催化单电子还原，生成半醌自由基。半醌自由基可经自氧化，伴有氧化应激，生成具有细胞毒性的超氧阴离子、过氢氧自由基、过氧化氢、羟基自由基（图 3-6）。氧化应激是某些含醌或可转变为醌的毒物毒作用的重要机制，如多柔比星和柔红霉素的心脏毒性、百草枯和硝基呋喃妥因的肺毒性、6-羟基多巴胺的神经毒性。

（5）脱卤反应　有三种机制涉及脱卤素反应，即还原脱卤反应、氧化脱卤反应和脱氢脱卤反应。还原脱卤反应和氧化脱卤反应由 P450 催化，脱氢脱卤反应由 P450 和 GSH-S-转移酶催化。这些反应在一些卤代烷烃的生物转化和代谢活化中起重要的作用。如肝脏毒物四氯化碳经还原脱卤反应代谢活化，单电子还原生成三氯甲烷自由基（·CCl₃），后者启动脂质过氧化作用并产生各种其他代谢物。

3. 水解作用

外源化学物的水解作用（hydrolysis）主要由酯酶和酰胺酶、肽酶、环氧水化酶催化。

（1）酯酶和酰胺酶　哺乳动物含有许多种水解酶，包括各种酯酶（esterase）和酰胺酶（amidase），可水解含有羧酸酯（普鲁卡因）、酰胺（普鲁卡因酰胺）、硫酯（螺旋内酯）、磷酸酯（对氧磷）及酸酐等功能基团的外源化学物。酯类毒物被酯酶催化水解生成醇和酸，酰胺被酰胺酶催化水解成酸和胺，硫酯被分解为羧酸和硫醇。

$$(C_2H_5O_2)P \underset{\parallel}{\overset{O}{}} O \!-\!\!\!\boxed{}\!-\! NO_2 \; + \; H_2O$$

$$(C_2H_5O_2)P \underset{\parallel}{\overset{O}{}}\!-\!O^- \; + \; H_2O \!-\!\!\!\boxed{}\!-\! NO_2$$

水解有机磷酸酯的酯酶分为 A-酯酶，有机磷酸酯可抑制的酯酶为 B-酯酶，而不能与有机磷酸酯相互作用的酯酶为 C-酯酶。羧酸酯酶和胆碱酯酶属于 B-酯酶，也可称为血清酯酶家族。像对氧磷酶等有机磷酸酯酶则属于 A-酯酶。

羧酸、酰胺及硫酯的水解主要由位于各种组织和血清中的羧酸酯酶和血液中真性乙酰胆碱酯酶及假性胆碱酯酶催化。真性乙酰胆碱酯酶位于红细胞膜上，与神经组织中的为同一酶类。有机磷农药及氨基甲酸酯杀虫剂的中毒机制是通过修饰大脑的乙酰胆碱酯酶活性中心的丝氨酸抑制其活性，该酶水解神经递质乙酰胆碱。

假性胆碱酯酶又名丁酰胆碱酯酶，位于血清中，可水解琥珀酰胆碱、肌肉松弛剂米库氯铵、普鲁卡因、丁卡因、可卡因、二醋吗啡及其他药物等。肌肉松弛剂琥珀胆碱的作用持续时间取决于血清中假性胆碱酯酶活性，在有些个人（约 2% 高加索人）琥珀酰胆碱可引起持续的肌肉松弛，甚至呼吸暂停，其原因是假性胆碱酯酶基因发生突变 Asp70→Gly20。

基于人类羧酸酯酶的氨基酸序列与其他物种羧酸酯酶氨基酸序列的比较，已鉴定了四个基因家族，即 CES1~4。其又可分为亚基因家族及组。

（2）肽酶 在血液和组织中有许多肽酶（peptidase）可水解肽类。例如，氨基肽酶和羧基肽酶，分别在 N-末端和 C-末端水解氨基酸，而内肽酶则在肽内部特定部位裂解肽类，如胰蛋白酶水解肽类 C-末端的精氨酸残基或者赖氨酸残基。肽酶可裂解临近氨基酸之间的酰胺键，因此其功能是酰胺酶。

（3）环氧水化酶 环氧水化酶（epoxide hydrodase，EH）催化由环氧化物与水的反式加成物，其水和产物是具有反式构型的邻位二醇。

在哺乳动物，环氧水化酶有五种形式：微粒体环氧水化酶（mEH）、可溶性环氧水化酶（sHE）、胆固醇环氧水化酶、LTA4 水解酶及 hepoxilin 水解酶，后三种酶似乎仅仅水解内源性环氧化酶。mEH 与 sEH 在氨基酸序列上完全不同，故在免疫化学方面，亦是完全不同的蛋白质。虽然两种酶可以水解广谱化合物，但它们有自己的底物特异性。

EH 在苯并 [a] 芘 4,5-氧化物解毒过程中起主要作用，但在苯并 [a] 芘转变成终致癌物苯并 [a] 芘-9,10-氧化物的过程还是起一定作用。

环氧水化酶是肝脏微粒体中可诱导的酶类之一，几种细胞色素 P450 诱导剂均可诱导环氧水化酶的活性。

人体 mEH 基因的编码区和 5′区（即调节区）以证实了几种遗传多态性，两种变异体涉及 113 氨基酸的取代（Tyr→His）或者 139 氨基酸取代（His→Arg），此处分别是外显子 3 和外显子 4 的编码区。虽然 mEH 为基因变异体几乎有正常的酶活性（至少达到正常的 65%），但是其稳定性远不如野生型酶。已观察到这些氨基酸取代可使机体对抗癫痫病药的损害作用更为易感，但这其中的联系尚不知。

（二）Ⅱ相反应

Ⅱ相反应（phase Ⅱ biotransformation）又称为结合作用（conjugation）。Ⅱ相反应中，毒物原有的功能基因或由Ⅰ相反应引入（暴露）的功能基因（羟基、氨基、羧基和环氧基等极性基团）与内源化合物或代谢物进行的生物合成反应。结合反应中的内源化学物如糖、氨基酸、谷胱甘肽和硫酸盐等统称为结合剂（conjugating agent），所生成的产物称为结合物（conjugate）。在结合反应中首先发生活化过程，即提供极性基团的结合剂从 ATP 中获得能量而被活化；此种情况多见于外源化学物的葡萄糖醛酸化、硫酸盐化、乙酰化和甲基化时，或接受极性基团的外源化学物与氨基酸或谷胱甘肽结合。接着在不同种类转移酶的催化作用下，已被活化的具有极性基团的结合剂转移到外源化学物上或已被活化的外源化学物转移到结合剂上形成结合物。结合反应主要在肝脏中进行，其次为肾脏，亦可在肺、肠、脾和脑等组织、器官中发生。大多数Ⅱ相代谢都存在于胞液中，只有葡萄糖醛酸转移酶例外，它存在于内质网上。除了甲基化和乙酰化结合反应外其他Ⅱ相反应显著增强毒物的极性，水溶性增高，促进其排泄，生物学活性或毒性减弱或消失。葡糖醛酸结合、硫酸结合、乙酰化作用、甲基化作用涉及活化的（"高能"的）辅因子，而与谷胱甘肽（GSH）结合和氨基酸结合则是与活化的毒物反应。有些外源化学物经过结合反应后，其生物学活性或毒性不但没有减弱，反而增强，如致癌物 2-乙酰氨基芴（2-acetylaminofluorene，2-AAF）（如图 3-5）和 2-氨基芴，可以在 N-乙酰转移酶和脱乙酰酶催化互相转化，并均可经 P450 和黄素加单氧酶催化形成 N-羟基芳酰胺和 N-羟基芳胺。这两种毒物是近致癌物，与硫酸结合、乙酰化和葡糖苷酸结合，结合物在酸性 pH 尿可水解或由小肠菌丛的 β-葡糖苷酸酶催化水解，生成 N-羟基芳香胺，后者可自发性生成芳基氮宾离子（亲电子剂），攻击 DNA，引起膀胱癌和结肠癌。另外有些外源化学物经结合反应后，所形成的化学物并非极性较强的亲水性化合物，反而获得明显的亲脂性，不易溶于水及排出体外，可见结合反应的意义及其后果具有双重性。Ⅱ相反应的速度比Ⅰ相反应快得多，外源化学物的消除速度因此主要取决于Ⅱ相反应。

图 3-5 2-乙酰氨基芴代谢活化成为有突变和致癌性的代谢物
（引自：王心如. 毒理学基础. 北京：人民卫生出版社，2003）

1. 葡糖醛酸结合

葡糖醛酸结合（glucuronidation）是Ⅱ相反应中最普遍进行的一种，由 UDP-葡糖醛酸基转移酶（UDP-glucuronyl transferase，UDPGT）催化对毒物的代谢（解毒和活化）具有重要的作用。

葡糖醛酸结合反应中葡萄糖醛酸供体是来自胞液的尿苷二磷酸葡萄糖醛酸（uridine-diphosophate glucuric acid，UDPGA）。外源性底物包括羟基、羧基、氨基和巯基毒物。UDPGT 催化的结合反应中，UDPGA 的葡糖醛酸部分 C-1 碳原子被活化受到底物中 O、N、S 或 C 原子的亲核攻击，形成有 β 构型的糖苷酸结合物，并释出 UDP（如图 3-6）。葡糖苷酸结合物是高度水溶性，易于从尿和胆汁排泄。

UDPGT 是一组分子质量为 $50 \sim 60$ku 的同工酶，主要定位于肝内质网和核膜，是可诱导酶。基于序列分析，人肝内已鉴定了两个亚族共九种酶。第 1 亚族的四种同工酶催化酚和

图 3-6　葡糖醛酸合成反应

(引自：夏世钧. 分子毒理学基础. 武汉：湖北科学技术出版社，2001)

胆红素的葡糖苷酸结合，一般不催化类固醇和氮盐；第 2 亚族的五种同工酶催化类固醇、胆盐和某些毒物的葡糖苷酸结合。

2. 硫酸结合

硫酸结合（sulfate cojugation）反应的供体是 3′-磷酸腺苷-5′-磷酰硫酸（PAPS）在磺基转移酶（sulfo-transferase）作用下，生成硫酸酯：

$$ROH + PAPS \xrightarrow{\text{磺基转移酶}} ROSO_3H + PAP$$

此反应从 PAPS 的前体自由半胱氨酸浓度有限，细胞 PAPS 浓度（约 $75\mu mol/L$）显著低于 UDPGA（约 $350\mu mol/L$）和 GSH（约 $10\mu mol/L$）。硫酸结合和葡糖醛酸结合的底物功能基团相似，对于酚类，硫酸结合亲和力高、代谢容量低，而葡糖醛酸结合亲和力低、代谢容量高。因此同一种毒物与硫酸和葡糖醛酸结合的相对量取决于染毒剂量。在低剂量时主要的代谢产物为硫酸结合物，剂量增加则与葡糖醛酸结合的比例增加。外源化学物的硫酸结合物主要经尿排泄，少部分从胆汁排泄。毒物与硫酸结合后尿中有机硫酸酯与无极硫酸盐比值明显增加，可以用作一些毒物的接触指标。

3. 乙酰化作用

乙酰化作用（acetylation）涉及酶催化或非酶催化的从乙酰辅酶 A 将乙酰基转移到含伯胺、羟基或巯基的毒物。这些代谢酶分布在很多器官，肝是 N-乙酰化作用的主要器官。芳香伯胺和肼的伯氨基乙酰化作用是这些毒物的主要生物转化途径，如异烟肼、磺胺二甲基嘧啶等。进一步研究发现，N-乙酰化反应有明显的个体差异（这种差异的临床和毒理表现见表 3-1），涉及个体遗传背景差异与毒理效应的关系，称为代谢酶遗传多态性。代谢酶遗传多态性的生物学意义在于解释有些人易受到毒理损伤，其原因是体内代谢酶与大多数人不同。换句话说，有些易受毒理损伤的人是先天遗传因素所决定的。

人类的乙酰化也有多态性，研究 N-乙酰转移酶活性与遗传的关系发现，不同的遗传背景可使乙酰转移酶活性有较大差别，表现为乙酰化速率的个体差异。乙酰化的个体差异深入研究的例子是异烟肼。它是治疗肺结核的有效药物。在推广使用该药不久，即有并发症的报道，一种以手指、脚趾的刺痛和麻木为特征的毒性反应，诊断为外周神经炎。研究表明异烟肼主要以 N-乙酰异烟肼的形式由体内清除。根据对异烟肼乙酰结合反应的速度，将人群分为快乙酰化型和慢乙酰化型。在慢代谢者，由于乙酰转移酶活性低下，使异烟肼的乙酰化速率降低。当"常规"剂量治疗时，在慢代谢者将有可能造成药物蓄积直至发生毒性损害。这可能是慢代谢者易患外周神经炎的原因。

表 3-1 外来化合物乙酰反应速度与毒性的关系

外源化学物	毒性作用	乙酰化反应
异烟肼	周围神经炎	慢代谢者
异烟肼	肝脏损害	快代谢者
普鲁卡因	红斑性狼疮	慢代谢者
肼苯哒嗪	红斑性狼疮	慢代谢者
苯乙肼	恶心	慢代谢者

注：引自夏世钧．分子毒理学基础．湖北科学技术出版社，2001。

4. 氨基酸结合

与氨基酸结合（amino acid conjupation）有两类毒物，即羧酸和芳香羟胺。羧酸必须首先经酰基辅酶 A 合成酶催化，需要 ATP 和乙酰辅酶 A，活化生成酰基辅酶 A 硫酯，再由 N-乙酰转移酶催化与氨基酸如甘氨酸、谷氨酸、牛磺酸的氨基反应，形成酰胺键。例如苯甲酸与甘氨酸结合生成马尿酸。羧酸的氨基酸结合是解毒反应。芳香羟胺则由氨酰-tRNA 合成酶催化并需要 ATP，与氨基酸的羧基反应，生成 N-酯，后者可形成亲电子的氮宾离子和碳宾离子，因此是活化反应。

5. 甲基化作用

内源性底物的甲基化如组胺、氨基酸、蛋白质、糖和多胺对细胞的正常调节有重要的意义，仅当毒物符合这些酶的底物要求，甲基化作用（methylation）才有重要性，甲基化反应不是毒物结合的主要方式。甲基化反应由 S-腺嘌呤蛋氨酸（SAM）供给甲基。甲基化反应可分为 N-、O-、S-甲基化。这种结合形成的产物虽然可能比母体毒物水溶性降低，但一般都能使毒物解毒。

6. 谷胱甘肽结合

谷胱甘肽-S-转移酶（glutathione-S-transferase，GST）催化还原性 GSH（亲核剂）与含有亲电子 C、N、S、O 的毒物反应，生成结合物。GSH 的底物的共同点为：有一定疏水性，含有亲电子原子，并可与 GSH 发生非酶反应。GSH 结合物具有极性和水溶性，可经胆汁排泄，并可经体循环转运至肾。在肾内 GSH 结合物经一系列酶催化反应转变为硫醚氨酸（mercapturic acid）衍生物，由尿排泄。GSH 在细胞内含量很高，可高达细胞总蛋白的 10%，主要存在于胞液中，在微粒体内含量较低，GSH 是可诱导酶。

GSH 催化的 GSH 结合反应是亲电子剂解毒的一般机制，并在自由基解毒中也起重要作用。然而，如果上述亲电性物质在体内的量过大，则可引起谷胱甘肽的耗竭，导致明显毒性反应。

三、毒物代谢酶的诱导和激活、抑制和阻遏

毒物在体内的生物转化过程，受很多因素的影响，如物种、性别、遗传、年龄、营养、疾病等。

人体在生产和生活环境中往往同时接触多种化学物〔包括空气中（车间空气和大气）、

食品中及饮水中]，尤其是同时服用某些药物或嗜烟、酒。这些化学物质中如果含有某些能够诱导和激活或抑制和阻遏代谢酶，则可改变其他毒物的代谢。很多毒物可有多种可能的代谢途径，产生多种生物学活性的不同的代谢产物，这些途径之间的平衡和竞争对于毒物的毒作用有重要的意义。当代谢酶被诱导和激活，对在体内是经代谢活化的毒物，则表现出毒性增强；对经代谢转化减毒的毒物，则表现为毒性降低。当代谢酶被抑制和阻遏，则得到相反的结果。

1. 毒物代谢酶的诱导和阻遏

有些毒物可使某些毒物代谢酶系合成增加并伴活力增强，此种现象称为酶的诱导（induction）。凡具有诱导效应的毒物称为诱导剂（inducer）。除 P450 酶系外，其他一些生物转化酶也可被诱导，见表 3-2。

表 3-2   P450 酶系以外的其他生物转化酶的诱导剂

生物转化酶	诱导剂	生物转化酶	诱导剂
葡糖醛酸基转移酶	PB，3MC，TCDD，PCB	细胞色素 b_5	2-乙酰氨基芴，二丁基羟基甲苯
NADPH-P450 还原酶	PB，PCB，异黄樟素	肉碱乙酰转移酶	氯贝特
环氧化物水化酶	PB，3MC，PCB，异黄樟素	过氧化氢酶	氯贝特，邻苯二甲酸盐
谷胱甘肽转移酶	PB，3MC，TCDD		

注：引自王心如. 毒理学基础. 人民卫生出版社，2003。

诱导剂分为双功能和单功能诱导剂。双功能诱导剂包括 β-奈黄酮、苯并 [a] 芘、三甲基胆蒽和 TCDD，它们既能诱导 I 相酶（细胞色素 P450 酶系，如 CYP1A1），又诱导 II 相酶如 GSH-S-转移酶和 UDP-葡萄糖醛酸转移酶。这些化合物的信号通过两种不同机制转导，一是涉及 ARE（抗氧化效应因素），也称为 EpRE 亲电子效应因素；另一是首先与 Ah 受体结合，活化外源化学物效应因子（XRE），XRE 是 DNA 的短序列，常常位于基因 5 区域的上游，其可结合控制基因表达的转录因子。有些酶，如 CYP1A1 主要由 XRE 调控，而其他的，如 GSH-S-转移酶，主要由 ARE 调控。有些酶，如 DT-黄递酶可由两种机制调控。单功能诱导剂不与 Ah 受体结合，而是通过 ARE 来诱导 II 相酶的合成。

毒物代谢酶的阻遏（enzyme repression）较酶诱导作用少见。有时对某些毒物代谢酶的诱导的同时也阻遏了另一些毒物代谢酶的阻遏。如某些过氧化物酶体增生剂能显著的降低几种 GST 和 CYP 同工酶的表达，同时诱导了 CYP4A1、UGT1 和 She。

2. 毒物代谢酶的抑制和激活

许多毒物对代谢酶产生抑制作用（inhibition）。抑制作用可以分为几种类型。

① 抑制剂与酶的活性中心发生可逆或不可逆性结合：如 β-二乙基氨基苯乙基乙酯（SKF525A）和胡椒基丁醚与 P450 的结合而抑制其活性。对氧磷能抑制羧酸酯酶，以致马拉硫磷水解速度减慢，加强马拉硫磷的生物学作用，表现为对昆虫杀虫效果增强，对人畜毒性增高。

② 两种不同的毒物在同一个酶的活性中心发生竞争性抑制：如 1,2-亚乙基二醇和甲醇中毒，此两种毒物经醇脱氢酶催化代谢而导致毒性，临床上给予乙醇治疗，因乙醇与此酶有更大的亲和力，故可降低 1,2-亚乙基二醇和甲基的代谢和毒性。

③ 破坏酶：如四氯化碳、氯乙烯、肼等的代谢产物可与 P450 共价结合，破坏其结构和功能。

④ 减少酶的合成：如氯化钴抑制涉及血红素合成的 δ-氨基酮戊酸合成酶，并增加血红

素氧化酶活性，故可抑制 P450 酶系活性。

⑤ 变构作用：如一氧化碳可与 P450 结合，引起变构作用，阻碍其与氧结合。

⑥ 缺乏辅因子：如马来酸二乙酯可耗尽 GSH，抑制其他毒物经 GSH 结合代谢。

毒物代谢酶的激活（activation）是指外源化学物直接作用于酶蛋白，使其活性增加。例子较少，如异喹啉和克霉唑在体内可使 mEH 对苯乙烯氧化物的活性增加 5 倍。

【本章小结】

生物转运是指外源化学物在体内的吸收、分布和排泄过程，生物转化是指外源化学物在体内经过多种酶催化的代谢转化过程。

生物膜：是细胞膜和细胞内膜系统的总称，其结构是一种可塑的、具有流动性的、脂质与蛋白镶嵌的双层结构。外源化学物的吸收、分布和排泄过程是通过由生物膜构成的屏障的过程。

被动转运：指外源化学物自生物膜浓度高的一侧向浓度低的另一侧进行的跨膜转运。被动转运的作用力来源于膜两侧的外源化学物的浓度差势能，势能越大转运动力越大，大多数脂溶性物质属于此种转运方式。被动转运包括简单扩散、易化扩散、滤过。

简单扩散：是被动转运的基本方式，不需要膜蛋白的帮助，也不消耗 ATP，而只靠膜两侧保持一定的浓度差，通过扩散发生的物质转运。

易化扩散：是需要载体，顺浓度梯度由高浓度向低浓度而且不需要细胞供给能量的扩散性转运。

滤过：是水溶性物质随同水分子经生物膜的孔状结构而透过生物膜的过程。

主动转运：是指物质不依赖膜两侧浓度差的转运，通过机体特有的载体转运系统，消耗能量进行，可以由生物膜的浓度低的一侧向浓度高的一侧转运，形成物质在特殊部位的高浓度聚积。

膜动转运：是细胞与外界环境交换一些大分子物质的过程，在转运过程中生物膜结构发生变化，转运过程具有特异性，生物膜呈现主动选择性并消耗一定的能量。

吸收：是指外源化学物从接触部位，通常是机体的外表面或内表面（如皮肤、消化道黏膜和肺泡）的生物膜转运至血循环的过程。

分布：是指外源化学物通过吸收进入血液和体液后，随血液和淋巴液分散到全身各组织的过程。

排泄：是化学毒物及其代谢废物向机体外转运的过程。

毒物动力学是以速率论的观点出发，用数学模型分析和研究化学毒物在体内吸收、分布、代谢和排泄的过程及其动力学的规律。经典毒物动力学的基本原理是速率论和房室模型。

代谢反应过程分为两个阶段，第一阶段为Ⅰ相反应，包括氧化反应、还原反应和水解反应，第二阶段为Ⅱ相反应，Ⅱ相反应包括葡萄糖醛酸化反应、硫酸化、乙酰化、甲基化、与谷胱甘肽结合以及氨基酸结合等结合反应。通过Ⅰ相反应，使毒物的分子暴露或增加功能基团，通常可以导致水溶性的增加，但最主要的作用还是使其成为Ⅱ相反应的底物。外源化学物或经Ⅰ相反应的代谢产物与体内的某些内源性化合物或基团结合而产生水溶性共轭化合物，它掩盖了外来物的某些功能基团，使它们的生物活性、分子大小、溶解度等发生改变，从而易于排出体外。大多数情况是生物转化终止了毒物的毒性作用，但对有的毒物却可使毒性增强，称为代谢活化或生物活化。

【思考练习题】

1. 外源化学物穿过生物膜的方式有哪些？简述它们的特征。
2. 外源化学物在体内的生物转运过程包括哪些步骤？简述其影响因素。
3. 外源化学物在体内的生物转化过程包括哪两大类反应？具体每一类包括哪些反应类型？哪些酶？

（杨俊峰）

第四章 影响毒性作用的因素

化学物对不同的物种、品系、个体，在不同的条件下，在不同的环境中所诱导的毒性是有差别的。认识外源化学物的毒性作用的影响因素对外源化学物的安全性评价、毒理学研究的设计及其资料的评估都是十分重要的。

外源化学物或其代谢物产物必须以具有生物学活性的形式到达靶器官、靶细胞，达到有效的剂量、浓度，持续足够的时间，并与靶分子相互作用，或改变其微环境，才能够造成毒性作用。任何影响这一过程的因素都会影响化学物的毒性作用。影响因素归纳为四个方面：①化学物因素；②机体因素；③化学物与机体所处的环境条件；④化学物的联合作用。

第一节 毒 物 因 素

化学物的化学结构决定其理化性质和生物学活性，影响吸收、分布和排泄。而其剂型、不纯物含量、稳定性等因素也会影响其生物学活性。

一、化学结构

化学物的化学结构决定了将会发生的代谢转化类型，可能参与和干扰的生化过程，从而决定它的毒性作用的性质和大小。研究化学物的化学结构与其毒性作用之间的关系，找出其规律，有助于通过比较预测，开发高效低毒的新化学物；从分子水平上推测新化学物的毒性作用机制；预测新化学物的毒性效应和安全接触限量。

1. 取代基的影响

苯具有麻醉作用和抑制造血功能的作用，当苯环中的氢被甲基取代后（成为甲苯或二甲苯），抑制造血功能的作用不明显但麻醉作用大于苯；被氨基取代后，有形成高铁血红蛋白的作用；而被硝基（硝基苯）或卤素取代（卤代苯）后，具有肝毒性。烷基的氢若被卤素取代，其毒性增强，对肝的毒作用增强，且取代越多，毒性越大，如

$$CCl_4 > CHCl_3 > CH_2Cl_2 > CH_3Cl。$$

2. 异构体和立体构型

异构体的生物活性有差异，典型的例子是六六六，有七种同分异构体。常用的有 α、β、γ 和 δ 等；γ、δ-六六六急性毒性强；β-六六六慢性毒性大；α、γ-六六六对中枢神经系统有很强的兴奋作用；β、δ-六六六则对中枢神经系统有抑制作用。带两个基团的苯环化合物的毒性是：对位＞邻位＞间位，分子对称的＞不对称的。三邻甲苯磷酸酯（TOCP）可导致迟发性神经毒性，但当邻位的甲苯转到对位，则失去了其迟发性神经毒性。反应停的 S（一）镜像物比 R（＋）镜像物有更强的胚胎毒性。

某些酶和受体有立体构型的特异性，从而生物转运和生物转化的各个阶段都可能受到影

响，如：L-二羧基苯丙氨酸比 D-同分异构体更容易从胃肠吸收；布洛芬（＋）和（－）镜像物与血浆蛋白的结合率之比是 1.5；普萘洛尔的 S 镜像物选择性地贮存在某些组织如心脏的肾上腺素能神经末梢中；化合物的（＋）与（－）镜像物在肾脏和胆汁中的排泄也是不同的。

酶通常以高度立体和对映体选择性方式与其底物交互作用，对对映体区别对待，不同的同分异构物代谢的比率可能不同。对于细胞增殖抑制药物如环磷酰胺和异环磷酰胺，β-肾上腺素能拮抗药如美托洛尔等，现已有对映体被选择性代谢的报道。而更受到关注的是前致癌物表现出立体选择性的活化作用。如：多环烃苯并［a］芘被特异的细胞色素 P450 同工酶 CYP1A1 立体选择性地代谢为（＋）-7R，8S 环氧化物，再被环氧化物水解酶代谢为（－）-7R，8R 二氢二醇，进而被代谢为（＋）-苯并［a］芘 7R，8S，9S，10R 的（＋）-反镜像物的直接诱变性和致癌物最高。

当化学物的外消旋混合物被给予动物时，要么立体选择性地代谢，形成两种或更多不同的异构产物，要么只有一种同分异构体被代谢。

3. 同系物的碳原子数和结构的影响

饱和脂肪烃甲烷和乙烷是惰性气体，仅仅在高浓度时引起单纯窒息作用；从丙烷起随着碳原子数的增多麻醉作用增强，脂溶性随着碳原子的增多而增加，超过 9 个碳原子后，对人体产生麻醉作用的危险性逐步减少。ω-氟羧酸的比较毒性研究表明：其碳原子数是奇数的毒性大，偶数的毒性小。而一般碳原子数相同时直连化合物毒性大于异构体，成环化合物毒性大于不成环化合物。如直链烷烃的麻醉作用大于其同分异构体：庚烷＞异庚烷；正己烷＞新己烷；环烷烃的麻醉作用＞开链烃；环戊烷＞戊烷。

4. 分子饱和度

碳原子数相同时，不饱和键增加其毒性增加，如乙烷的毒性＜乙烯的毒性＜乙炔的毒性。

5. 与营养物和内源性物质的相似性

某些外源化学物结构与主动转运载体的底物类似，可借助这些特异的载体系统吸收。例如，尿嘧啶类似物抗癌药物氟尿嘧啶被嘧啶转运系统携带；铬和锰通过铁转运机制吸收；铅在肠道经由钙转运系统主动吸收。除草剂百草枯被主动吸收进入肺组织决定了它的肺毒性。

二、理化性质

化学物的理化特性对于它进入机体的机会和在体内的代谢转化过程均有重要影响。

1. 溶解性

化学物的脂/水分配系数大表明脂溶性高，易以简单扩散的方式通过脂质双分子层，易在脂肪组织中蓄积，易侵犯神经组织。但是，脂溶性极大的化学物不利于经水相转运。化学物的脂/水分配系数小，即水溶性高。含有离子化基团的化合物在生理学 pH 通常是水溶性强，不容易通过膜吸收，较易随尿排出体外。

化学物水溶性越大，毒性越大。如砒霜（As_2O_3）在水中的溶解度是雄黄（As_2S_3）的 3 万倍，其毒性远远大于雄黄。铅化物在体液中的溶解度为：一氧化铅＞金属铅＞硫酸铅＞碳酸铅。其毒性大小亦如此。气态化学物的水溶性可影响其在呼吸道的吸收部位：氟化氢（HF）、氨等易溶于水的刺激性气体主要溶解于上呼吸道表皮上覆盖的水性黏液并引起局部刺激和损害作用，而不易溶解的二氧化碳（CO_2）则可深入到肺泡，引起肺水肿。到达肺泡的气态物质的血/气分配系数越大，越易通过简单扩散跨呼吸膜吸收入血。

2. 分子大小

较小分子量（＜200）的亲水性分子如乙醇或尿素能经膜孔（直径为 0.4nm）以滤过方式越过膜。然而离子化合物、甚至小离子，例如钠，则不能通过膜孔，因为在水性环境中钠离子事实上成为水合物而大于正常膜孔。化学物微粒的大小与分散度成反比，分散度越大粒子越小，其比表面积越大，表面活性越大。如一些金属烟的表面活性大，可以与呼吸道上皮细胞或细菌等蛋白作用，引起发热（金属热）。而微粒较大的金属粉尘却不能引起金属热。分散度的大小还可影响其进入呼吸道的深度和溶解度，从而影响毒性作用。

3. 挥发性

在常温下挥发性大的液态化学物易形成较大的蒸气压，易于经呼吸道吸入。例如，苯与苯乙烯的 LD_{50} 均为 45mg/L 左右，但苯的挥发性较苯乙烯大 11 倍，故其经呼吸道吸入的危害性远较苯乙烯为大。但对污染皮肤并经皮吸收的液态化学物，则挥发性大的较挥发性小、黏稠不易去除的危害性较小，因其接触时间较短。拌饲染毒时应注意，挥发性的化合物加入饲料后可因挥发而减少接触剂量。

4. 密度

在密闭的、长期空气不流通的空间，如沼气池、竖井、地窖、地沟和废矿井中，有毒气体可能因密度不同而分层，不乏贸然下去导致中毒事故的报道。化学性火灾的有毒烟雾密度较轻，应匍匐逃生。

5. 电离度和核电性

化学物主要以简单扩散的方式跨生物膜转运，只有非离子化形式可以简单扩散通过脂质双分子层。pK_a 值不同的化学物在 pH 不同的局部环境中电离度不同，影响其跨膜转运。如在酸性条件下弱酸主要是非离子化的而弱碱主要是离子化的。空气中的化学物微粒的荷电性影响其在空气中的沉降和呼吸道的阻留率。

三、不纯物和毒物的稳定性

评价化学物的毒性应尽可能采用其纯品。但实际工作中，常常需要评价工业品和商品的毒性。受检样品中常含有不纯物，包括原料、杂质、副产品、溶剂、赋形剂、稳定剂和着色剂等。这些不纯物可能影响受检化学物的毒性，甚至比受检化学物的毒性高，可影响对受检化学物毒性的正确评价。例如早期对除草剂 2,4,5-T 进行研究时，由于样本中含有相当量（30mk/kg）的剧毒物质二噁英（TCDD），其急性毒性经口 LD_{50}（雌大鼠）仅为 2,4,5-T 的万分之一；其致胚胎毒性的剂量相当于 2,4,5-T 经口 LD_{50}（雌大鼠）的 400 万分之一。因而，2,4,5-T 表现出的毒性都是 TCDD 的毒性。即使 2,4,5-T 中杂质含量低于 0.5mg/kg，仍然影响其毒性。由此可见，要尽可能弄清楚受检化学物的组成、成分及其比例，包括同分异构体的组成和比例。

毒物在使用情况下不稳定可能影响毒性。如有机磷酸酯杀虫剂库马福司在贮存中形成的分解产物对牛的毒性增加。所以在进行毒理学实验研究之前，应获得使用情况下的稳定性资料。

第二节 机体因素

动物的不同物种、品系和个体，对同一化学物的毒性反应有量和质的差异。个体之间的反应也可从无到出现严重损伤以致死亡，即使在双生子之间亦不例外。而且，大多数化学毒物只造成机体一个或几个组织器官的损伤，而不能使所有的组织器官受累。

目前认为引起物种、品系、个体差异以及选择毒性的比较重要的机体因素是：①物种间遗传学的差异；②个体遗传学的差异；③机体的其他因素。

一、物种间和个体间遗传学的差异

1. 物种间遗传学的差异

（1）解剖、生理的差异　不同的物种、种属、品系的动物的解剖，生理，遗传学和代谢过程均有差异。例如肝脏分叶，狗为 7 叶，兔 5 叶，大鼠 6 叶，小鼠 4 叶，且大鼠无胆囊；大鼠和小鼠全年均可发情，狗只有在春秋两季两次发情；体细胞染色体的数目狗为 78 个，兔 44 个，大鼠 42 个，小鼠 40 个，人 46 个。各种动物的脉率（次/分钟）随体重增加而降低：小鼠 600 次，大鼠 352 次，豚鼠 290 次，猫 240 次，兔 251 次，狗 120 次，绵羊 43 次，马 38 次。此外，以人心脏每分钟输出量占总血量的比值为 1，则小鼠为 20，所以化学物从血浆中清除的半衰期小鼠较人短，相同剂量的化学物对人体的作用时间比小鼠长。这可以部分解释人比小鼠对毒物更敏感。

（2）代谢的差异　代谢转化的差异，包括量的差异和质的差异，是影响化学物毒性的主要因素。量的差异意味着占优势的代谢途径不同，可导致毒性反应的不同。如小鼠每克肝脏的细胞色素氧化酶活性为 141 活性单位，大鼠为 84，兔为 22。苯胺在猪、狗体内转化为毒性较强的邻氨基苯酚，而在兔体内则生成毒性较低的对氨基苯酚；β-萘胺在人体内经 N-羟化可诱发膀胱癌，而豚鼠肝脏内不能将其 N-羟化，因而不诱发肿瘤。乙二醇氧化代谢生成草酸和 CO_2 代谢速率在不同的动物中不同，猫＞大鼠＞兔，其毒性反应也依次递减。

代谢酶还存在质的差异。如猫，缺乏催化酚葡萄糖醛酸结合的同工酶，因而对苯酚的毒性反应比其他能通过葡糖醛酸结合解毒的动物敏感。

为了对人类的情形作出切合实际的预测，选择正确的物种和品系是非常重要的。例如，一般来说，灵长类大体上是最好的动物模型。但如果用猕猴研究烹饪的肉中存在的杂环胺的致癌作用，由于猕猴缺乏使大部分的杂环芳香胺活化所需的 CYP1A2，所以不是恰当的动物模型，可能得出假阴性结果。而另一种灵长类动物狨的肝脏有重要的 CYP1A2 表达，可将这些杂环胺转变为强致癌物。

（3）物种间遗传因素的影响　物种间解剖、生理和生化的不同都取决于物种间遗传因素的差异。1990 年美国正式启动人类基因组计划（Human Genome Project，HGP）。2001 年2 月美、英、日、法、德、中等六国科学家和美国 Celera 公司分别公布人类基因组精细图谱。人类基因组精细序列基本数据：人类基因组约 3.91Gbp，约 39 000 个基因。每个基因平均 27kbp。预测基因数不超过 4 万个。基因数是线虫或果蝇的 2 倍，人有而鼠没有的基因仅 300 个。已发现和定位 26 000 个功能基团，其中 42% 未知功能，并初步确定 30 多种疾病基因。目前，对小鼠、大鼠等实验动物的基因组研究正在进行，对于人和动物结构基因组和功能基团组的比较研究将有助于阐明物种间差异，并有助于将实验动物的结果外推到人。

2. 个体间遗传学的差异

处于相同环境中的人群，其发病的危险性在不同的个体间可以存在很大的差异，研究发现个体易感性差异是由遗传因素决定的，即基因多态性。基因多态性是指，一个基因座位的最常见的等位基因频率不超过 0.99，这个基因即具有多态性。它表明在群体中＞1% 的部分存在各自不同的等位基因形式，它们的基因产物的结构和活性有所不同。

在 1998 美国国家环境卫生科学研究所启动了环境基因组计划（Environmental Genome Project，EGP），初步打算分析和确定 200 多种已知环境疾病易感性基因的遗传序列多样性资料，建立基因多态性数据库；进而在流行病学研究的基础上，明确基因多态性如何影响暴露于特定毒物或致癌物的发病危险性或耐受性。环境基因组织计划的主要目的是：①推动有重要功能意义的环境应答基因的多态性研究，确定它们引起环境暴露致病危险性的差异；②推进基因-环境相互作用对疾病影响的流行病学研究。

环境基因组计划研究的环境有关疾病，包括：①癌（肺、膀胱、乳腺、前列腺）；②肺疾病（哮喘、囊性纤维化）；③神经退化疾病（阿尔茨海默病、帕金森病、肌萎缩侧索硬化）；④发育疾病（弱智、注意力缺陷多动症 ADHD）；⑤出生缺陷（颅面裂）；⑥生殖功能（不育、纤维瘤、子宫内膜异位、青春期早熟）；⑦自体免疫疾病（系统性红斑狼疮、多发性硬化）。环境基因组计划（single ribo nucleotide polymorphism，SNP），人类单核苷酸多态性比例约为 1/1250bp。环境基因组计划的研究策略为：再测序，已确认基因多态性→多态性功能分析→基因多态性研究结果应用于人群流行病学实践→改进环境易感人群的保护策略。

环境基因组计划引起各国科学家极大的关注和积极的参与，此计划标志着在更深层次上对环境与基因相互作用及其对人类健康的影响进行系统全面的研究。目前对外源化学物代谢酶、DNA 修复酶多态性研究已取得一定的成果。

人和动物结构/功能基因组的比较研究和环境基因组计划研究结果将对毒理学发展产生深远的影响。例如，可能降低动物实验结果外推到人的不确定性，可有助于检出高危险人群，可从分子水平阐明毒作用机制等。

二、机体其他因素对毒作用易感性的影响

机体的健康状况、免疫状态、年龄、性别、营养状况、生活方式等因素对于毒作用的敏感性可以产生不同程度的影响。

1. 健康状况

一些遗传缺陷或遗传病与毒作用敏感性有关。如着色性干皮病（XP）、共济失调性毛细血管扩张（AT）和先天性全血细胞减少症（FA）等均是常染色体隐性遗传病，有 DNA 损伤的修复缺陷、XP、AT 和 FA 的杂合子对紫外线、烷化剂或某些化学致癌物作用的敏感性较常人高。这类遗传缺陷的名单已越来越长。

当一种疾病对于机体所产生的损害和某种化学物作用的部位或方式相同时，接触这种化学物往往会加剧或加速毒作用的出现。例如严重肝炎与肝硬化的病人肝细胞 P450 含量下降 50%；急性化学性肝坏死病人血浆内苯巴比妥、安替比林的半减期延长一倍。肾功能下降或衰竭时，许多化学物的排泄半减期亦延长，这对于药效和毒效都会产生影响。

免疫状态过低或过高都可能带来不良后果。过敏性反应可出现于接触多种药物和金属化学物时，主要见于少数敏感者。最好能在接触这类致敏物前发现这类敏感者，以便及时采取适当的措施。

不利的环境条件或在动物中引起应激的刺激可影响药物代谢和分布。如过度的噪声引起的应激，可增加芳香族的羟基化作用。

2. 年龄

（1）生物转运的差异　新生儿和老人胃酸分泌较少，因此可改变某些化学物的吸收。如，婴儿青霉素吸收增加而对乙酰胺基酚吸收减少。肠的运动性也可受年龄影响而改变化学物的吸收位置。婴儿肠道菌群缺乏可影响化学物吸收前的转化。婴儿和老人血浆蛋白质和血浆清单白水平都较低，可能减少与化学物的结合，增加游离化学物的浓度。如婴儿中利多卡因只有 20% 与血浆蛋白质结合，而成人中有 70%。婴儿血浆 pH 降低也将会影响某些化学物与蛋白质结合、分布和排泄。由于血/脑脊液屏障不健全，通透性高，吗啡对新生大鼠的毒性是成年的 3～30 倍，铅对新生大鼠有神经毒性。婴儿和老人肾小球的滤过作用和肾小管

分泌都较低，其结果是减少化学物从身体内清除，延长接触时间，在慢性给药时导致蓄积毒性增加。如，抗关节炎药物苯噁洛芬（opren）引起某些老年患者严重的毒性，被迫从市场撤药。

（2）药物代谢酶系统　①动物幼体的药物代谢酶不完善，同工酶的构成比与成年动物可能有非常大的差异。新生小鼠需代谢失活的环己烯巴比妥的睡眠时间为成年小鼠的 70 倍，因此使成年小鼠睡眠时间小于 1h 的剂量对乳鼠有致命的毒性。需要代谢活化的对乙酰氨基酚对新生小鼠的肝毒比成年小鼠小；四氯化碳在新生小鼠中无肝毒。氯霉素 90％与葡萄糖醛酸结合，新生儿期葡萄糖醛酸结合的缺乏导致未变化的氯霉素持续高血浆水平，可导致人类婴儿严重的发绀和死亡。胆红素与葡萄糖醛酸结合不足可提高自由胆红素的水平，加上血/脑脊液屏障不健全，可引起新生儿黄疸并导致脑损伤。②老年动物对某些化学物的药物代谢能力较年轻成年动物低。某些药物（如普萘洛尔和利多卡因）的清除在老年人可能减少，可能导致毒性并与成年动物有差异。

（3）神经系统　CS_2 通过抑制多巴胺 β-羟化酶，使多巴胺转化成肾上腺素的能力下降而作用于神经系统锥体外系。老年人神经递质的合成能力下降，肾上腺受体亦趋于减少，对神经毒物 CS_2 的敏感性显著增加。

3. 性别

（1）一般雄性代谢化学物比雌性更快速　如环己烯巴比妥的生物半衰期在雌大鼠中比在雄大鼠中长得多，诱导的睡眠时间也比雄大鼠长；杀虫剂阿特灵和七氯在雄性中比在雌性中更快速地代谢为毒性更大的环氧化物；1-萘酚的葡萄糖醛酸结合、磺胺的乙酰化在雄性中都比雌性大鼠更强。但有一些例外，如苯胺或氯苯噁唑胺（肌松弛剂）的羟基化作用性别差异极小，而环己烯巴比妥或氨基比林在雄性大鼠中的代谢比雌性大 3 倍。

（2）排泄的性别差异　雄性大鼠对工业化学物 2,4-二硝基甲苯的致肝癌性有更大的感受性，是由于在雄性中其葡萄糖醛酸结合物更多由胆汁排泄，随后在肠管被解离、还原后再吸收，此还原产物有致肝癌性。

（3）性别差异受激素和遗传基因影响　如氯仿对小鼠的肾毒性，性别差异在青春期时出现，雄性比雌性更敏感，阉割雄性动物能消除性别差异，随后给予雄激素可恢复性别差异。在体外，来自雄性肾脏的微粒体比来自雌性小鼠的对氯仿的代谢快 10 倍。

4. 营养条件
动物的营养状况公认对药物代谢、分布和毒性有更重要的影响。

（1）蛋白质缺乏　动物喂以含蛋白质为 5％的饲料与含 20％蛋白饲料的动物相比较，微粒体蛋白质的水平较低，血浆清单白水平减少，非结合化学物的血浆水平增加，酶活性显著丧失，四氯化碳的肝毒性下降，黄曲霉毒素的致癌性减少，但巴比妥酸盐睡眠时间延长，扑热息痛的肝毒性增加。

（2）脂肪酸缺乏　可减少微粒体酶的水平和活性，使乙基吗啡、环己巴比妥和苯胺代谢减少。脂类是细胞色素 P450 所必需的。

（3）矿物和微生物缺乏　易减少化合物的代谢。饥饿或饮食改变可能减少必要的辅助因子，如Ⅱ相结合反应必需的硫酸盐的耗损。动物整夜禁食可能因正常水平的谷胱甘肽 50％被消耗，影响对乙酰氨基酚和溴苯解毒，增加其肝毒性。

近年有学者研究了限量饮食（DR）对动物的影响。限量饮食是指给予动物应有饲料量的 60％，但补充足够的维生素和矿物质。有人认为它可以延长动物的寿命，对于肿瘤的自然发生和化学诱癌有抑制作用。动物试验证明限量饮食可增加大鼠肝、肾的 GST 活性，减少致癌物加合物的形成。

5. 动物笼养形式

动物笼养的形式、每笼装的动物数、垫料和其他因素也能影响某些化学物的毒性。大鼠为群居性动物，单独笼养会使大鼠烦躁易怒，迅猛具有攻击性。异丙基肾上腺素对单独笼养3周以上的大鼠的急性毒性明显高于群养的大鼠。养于"密闭"笼（四壁和底为薄铁板）内的群鼠对吗啡等物质的急性毒性较养于"开放"笼（铁丝笼）中的大鼠为低。

第三节　环 境 因 素

一、气象条件

1. 温度

环境温度的改变可引起不同程度的生理、生化系统和内环境稳定系统的改变，如改变通气、循环、体液、中间代谢等并影响化学物的吸收、代谢、毒性。有人比较了58种化学物在不同环境温度（8℃、26℃和36℃）中的大鼠 LD_{50}。结果表明，55种化合物在36℃高温环境下毒性最大，26℃环境下毒性最小。一般在正常生理状况下，高温引起动物皮肤毛细血管扩张、血循环和呼吸加快，胃液分泌减少，出汗增多，尿量减少。使经皮和呼吸道吸收的化学物吸收增加；经胃肠道吸收减少，随汗液排除增加，经尿液排除减少。引起代谢增加的化学物如五氯酚，2,4-二硝基酚在8℃毒性最低，而引起体温下降的化学物如氯丙嗪在8℃时毒性最强。

2. 湿度

高湿度可造成冬季易散热，夏季不易散热，增加机体体温调节的负荷。高湿度伴高温可因汗液蒸发减少，使皮肤角质层的水合作用增加，进一步增加经皮肤的化学物的吸收速度，并因化学物易黏附于皮肤表面而延长接触时间。

3. 气压

一般变化不大。气压增加往往影响大气污染物的浓度，气压降低可以因降低氧分压而增加 CO 的毒性。

二、季节或昼夜节律

生物体的许多功能活动常有周期性的波动。如24h的（昼夜节律）或更长周期（季节节律）的波动。

化学物的毒性可因每日给药的时间或给药的季节不同而有差异。如夜行动物小鼠下午2时给予苯巴比妥的睡眠时间最长，而凌晨2时给药睡眠时间最短（约为下午2时给药的40%～60%）。给予大鼠苯巴比妥的睡眠时间春季最长，秋季最短（只有春季的40%）。人对某些药物的排除速度亦有昼夜节律，如口服水杨酸，早上8时服排出速度慢，在体内半衰期最长；晚上8时服，排出速度快，半衰期最短。

昼夜节律有的是受体内某种调节因素所控制，如切除肾上腺后的大鼠其昼夜节律变得不明显。有的是受外环境因素如进食、睡眠、光照、温度等调节，如单独笼养动物昼夜节律的幅度减小；动物处于24h光照下昼夜节律消失。大鼠对吸入二氯乙烯毒性的感受性有昼夜节律，与肝谷胱甘肽浓度的节律有关，而谷胱甘肽浓度的昼夜节律又与喂饲活动有关。有人认为动物对化学物毒性敏感性的季节差异，与动物冬眠反应或不同地理区域的气候有关。

三、毒物进入机体的途径

接触化学物的途径不同，则吸收、分布、首先到达的组织器官不同，其代谢转化、毒性反应的性质和程度也不同。各种接触途径中以静脉注射吸收最快，其他途径的吸收速度一般依次为：呼吸道＞腹腔注射＞肌内注射＞经口＞经皮。吸入接触与静脉注射的吸收速率相近。但也有例外，如农药久效磷小鼠腹腔注射与经口吸收毒性基本一致，其LD_{50}分别为5.37mg/kg 和 5.46mg/kg；又如大鼠经口给予氨基氰LD_{50}为210mg/kg，经皮为84mg/kg，经口毒性反应比经皮低。这是因为氨基氰在胃内可被胃酸作用迅速转化，经胃肠道吸收先到肝脏被较快降解之故。又如硝酸盐经口染毒，可在胃肠道中还原为亚硝酸盐，引起高铁血红蛋白症，如静脉注射则无此毒效应。

四、接触的毒物的容积和浓度

一般在同等剂量情况下，浓溶液较稀溶液毒作用强。如氰化钾和氰化钠，以1.25％水溶液灌胃对20只小鼠分别引起9只与2只死亡，而5％水溶液，虽剂量如前，但在20只小鼠中分别死亡19只与13只。但也有例外，如1,1-二氯乙烯原液的毒性不明显，但稀释后肝毒作用增强。染毒容积对毒性也有影响。在实验动物中一次灌胃溶剂一般为体重的1％～2％，不应超过2％，静脉注射在鼠类不能超过0.5mL，较大动物不能超过2mL。

五、溶剂

染毒时往往要将毒物用溶剂溶解或稀释，有时还要用助溶剂。有的溶剂和助溶剂可改变化合物的理化性质和生物活性。因此，选用的溶剂和助溶剂应是无毒的、与受试毒物无反应、且制成的溶液应稳定。常用的溶剂有水（蒸馏水）、生理盐水、植物油（玉米油、葵花子油、橄榄油）、二甲基亚砜等。常用的助溶剂有吐温-80，其为非离子型表面活性剂，具有亲水性基团和亲脂性基团，可将水溶性化合物溶于油中，脂溶性化合物溶于水中。但吐温-80对某些化合物的吸收有影响，且有一定毒性。溶剂选择不当，可加速或减缓毒物的吸收、排泄而影响其毒性。例如，DDT的油溶液对大鼠的LD_{50}为150mg/kg，而DDT水溶液为500mg/kg，这是因为油能促进DDT的吸收所致。用油量过大会导致腹泻而影响吸收。又如测定敌敌畏和二溴磷的毒性时，用吐温-80和丙二醇作溶剂，后者毒性比前者高，原因是丙二醇的烷氧基可与这两种毒物的甲氧基发生置换，形成更高的产物所致。

六、噪声、振动和紫外线

对于机器转动、气体排放、工件撞击与摩擦等所产生的噪声，称为生产性噪声或工业噪声。噪声可分为3类：空气动力噪声、机械性噪声、电磁性噪声。生产性噪声对人体的危害首先是对听觉器官的损害，我国已将噪声聋列为职业病。噪声还可对神经系统、心血管系统及全身其他器官功能产生不同程度的危害。

生产设备、工具产生的振动称为生产性振动。产生振动的设备有锻造机、冲压机、压缩机、振动筛、送风机、振动传送带和打夯机等。产生振动的工具主要有锤打工具，如凿岩机、空气锤等；手持转动工具，如电钻和风钻等，固定轮转工具，如砂轮机等。振动病分为全身振动和局部振动两种。局部振动病为法定职业病。

强烈的紫外线辐射作用可引起皮炎，表现为弥漫性红斑，有时可出现小水泡和水肿，并有发痒、烧灼感。皮肤对紫外线的感受性存在明显的个体差异。除机体本身因素外，外界因素的影响会使敏感性增加。例如，皮肤接触沥青后经紫外线照射，能产生严重的光感性皮炎，并伴有头痛、恶心、体温升高等症状，长期受紫外线作用，可发生湿疹、毛囊炎、皮肤萎缩、色素沉着，长期受波长340～280nm紫外线作用可发生皮肤癌。作业场所比较多见的是紫外线对眼睛的损伤，即电光性眼炎。噪声、振动与紫外线等物理因素与化学物共同作用于机体，可影响化学物对机体的毒性。如发现噪声与N,N-二甲基甲酰胺（DMF）同时存在时可有协同作用。紫外线与某些致敏化学物联合作用，可引起严重的光感性皮炎。

七、防护措施

在环境有害因素作用于机体，其损伤效应的大小与机体有无防护措施关系较大，常多见于一些职业病，病因有特异性，脱离接触可减轻或恢复。例如：接触噪声早期可引起听力的下降，如连续不断接触可导致噪声性耳聋，及时脱离接触噪声环境则可以恢复；病因大多可以检测，一般有接触反应（剂量-反应）关系，也就是接触的量与发生病变的严重程度相关。因此早期诊断、早期给予相应处理或治疗，对于预防职业病意义重大。

第四节　毒物的联合作用

在生活和生产环境中，人类往往同时或先后接触来自多种来源的大量化合物，在毒理学中研究多种外源化学物对机体的综合毒性作用，比鉴定单一外源化学物的毒性作用更为复杂。制定单一外源化学物的卫生标准是重要的，制定多种外源化学物的联合作用的卫生标准同样重要。

同时或先后接触两种或两种以上外源化学物对机体产生的毒性效应被称为联合作用。

一、联合毒性作用的种类

1. 非交互作用

（1）相加作用　相加作用（addition joint action）指每一化学物以同样的方式，相同的机制，作用于相同的靶，仅仅它们的效力不同。它们对机体产生的毒性效应等于各个化学物单独对机体产生效应的算术总和。例如，大部分刺激性气体引起的呼吸道刺激作用；或同分异构体或结构类似物如：PCB 和二噁英的联合毒性，多呈相加作用。

相加作用也称为简单的相似作用、简单的联合作用或剂量相加作用，是一个非交互的过程。这种联合作用中每个化学物都按照它们的相对毒性和剂量比例对总毒性作贡献。

（2）独立作用　独立作用（independent action）也称为简单的独立作用、简单的不同作用或反应（或效应）相加作用。在这一事件中，各化学物不相互影响彼此的毒性效应，作用的模式和作用的部位可能（但不是必然）不同，各化学物表现出各自的毒性效应。效应相加是由混合物中每个化合物的反应的总和决定的相加效应。

在这里，术语"反应"和"效应"通常被当作同义词使用。但是，术语"反应相加"应该更明确地被用来描述群体中的"反应的数量"。因为，群体中的每个个体存在是否对混合物中的化合物有耐受性的问题。如果浓度超过耐受剂量，个体将显示出对一个毒物的一个反应。在这种情况下，应得出反应的数量而非混合物对一群个体的平均的效应。

在人体实际低剂量接触两种以上化合物时，反应相加和剂量相加的概念有很大差别。对于反应相加，当各化学物剂量低于无作用水平，即各化学物造成的反应为零时，总联合作用为零。而对于剂量相加模型，各化学物低于无有害作用水平也可发生联合作用，低剂量的混合暴露，剂量相加可能导致严重的毒性。

2. 交互作用

两种或两种以上化学物造成比预期的相加作用更强的（协同，增强）或更弱的（拮抗作用）联合效应，在毒理学中称之为化学物对机体的交互作用（interaction）。交互作用的机制很复杂，可能是生理学和（或）生物学的，也可能是在毒物动力学相中存在的交互作用。毒物动力学相中的交互作用可以是相互之间的化学反应或对吸收和排泄过程的相互影响，但最明显最重要的是酶诱导和（或）抑制作用，化学物通过影响生物转化酶的量影响其他化学物的毒性。如果两种化学物竞争同一个受体，可发生毒效学的交互作用。

（1）协同作用　协同作用（synergistic effect）化学物对机体所产生的总毒性效应大于各个化学物单独对机体的毒性效应总和，即毒性增强，称为协同效应。例如，马拉硫磷与苯硫磷联合染毒，毒性明显增加，可能是苯硫磷可以抑制肝脏分解马拉硫磷的脂酶，使马拉硫磷分解减慢之故。

（2）加强作用　加强作用（potentiation joint action）一种化学物对某器官或系统并无毒性，但与另一种化学物同时或先后暴露时使其毒性效应增强，称为加强作用。例如已知有些化学物本身不致癌，但是它们与致癌物同时或先后进入机体却成为助癌物或促癌物。

（3）拮抗作用　拮抗作用（antagonistic joint action）化学物对机体所产生的联合毒性效应低于各个化合物单独毒性效应的总和，即为拮抗作用。其机制可以是功能拮抗、化学拮抗或灭活、处置拮抗、受体拮抗。如治疗有机磷农药中毒的阿托品，就是有机磷化合物毒性的拮抗剂；解磷定则是有机磷化合物的生化拮抗剂。

当混合物由两个以上的化合物组成时，或当靶更复杂时，很有可能同时发生这些作用。实际生活和生产环境中人类接触的不仅仅是众多的化合物，还有各种物理因素，如噪声、射频辐射、电离辐射、磁场等。此外，社会性因素及心理、精神因素等对化学物毒性效应也有影响。例如，气温在30℃以上时，酚和甲醇的联合作用增强；紫外线照射不足和高温都可使机体对六氯苯的抵抗力降低；而最适剂量的紫外线照射，可提高机体对六氯苯的耐受性；噪声能增加耳毒性药物如卡那霉素对耳蜗的损害作用。

二、联合毒性作用的机制

由于目前的认识水平和研究方法的限制，目前对于联合作用机制的了解尚不够充分，大致的机制如下。

1. 生物转化的改变

联合作用的一个重要机制是一种化学物可改变另一种化学物的生物转化。这往往是通过酶活性改变产生的。常见的微粒体和非微粒体酶系的诱导剂有苯巴比妥、3-甲基胆蒽、DDT和苯并[a]芘，这些诱导剂通过对化学物的解毒作用或活化作用，减弱或增加其他化学物的毒性作用。

2. 受体作用

两种化学物与机体的同一受体结合，其中一种化学物可将与另一种化学物生物学效应有关的受体加以阻断，以致不能呈现后者单独与机体接触时的生物学效应。例如阿托品对有机磷化学物的解毒作用以及抗组胺药物对组胺的作用。

3. 化学物间的化学反应

一些物质可在体内与毒物发生化学反应。例如硫代硫酸钠可与氰根发生化学反应，使氰根转变为无毒的硫氰根；又如一些金属螯合剂可与金属毒物（如铅、汞）发生螯合作用，使之成为螯合物而失去毒性作用。

4. 功能叠加或拮抗

两种因素，一种可以激活（或抑制）某种功能酶，而另一种因素可以激活（或封闭）受体或底物。若同时使用，则可出现损害作用增强或减弱，如有机磷农药和神经性毒剂的联合应用等。

5. 其他

吸收、排泄等功能可能受到一些化学物的作用而使另一毒物吸收或排泄速度改变，于是影响其毒性。例如，氯仿等难溶于水的脂溶性物质在穿透皮肤后仍难吸收，如果与脂溶性及水溶性均强的乙醇混合就很容易吸收，其肝脏毒性明显增强。

三、毒物联合作用的方式

人类在生活和劳动过程中实际上不是仅仅单独地接触某种外源化学物，而是经常地同时接触各种各样的多种外源化学物，其中包括食品污染（食品中残留的农药、食物加工添加的色素、防腐剂）、各种药物、烟与酒、水及大气污染物、家庭房间装修物、厨房燃料烟尘、劳动环境中的各种化学物等。这些外源化学物在机体可呈现十分复杂的交互作用，最终对机体引起综合毒性作用。联合作用的方式可为两种。

1. 外环境进行的联合作用

几种化学物在环境中共存时发生相互作用而改变其理化生质，从而使毒性增强或减弱。如烟尘中的三氧化二铁、锰等重金属，是使 SO_2 氧化成 H_2SO_4 的最好催化剂，它凝结在烟尘上形成硫酸雾，其毒性比 SO_2 大 2 倍。再如酸遇到含有砷或锑的矿石、废渣等可产生毒性很高的砷化氢或锑化氢，从而引起急性中毒事故。有些化学物在与某种环境因素（如温度、压力等）相互作用，才出现毒性变化，如有机氟聚合物在加热时会发生热裂解，而产生多种无机和有机氟的混合物。汽车排出的氮氧化物、碳氢化合物等废气，在强烈阳光照射下，可发生光化学反应，产生臭氧、过氧酰基硝酸酯（PAN）及其他二次污染物，就会发生"光化学烟雾"，全世界发生过多起千人以上城市居民中毒事件。

2. 体内进行的联合作用

这是毒物在体内相互作用的主要方式。环境或职业有害因素在体内的相互作用，多是间接的，常常是通过改变机体的功能状态或代谢能力而实现。它可发生在毒物的摄入、吸收、分布、代谢、转化、排泄而改变各自的体内过程，或是作用于同一靶器官则产生相关的生物学效应。即可通过对各自的毒物代谢动力学及毒效动力学产生影响而发生联合作用效应，其中最有意义的是在代谢转化与在靶器官作用水平上的相互作用。前者主要通过对毒物代谢酶的作用而产生，如某些可与巯基结合的金属在体内与含巯基酶结合，使通过这些酶催化的毒物代谢减慢而产生增毒作用，例如 Cd^{2+}、Hg^{2+} 对人体红细胞内卤代甲烷的代谢抑制作用即是如此。后者是产生类同的或相反的效应而使毒性加强或减弱。当然，毒物在体内可产生直接相互作用而使自身的理化性质发生变化，而改变其毒性。另外，通过改变机体的健康状况，抑制某些系统的功能亦可对另一些化学物的毒性产生影响，这种联合作用常是非特异性的。

【本章小结】

外源化学物在不同的情况下所诱导的毒性是有差别的。影响毒性作用的这些因素对于外源化学物的安全性评价、毒理学研究的设计及其资料的评估都是十分重要的。影响因素主要为四个方面：化学物因素；机体因素；化学物与机体所处的环境条件；化学物的联合作用。

化学物的化学结构决定其理化性质和生物学活性，影响吸收、分布和排泄。而其剂型、不纯物含量、稳定性等因素也会影响其生物学活性。研究化学物的化学结构与其毒性作用之间的关系，找出其规律，有助于通过比较预测，开发高效低毒的新化学物；从分子水平上推测新化学物的毒性作用机制；预测新化学物的毒性效应和安全接触限量。

动物的不同物种、品系和个体，对同一化学物的毒性反应有量和质的差异。个体之间的反应也可从无到出现严重损伤以致死亡，而且，大多数化学毒物只造成机体一个或几个组织器官的损伤，而不能使所有的组织器官受累。常引起毒性作用差异的是物种间遗传学的差异，个体遗传学的差异及机体的其他一些因素。

化学物与机体所处的环境条件中，常见的影响因素包括：气候条件、季节、昼夜节律、噪声、震动和紫外线、防护措施接触途径、外源物的溶积、浓度、溶剂。

　　在生活和生产环境中，人类往往同时或先后接触来自多种来源的大量化合物，在毒理学中研究多种外源化学物对机体的综合毒性作用，比鉴定单一外源化学物的毒性作用更为复杂。

　　联合作用：同时或先后接触两种或两种以上外源化学物对机体产生的毒性效应。

　　相加作用：指每一化学物以同样的方式，相同的机制，作用于相同的靶，仅仅它们的效力不同。它们对机体产生的毒性效应等于各个化学物单独对机体产生效应的算术总和。

　　独立作用：各化学物不相互影响彼此的毒性效应，作用的模式和作用的部位可能（但不是必然）不同，各化学物表现出各自的毒性效应。效应相加是由混合物中每个化合物的反应的总和决定的相加效应。

　　交互作用：两种或两种以上化学物造成比预期的相加作用更强的（协同，增强）或更弱的（拮抗作用）联合效应。

　　协同作用：化学物对机体所产生的总毒性效应大于各个化学物单独对机体的毒性效应总和，即毒性增强。

　　加强作用：一种化学物对某器官或系统并无毒性，但与另一种化学物同时或先后暴露时使其毒性效应增强。

　　拮抗作用：化学物对机体所产生的联合毒性效应低于各个化合物单独毒性效应的总和。

【思考练习题】

1. 外源化学物的化学结构及理化性质从哪些方面影响毒性作用？
2. 列举对毒性作用会产生影响的机体因素。
3. 哪些环境因素会影响毒性作用。

（杨俊峰）

第五章　食品中化学毒物的一般毒性作用

化学毒物的一般毒性作用研究是毒理学工作中非常重要的内容。根据接触毒物的时间长短，可将产生的一般毒性作用分为急性毒性、亚慢性毒性和慢性毒性。自然按毒物接触时间长短所进行的观察和评价毒效应的试验即为急性毒性试验、亚慢性毒性试验和慢性毒性试验。实际中，凡是进入人类生活环境和人接触的物质均需进行一般毒性作用的观察和评价，如新食品、药品、农药、工业化学品等。化学毒物一般毒性作用的研究对防治外源化学物所致急慢性中毒、对食品毒理学安全性评价和危险度评定以及制订食品卫生标准均具有十分重要的意义。

第一节　急性毒性的作用

一、急性毒性的概念

急性毒性（acute toxicity）是指机体（人或实验动物）一次或于 24h 之内多次接触（染毒）外源化学物之后，在短期内所发生的毒性效应，包括一般行为和外观改变、大体形态变化以及死亡效应。

实验动物接触外源化学物所引发的急性毒性效应出现的快慢和毒性反应的强度，因外源化学物的性质（主要为化学结构与理化性质）和染毒剂量的大小而有很大差别。例如，有的化学物实验动物染毒中等剂量很短期内即可发生明显的中毒症状（如丙烯腈）；有的化学物则在接触致死剂量后症状也不明显，却渐渐死亡（如过氧化二碳酸二环己酯）；有的化学物则仅有一些轻微的中毒症状，不久恢复，过几十小时才出现严重中毒症状（如羰基镍）。

关于所谓"一次或 24h 内多次"。一次是指瞬间给实验动物染毒，如经口染毒、经注射途径染毒，但在经呼吸道与经皮肤染毒，则是指在一个特定的期间内使实验动物持续地接触化学物的过程，所以"一次"含有时间因素。当外源化学物毒性过低，需给予实验动物较大剂量时，则可在 24h 内分次染毒，即为"多次"。

二、急性毒性分级

急性毒性分级标准是使化学物的毒性评价和安全管理有一个共同的尺度，但目前各国对此的分级标准不一致。对同一化学物在不同应用范围的分级标准各国的处理办法也不一样。我国根据化学物的用途不一，也制定出了一些相应的急性毒性分级标准（表 5-1～表 5-4）。

表 5-1　急性毒性分级

级别	$LD_{50}/(mg/kg)$
超级毒	<5
剧毒	5～50
高毒	50～500
中等毒	500～5000
低毒	5000～15 000
实际无毒	>15 000

表 5-2　化妆品的急性毒性分级

级别	经口 $LD_{50}/(mg/kg)$	经皮 $LD_{50}/(mg/kg)$
极毒	<1	<5
剧毒	1～50	5～44
中等毒	51～500	45～350
低毒	501～5000	351～2180
实际无毒	>5000	>2180

表 5-3　农药急性毒性分级

级别	经口 $LD_{50}/(mg/kg)$	经皮 $LD_{50}/(4h,mg/kg)$	吸入 $LC_{50}/(2h,mg/m^3)$
剧毒	<5	<20	<20
高毒	5～50	20～200	20～200
中等毒	50～500	200～2000	200～2000
低毒	>500	>2000	>2000

表 5-4　食品安全性评价的急性毒性剂量分级

级别	大鼠口服 $LD_{50}/(mg/kg)$	相当于人的致死剂量	
		mg/kg	g/人
极毒	<5	稍尝	0.05
剧毒	5～50	500～4000	0.5
中等毒	50～500	4000～30 000	5
低毒	500～5000	30 000～250 000	50
实际无毒	5000～15 000	250 000～500 000	500
无毒	>15 000	>500 000	2500

三、急性毒性试验的目的

急性毒性研究的目的，主要是探求化学物的致死剂量，以初步评估其对人类的可能毒害的危险性。再考虑求该化学物的剂量-反应关系（dose-response relationship），为其他毒性试验打下选择染毒剂量的基础。

四、急性毒性试验的方法

研究外源化学物的急性毒性，是任何一个外源化学物合成初期就应进行的。它不仅包括工业化学物、农业使用化学物、食品添加剂以及对环境形成影响的环境污染物，也还应包括药物、化妆品等，对外源化学物进行急性毒性研究可以提供大量的生物学信息。一种剧毒的化学物有可能能对人类产生巨大的危险，或对生态环境形成巨大的潜在危害，为此这种化学物就不应该投入生产和使用，已投入生产和使用的也应停止。因此，化学物的急性毒性资料在管理毒理学中也是重要的决策资料。

（一）急性毒性参数

参数（parameters）在急性与基础毒性研究中是表达外源化学物的毒性尺度，是用以描述化学物毒性的数量。急性毒性的参数还可以补充几种。

1. 皮肤-皮下系数（skin-subcutaneous coefficient）

皮肤-皮下系数是化学物对同一种系实验动物、相同年龄与性别条件下经皮肤 LD_{50} 与皮下注射 LD_{50} 的比值（皮肤 LD_{50}/皮下 LD_{50}）。此比值可以表示化学物经皮肤吸收的危险程度，此比值越近于1，说明该化学物经皮肤吸收的危险性越大。

2. 经口-腹注系数（oral-inreaperitoneal injection coefficient）

化学物对同种系、同年龄、同性别的实验动物经口 LD_{50} 与腹注 LD_{50} 的比值（经口 LD_{50}/腹注 LD_{50}）。比值越近于1，表明该化学物经口吸收越完全，有助于说明该化学物经口吸收的危险性。

3. 急性毒作用带（acute effect zone，Zac）

一般是指毒性上限（以 LD_{50} 表示）与毒性下限（急性阈值）的比值，即

$$Zac = LD_{50}/Li_{mac}$$

Zac 比值的大小反映急性阈剂量距离 LD_{50} 的宽窄。Zac 比值大，表示受试化学物引起急性阈剂量距引起死亡的剂量之间的剂量差大，所以引起急性中毒死亡的危险性小；反之表明引起死亡的危险性大。

但是由于急性阈值所依据的具体观察指标的差异，阈值会有所不同，从而以阈值为毒性下限很不易求得。为此有学者提出其他的毒性上、下限指标，例如以 LD_{100}/LD_{50} 或 LD_{50}/LD_{min} 等求 Zac。但是，LD_{100} 与 LD_{min} 也很不易求得。因为求一个外源化学物的致死剂量范围时，每个剂量组所含有的实验动物数毕竟有限，不能排除动物个体敏感性的干扰。再者求化学物致死剂量范围时，各个剂量组间的剂量差一般较大，很难找到刚好引起全部动物死亡的最低剂量与正好引起一个动物死亡的剂量。根据外源化学物 S 形剂量-反应曲线关系，凡是引起实验动物的死亡呈正态分布的剂量——反应关系的化学物，其加减一个标准差的位置正好是 S 形曲线的直线区间，即相当累积死亡率的 15.9% 与 84.1%，故以 LD_{84}/LD_{16} 代替 LD_{50}/Li_{mac}，既是可求出的，又是较为灵敏，且易于重复的。也可以使用斜率表示。

（二）急性毒性试验程序

急性毒性试验程序目前国内有一些法令性规定（如食品毒理、农药、化学品测试准则等），但尚待进一步统一及标准化。本节仅就试验程序的基本原则作一介绍。

1. 实验动物

急性毒性试验的主要内容是求待测化学物的 LD_{50}（LC_{50}）。在选定实验动物后，首先进行动物的检疫。在检疫期凡出现临床异常者均需放弃，不用于试验系列。大鼠、小鼠、兔等的检疫期一般是 1~2 周左右，使用狗时应做肠道寄生虫检查或直接进行驱虫治疗。

（1）实验动物个体选择　要求实验动物刚成年，小动物年龄与体重相关，可以用体重表示。大鼠 180~240g，小鼠 18~25g，家兔 2~2.5kg，豚鼠 200~250g，狗 10~15kg。试验动物体重变异范围不应超过试验所用动物平均体重的 20%。实验动物是未曾交配、受孕的。

（2）实验动物的性别　求化学物的 LD_{50} 所用的动物应是雌、雄各半。如果在预试验发现待测化学物对雌、雄动物毒性敏感性有明显差异，则应单独分别求出雌与雄性动物各自的 LD_{50}。如果试验是为致畸试验作剂量准备，也可仅作雌性动物的 LD_{50} 试验。

（3）实验动物的数量　急性毒性试验所用动物的数量根据组数和每组数量来决定。不同的 LD_{50} 计算方法对动物组数的要求有所不同，一般为 4~6 组。大、小鼠等小动物每组数量通常为 10 只，犬等大动物为 6 只。

（4）禁食　凡经口染毒时，要求试验前动物应禁食，以保证胃内无食物，减少食物对化

学物毒性的干扰。小鼠与大鼠由于夜间进食，所以染毒前应隔夜禁食，大动物则可在染毒前不喂食，染毒后继续禁食 3～4h。

（5）随机分组 由于实验动物对外源化学物的毒性效应均存在个体敏感性差异，即使是同窝动物兄妹间这种个体差异也因变异而存在。所以，为减少个体差异这种非处理因素对试验结果的干扰，应于试验前将实验动物依统计学原则进行随机分组（亚慢性与慢性试验的动物也需依循随机分组）。随机分组的原则是尽可能抛弃非处理因素的混杂效应，以使非处理因素最大限度地保持一致，即提高每组实验动物间的均衡性。

2. 染毒剂量选择与剂量分组

首先查阅待测外源化学物的结构式、分子量、常温常压下状态（液体、固态或气态）、生产批号、纯度、杂质成分与含量、溶解度、挥发度等，其次确定 LD_{50} 使用哪一种计算公式，然后再设计剂量分组。以改良寇氏法经口染毒为例说明如下：先查阅文献找出与受试化学物的化学结构与理化性质相近似的化学物毒性资料，取其与本试验动物相同品系或物种经口染毒的 LD_{50} 值作为预试验的估计毒性中值；再以剂量差 4 倍（其对数值——lg4 为 0.6）设计剂量组，形成 3～5 个剂量组（表 5-5），设相似化学物经口 LD_{50} 为 40mg/kg。

表 5-5 剂量组设计

组别	剂量对数	剂量/(mg/kg)	组别	剂量对数	剂量/(mg/kg)
1	1.6021−1.2	2.5	4	1.6021+0.6	160
2	1.6021−0.6	10	5	1.6021+1.2	640
3	1.6021	40			

如果待测外源化学物缺乏相应的毒性资料，也可以参考其他途径染毒资料。如果全无毒性资料，也可以 1mg/kg 为最低剂量组，因为 lg1＝0，所以依次其他剂量组为对数值 0.6、1.2、1.8、2.4，其真实剂量分别为 4mg/kg、16mg/kg、64mg/kg 和 256mg/kg。

若经预试验表明待测化学物的致死剂量范围较窄，表 5-5 举例的剂量组间距离可缩小至1.6 倍，即 lg1.6，其对数值为 0.2，则表 5-5 的真实剂量范围就由 2.5～640mg/kg，缩小至15.9～100.5mg/kg。

当经预试验表明待测化学物毒性很大或很小时，最低组剂量可以下调或上调，再依如上原则分组进行再次预试验。

通过以上方法找出待测化学物的大致致死剂量范围（从死亡率 0～10％至 90％～100％）后，就可设计正式剂量分组。改良寇氏法最好设立 5 个剂量组，大鼠或小鼠每个剂量组为10 只动物，雌雄各半。依下式设计化学物剂量分组。

$$i = \frac{\lg LD_{90} - \lg LD_{10}}{n - 1}$$

$$i = \frac{\lg LD_{100} - \lg LD_{0}}{n - 1}$$

式中 i——组距（相邻两个剂量组对数剂量之差）；

n——设计的剂量组数。

求 LD_{50} 除依试验设计设立几个染毒接触组外，是否另设正常和所使用溶剂的对照组，学者们意见不一。我国国家环境保护局的《化学品测试准则》要求设立对照组，设立对照组有助于对比观察。

然而有的化学物在急性试验中当给以高剂量达到 5g/kg 时，实验动物仍无明显的中毒症状，或虽有中毒表现，而没有发生死亡，此时可不再求其 LD_{50}。所以，对未知毒性的化学物，预试验也可先以 5g/kg 剂量进行试探（也有主张用 10g/kg），即以 5g/kg（经口染毒）剂量为限度剂量（静注可以 2g/kg 为限度限量），来决定是否需要正式求其 LD_{50}。因化学物大于如上剂量已表明毒性不大了。

　　3. 试验期及中毒效应观察

　　求 LD_{50} 值目前国内、外一般要求计算实验动物接触化学物后 14 天之内的总死亡数。因为虽有些化学物（如多数有机磷化合物）中毒症状发展迅速且很快死亡，但是也有些化学物中毒症状发展缓慢，甚或出现症状缓解，此后再发生严重症状而死亡。如羰基镍染毒早期先出现上呼吸道症状，在当日即可缓解，2～3 天后甚至更晚些才出现严重的肺水肿、呼吸困难而死亡。再者实验动物个体毒性反应快慢也有差异，如过氧化二碳酸二环己酯小鼠腹注后，在同一剂量组中最早在染毒 7h 死亡，而最迟可达 150h。就因有迟发死亡（delayed deaths），所以才规定 14 天为界。对于速杀性化学物也可仅计算 24h 的死亡数求 LD_{50}。也的确有些速杀性化学物 24h LD_{50} 与 14 天 LD_{50} 没有差别（例如久效磷）。若是为 24h 的 LD_{50}，则应在试验结果中注明。

　　观察实验动物接触外源化学物急性染毒后的中毒症状，对于获得受试化学物的急性毒性特征十分重要，甚至有利于了解该化学物的靶器官（target organ）。观察的主要内容见表 5-6，临床各项变化所反映的靶部位也于表中注明。此外，还应注意观察记录发生每种症状的时间、症状表现程度、各症状发展的过程及死亡前特征和死亡时间。

　　很多化学物在实验动物染毒后，往往先出现兴奋或抑制现象，但是具体表现却不相同。如含有—CN 的氰氢酸和有机氰丙烯腈，当动物（大鼠与小鼠）染毒后都很快出现兴奋。丙烯腈首先出现活动增加、骚动、窜跑、甚至跳跃，之后出现呼吸困难，耳与尾育紫色；而氰氢酸呈一过性兴奋后，呼吸加快、加深，之后呼吸困难，耳与尾则为桃红色。可见同为氰化物，其中毒机理有所不同。

　　有的化学物在动物染毒后不久，先出现抑制现象。例如 N-苯甲酰基-N-(3,4-二氯苯基)-2-氨基-丙酸乙酯，给大鼠或小鼠灌胃致死剂量，动物很快表现为闭目静卧、四肢无力、站立不稳、步态蹒跚、呼吸减慢，最后缺氧口鼻青紫死亡，即从中毒症状出现至动物死亡过程，动物均处于抑制状态。

　　有的化学物先出现刺激症状，如羰基镍吸入在大鼠或小鼠先出现前肢反复搔鼻。某些有机磷化合物中毒后出汗、流涎，甚至有血性分泌物、缩瞳等。有些馏温段的冷油小鼠吸入后大汗淋漓状如落水，被毛全湿。以上表明，前者是呼吸道症状，后二者是神经系统兴奋症状。

　　在观察期 14 天内还需多次测量动物体重，体重改变可以反映动物中毒后的整体变化。有人主张间隔 3～5 天测量体重一次，不过最好是隔日测量。体重改变的原因很多。若化学物刺激或损伤消化道可以表现为实验动物饮食减少甚至拒食，则体重减轻。若化学物干扰影响了代谢系统，将影响食物吸收，体重也会减轻。可是也有一些化学物染毒后，其染毒剂量低于 LD_{50} 剂量时，则会在观察期间发现动物体重反而增长加快，其增长率大于对照组。此种现象称为 Hormesis 现象，其意为潜在低水平有毒物质所产生的刺激效应。Hormesis 现象尽管已被不少学者观察到，但也有些人尚对之不尽支持。笔者在实际研究中认为某些化学物确实存在这种刺激效应。Hormesis 现象引起的剂量-反应关系主要呈抛物线形式，即随着染毒剂量的增加，动物体重增长率增加，在一定剂量下达到刺激效应顶峰，之后增长率减慢，剂量再大则增长率低于对照组。

表 5-6 急性毒性重点观察的中毒症状

重点观察内容	症状表现	可能的靶器官
呼吸系统	呼吸困难(鼻翼扇动、腹式呼吸、呼吸深度和速度改变)	呼吸中枢受累、肋肌麻痹、胆碱能神经受累、肺损伤
	窒息	呼吸中枢受累、心肺循环障碍
	青紫(口、鼻、耳、尾)	心肺循环障碍、肺损伤
	呼吸促迫	心肺循环障碍、呼吸中枢受累
	鼻孔出血性分泌物	肺损伤、肺出血
骨骼肌系统	运动增加或减少、反射丧失	运动中枢受累、中枢神经受累、神经肌肉系统受累
	反应迟钝或呈麻木状或痛觉	中枢神经受累、感觉传递障碍
	缺失	
	昏厥	中枢神经受累、感觉传递障碍
	运动失调、步态蹒跚	中枢神经、感觉传递或植物神经系统受累
	震颤、肌颤	中枢神经、神经肌肉系统受累
	卧倒、侧卧	中枢神经、神经肌肉系统受累
骚动	阵挛性、强直性骚动、角弓反张	中枢神经、神经肌肉、自主系统受累或缺氧
眼睛征兆	流泪、缩瞳、散瞳、眼球突出,眼睑下垂	自主神经系统受累
	血泪	自主神经系统受累、出血
	角膜反射消失	神经肌肉、感觉传递受累
	角膜浑浊	眼睛被刺激
心血管系统	心搏缓慢或心动过速	自主神经受累、心肺循环障碍
	心律不齐	中枢神经、自主神经、心肺循环不畅,或心肌受累
流涎、出汗		自主神经系统受累
竖毛		自主神经系统障碍
管状尾		神经肌肉系统受累
泌尿生殖系统	肛门有分泌物、阴茎突出、遗精	神经肌肉系统受累
肾脏	血尿	肾损伤
消化系统	稀便、大便呈硬块	胃肠道受累

实验动物中毒后的死亡时间也应注意记录、分析,有时死亡时间的分析可以提供一些重要信息。例如久效磷小鼠经口与腹腔注射染毒,均呈现随染毒剂量增加,死亡时间缩短,甚至以死亡时间与染毒剂量作图,可呈直线负相关。可以启示实验动物死亡主要为染毒化学物母体致毒。又如过氧化二碳酸二环己酯给大鼠腹注后呈现明显的染毒剂量对数与死亡时间负相关关系,但给小鼠腹腔注射过氧化二碳酸二环己酯后,其染毒剂量或染毒剂量对数与死亡时间均无明确关系。此现象或许是该化学物在小鼠体内代谢过程或代谢产物与大鼠不同,致使引起死亡的原因有别。

有的学者提出观察死亡时间可以利用致死时间参数,即最短致死时间 Tmin 及最长致死时间 Tmax,或 LD_{50} 的平均致死时间 $T_{LD_{50}}$。这些参数在剂量与致死效应中再加上时间因素,三维关系上有助于说明化学物致死的潜伏期。

急性试验死亡动物应及时作病理检查，试验结束时存活与对照组动物也应作病理检查。必要时主要脏器应作病理组织学镜检。

4. LD_{50}的计算

求LD_{50}的计算方法很多，尤其近些年不少学者提出使用极少量的实验动物求外源化学物的LD_{50}，认为不论使用多大数量的实验动物求LD_{50}，所取用的动物群总是这一动物品系总体中的一个极小部分。因此，它的代表性必然有局限性。反映在不同实验室对同一个外源化学物（相同纯度、相同染毒条件）的相同品系实验动物所求出的LD_{50}值可有$2\sim3$倍的差异。但是用极小量实验动物求LD_{50}的建议，尚未得到普遍的认同。所以，本教材仍只介绍平均法，亦称阶梯法或上-下法（up-and-down methed）。按序贯设计不预先将实验动物按剂量分组，而先以一个剂量进行试验，如动物死亡，则以下一个较小剂量试探，若仍死亡则以再小的下一个剂量试探；如出现存活，则再以较大的上一个剂量试探，以此类推。实际上是在LD_{50}剂量上下探讨，最终求出LD_{50}值。此方法的优点是很节省实验动物，一般$12\sim14$只动物即可完成试验。但是此方法只适用于快速发生中毒反应及死亡的化学物，所以限制了使用范围。凡有迟发性死亡的化学物不适用。

该方法求出LD_{50}及其标准误（S）公式为：

$$LD_{50} = \frac{1}{n}\sum xf$$

$$S = \left[\frac{D}{n^2(n-1)}\right]^{\frac{1}{2}}$$

$$D = n\sum x^2 f - (\sum xf)^2$$

式中　n——使用动物总数；

　　　x——每个剂量组的剂量；

　　　f——每个剂量组使用动物数。

举例：某化学物给小鼠经口染毒，以 10mg/kg 剂量试探，预计使用 4 个剂量组，剂量组距为对数值 0.2（即 1.58 倍），设计使用 12 只小鼠。结果见表 5-7。

表 5-7　剂量设计

剂量(x)/(mg/kg)	12 只小鼠反应记录												动物数		
	1	2	3	4	5	6	7	8	9	10	11	12	存活	死亡	合计
12.59				+				+					0	2	2
10.00	+			−		+			−				2	3	5
7.94	−					−				+		+	2	2	4
6.31													1	0	1
$i=0.2$													5	7	12

结果 $n=12$，$n^2=144$，则

$$\sum xf = (12.59\times2)+(10.00\times5)+(7.94\times4)+(6.31\times1)=113.25$$

$$(\sum xf)^2 = 12\,825.56$$

$$\sum x^2 f = (12.59^2\times2)+(10.00^2\times5)+(7.94^2\times4)+(6.31^2\times1)=1109$$

$$n\sum x^2 f = 13\ 308$$

$$LD_{50} = \frac{1}{12} \times 113.25 = 9.44\text{mg/kg}$$

所以

$$S = \left[\frac{13\ 308 - 12\ 825.56}{144 \times (12-1)}\right]^{\frac{1}{2}} = 0.55$$

即此化学物小鼠经口 $LD_{50} = (9.44 \pm 0.55)\text{mg/kg}$。

第二节 蓄积作用

一、蓄积作用的概念

外源化学物进入机体后，可经代谢转化以代谢产物或者以未经代谢转化的原形母体化学物排出体外。但是当化学物反复多次给予动物染毒，而且化学物进入机体的速度或总量超过代谢转化的速度与排出机体的速度或总量时，化学物或其代谢产物就可能在机体内逐渐增加并贮留某些部位。这种现象就称为化学物的蓄积作用（accumulaion）。

二、蓄积作用的研究方法

现今仍认为外源化学物在机体内的蓄积作用是化学物发生慢性中毒的物质基础。因此，研究外源化学物在机体内有无蓄积作用及蓄积程度对评价化学物能否引起潜在的慢性毒性是依据之一，也为制定有关的卫生标准时选择安全系数的依据之一。

外源化学物的母体或和其代谢产物在机体内的蓄积部位及其毒理学意义是一个很重要，又是很复杂的问题。现今一般还是认为蓄积作用包含两个内涵：当在多次、反复外源化学物对实验动物染毒一定时间后，若能用化学方法测得机体内（或某些组织脏器内）存在该化学物母体或其代谢产物，例如重金属铅、汞、锰等，又如 DDT 的代谢物，就称之为物质蓄积（material accumulation）；但当测定不出该物质而又有慢性中毒征候时，如某些有机溶剂、有机磷化合物等，称之为功能蓄积（functional accumulation）。所以功能蓄积是指多次接触化学物所引起的机体损害累积现象。但是实践上，功能蓄积现象存在部分假象，即当化学物毒性很大，进入机体的数量极微，而目前化学分析方法尚不够灵敏，不能检出时，则实际上是一种物质蓄积，或者物质蓄积与功能蓄积二者兼而有之。例如有机磷化合物沙林（sarin），在微量反复进入机体时，由于沙林降解很快，代谢物由尿中排出也很快，很难在血液和脏器中测出。但是沙林与乙酰胆碱酯酶结合形成磷酰化乙酰胆碱酯酶，一般分析方法难于测得酶上的磷酰基残基，酶却很快老化。可见此时沙林的磷酰基残基依然存在，乙酰胆碱酯酶持续失去功能。

所以蓄积作用的研究方法还有待深入研究。现仅介绍两种常用方法。

1. 蓄积系数法

蓄积系数法是一种以生物效应为指标，用经验系数（K）评价蓄积作用的方法。该方法简便，但不能区分化学物是物质蓄积还是功能蓄积。蓄积系数法的原理是在一定期限内以低于致死剂量（小于 LD_{50} 剂量），每日给实验动物染毒，直至出现预计的毒性效应（如死亡一半）为止。计算达到此种效应所染毒的总累积剂量，求此累积剂量与一次染毒该化学物产生相同效应的剂量之比值，此比值即为蓄积系数 K。在毒理学研究外源化学物的蓄积作用时多选择小鼠或大鼠为实验动物，以动物死亡一半为效应指标。求 K 值公式如下：

$$K = \frac{LD_{50}(n)}{LD_{50}(1)}$$

式中　LD_{50}（n）——引起一半动物死亡的累积总剂量；

　　　LD_{50}（1）——该化学物的 LD_{50} 剂量。

如果受试化学物在实验动物体内全部蓄积或每次染毒后毒性效应是叠加的，则 LD_{50}（n）应相等于 LD_{50}（1），即是 $K=1$。如果反复染毒实验动物对受试化学物发生过敏现象，则可能出现 K 值<1。若化学物产生部分蓄积则 $K>1$。蓄积系数评价标准见表 5-8。

表 5-8　蓄积系数评价标准

蓄积系数（K）	蓄积作用分数	蓄积系数（K）	蓄积作用分数
<1	高度蓄积	$3 \leqslant K < 5$	中等蓄积
$1 \leqslant K < 3$	明显蓄积	$K \geqslant 5$	轻度蓄积

虽然蓄积系数法评价化学物的蓄积作用有一定的使用价值，但是利用蓄积系数评价外源化学物潜在的慢性毒性还是应当慎重的。因为有些外源化学物的慢性毒性效应与系数 K 值是相左的。例如有的化学物反复接触后引起免疫毒性，但其 K 值不一定很小。又如有机磷化合物往往 K 值很大，但是它的中枢神经系统的慢性危害与非胆碱能的毒性却仍表现出慢性毒性效应。再如丙烯腈的蓄积系数在小鼠 $K>12.8$，但依然存在慢性危害。

蓄积系数法具体试验方案主要有两种，以下分别叙述。

（1）固定剂量法　取大鼠或小鼠，以灌胃或腹腔注射为主给予受试化学物。先求其 LD_{50}，再以相同条件将 40 只或以上动物，雌雄各半，均分两组，一为染毒组，一为对照组。染毒试验组每日定时、定量给予受试化学物，每日染毒剂量固定，剂量设计在（1/20～1/5）LD_{50} 之间，且于试验期间观察记录染毒动物死亡数。至累积发生一半实验动物死亡即可终止试验，依式计算 K 值，对照表 5-8 评价。但若试验期间累积染毒剂量已达 5 LD_{50}，也可终止染毒，此时计算 $K \geqslant 5$，所以固定剂量方案试验期在 25～100 天之间，或少于 25 天。

（2）定期递增剂量法　此方案同上，仅是以 4 天为一期，按一定比例增加染毒剂量。一般试验开始后首期每日给予 $0.1LD_{50}$ 剂量染毒，从第 5 天开始每 4 天一期递增剂量 1.5 倍，即 $0.1LD_{50} \times 4$ 天，$0.15LD_{50} \times 4$ 天，$0.22LD_{50} \times 4$ 天，依此类推。

此方案试验期最长为 28 天，但在试验第 21 天也可结束试验（若此前动物未死亡或死亡数不足一半，已经说明其累积剂量达 5.24 LD_{50}，即 $K>5$）。

2. 生物半减期（$t_{1/2}$）法

生物半减期（$t_{1/2}$）法是用毒物动力学原理来描述外源化学物的体内蓄积作用。外源化学物在机体内蓄积的速度和量与单位时间内机体吸收受试化学物的速度、清除速度有关。任何一个化学物如果以相等的时间间距恒速地吸收入血，则化学物在低于致死刑量范围内在机体内的蓄积不是直线地无限地增加，而是呈曲线形增加且有极限，因为化学物吸收进入机体的瞬间存在着化学物在体内的代谢转化过程与消除过程（包括血液中化学物向组织脏器的分配过程）。当化学物的吸收过程速率与代谢转化速率和清除速率达到平衡时，化学物的蓄积量就不再增加。所以 $t_{1/2}$ 短的化学物达到蓄积极限也快，$t_{1/2}$ 长的化学物达到蓄积极限的时间也长。但是无论如何，化学物若以每个 $t_{1/2}$ 的时间间距给予实验动物，则在 6 个 $t_{1/2}$ 的染毒期间内均可基本上达到蓄积极限，此时理论蓄积量达到极限值的 98.4%。此后再继续染毒，机体内化学物的蓄积量基本上不再增加。

第三节 亚慢性和慢性毒性作用

一、亚慢性毒性作用

1. 亚慢性毒性概念

亚慢性毒性是指人或实验动物连续接触较长时间、较大剂量的外源性化学物质所出现的中毒效应。接触时间通常介于单次染毒和动物寿命的范围。所谓较大剂量，大于慢性染毒相对于慢性毒性低剂量染毒而言，一般小于急性毒性毒剂量。

2. 亚慢性毒性试验的目的

① 研究受试物亚慢性毒性剂量-反应关系，确定其观察到有害作用的最低剂量和最大无作用剂量，为提出该化学物质安全限量标准提供依据，同时也为慢性毒性试验和致癌试验的剂量设计提供依据。

② 了解受试物亚慢性毒性的性质、特点和靶器官，并为慢性毒性试验观察指标的选择提供依据。

3. 亚慢性毒性试验设计

（1）实验动物 应考虑对外源性化学物质的代谢过程、生理反应和生化特性基本上与人接近，而且在急性毒性试验中证明是对受试物敏感的物种和品系。一般要求选择两个动物种属，即啮齿类如大鼠、家兔和非啮齿类如狗、猴等，以全面了解外源性化学物质的毒性特征。亚慢性毒性试验要求雌、雄各半，但在一些特殊研究中也可以使用一种性别的动物，如研究性腺毒性或生殖毒性。一般选择刚断乳的健康动物（啮齿类动物不小于 6 周龄），小鼠 15g 左右，大鼠 100g 左右。各实验组及对照组动物数应相等或相近，同组动物体重相差不超过平均体重的 10%，组间平均体重不超过平均体重的 5%。小动物每组，不应少于 20 只，大动物 6～8 只。如试验要求在试验中期处死部分动物进行每组不少于病理学检查，则每组动物数要相应增加。

（2）染毒途径和染毒期限 应尽量采用人群实际接触的途径和方式，并与预期进行慢性毒性试验的接触途径相一致。一般以经口、经呼吸道和经皮染毒 3 种途径为多。经呼吸道染毒时间通常为每日 6h，工业毒物可以缩短至 1h 或延长，环境污染物可延长至 8h。不论经哪一种途径染毒。必须每日定时染毒，且保证实验动物饮食合理及饲养环境清洁、温度和湿度适宜。

对于不同寿命的实验动物，染毒期限的长短也不同。一般对大、小鼠而言，染毒期限不超过 3 个月。

（3）剂量分组和剂量设计 为得到明确的剂量-反应关系，一般设 3 个剂量组和一个阴性对照组，必要时加一个溶剂对照组。理想的剂量设计应是高剂量组引起较为明显的中毒症状或是某项观察指标发生明显的改变，但不会引起动物死亡，即使有死亡，也应小于动物数的 10%；中剂量组应为观察到较轻微中毒症状，相当于有害作用的最低剂量；低剂量组无中毒反应或只观察到极轻微的反应，相当于亚慢性的阈剂量或最大无作用剂量水平。

实际工作中，最高剂量的确定可以参考两个数值。一种是以急性阈剂量为该受试物的最高剂量；一种是以该受试物的 $1/20 \sim 1/5 LD_{50}$ 为最高剂量组。剂量组距以 3～5 倍为宜，最低不小于 2 倍。

（4）观察指标 亚慢性毒性试验的观察指标较为广泛，具有筛选性质。一般来说，可以分为两类，即一般性指标和特异性指标。

①　一般性指标：主要是指非特异性指标，能综合反映外源性化学物质对机体的毒性反应，仔细分析这些指标有助于发现外源性化学物质的毒性特征。如动物体重、食物利用率、中毒症状、血液学和生化检查、脏器系数和病理学检查。

②　特异性指标：特异性指标往往是反映外源性化学物质对机体毒性作用本质的指标，这些指标的测定有助于取得中毒机制的线索。此类指标意义重大，但在中毒机制不明确的情况下往往难以选择。一般从分析受试物的化学结构（如特殊基团）或分析受试物急性或亚急性毒性作用的特征时发现线索。

4. 亚慢性毒作用评价

评价指标有亚慢性最大无作用剂量（NOAEL）和观察到损害作用的最低剂量（LOAEL）。这里所指均是指最敏感指标而言的。最敏感指标是指在较低或最低的染毒剂量组中与对照组相比有显著差异的指标。如果试验是分阶段观察，则敏感指标指最早出现改变的指标。在进行亚慢性毒性评价时，先确定敏感指标，再根据敏感指标确定 NOAEL 和 LOAEL。

二、慢性毒性作用

1. 慢性毒性概念

慢性毒性是指人或实验动物长期（甚至终生）反复接触低剂量的外源性化学物质所出现的毒性效应。

2. 慢性毒性试验的目的

①　确定慢性毒性的参数，如 LOAEL 和 NOAEL。

②　阐明外源性化学物质毒性作用的性质、靶器官和中毒机制。

③　为制定该化学物质的人类接触的安全限量标准及进行危险度评定提供毒理学依据。

3. 慢性毒性试验设计

（1）实验动物　与亚慢性试验相同。啮齿类首选大鼠，非啮齿类动物选狗和猴。每组动物数无统一要求，以统计处理数据可靠为依据。一般大鼠 40～60 只，狗 8～10 只，雌雄各半。若需分批处死或需观察后作用时，每组动物数还需要相应增多。慢性毒性试验要使实验动物寿命的大部分时间染毒，所以应选择年龄小的动物。

（2）染毒途径和染毒期限　染毒途径与亚慢性相同。染毒期限应以受试物的具体要求和实验动物的物种而定。工业毒物要求 6 个月或更长，环境毒物或食品添加剂则要求至少一年。若与致癌试验结合进行，染毒期限最好接近或等于动物的寿命。经口染毒每日一次，每周 5～6 天；经呼吸道染毒，工业毒物每天染毒 4～6h，环境毒物每日大于 8h。

慢性毒性试验染毒期限长，所以染毒期间一定要保证合理的饮食及适宜的温度、湿度，以防止非试验因素引起的死亡。

（3）剂量设计与剂量分组　一般设 3 个染毒组和一个对照组，必要时加一个溶剂对照组。高剂量组动物应有轻微可见的毒性反应或使某项指标出现明确而轻微的改变，最低剂量应是阈剂量或无作用剂量，各剂量组间能体现剂量-反应关系。

（4）观察指标　基本同亚慢性试验。优先选用亚慢性毒性试验选出的敏感指标或特异性指标。

4. 慢性毒作用评价

评价指标有慢性毒性 NOAEL 和 LOAEL。对易挥发的液态化合物，还应参考慢性吸入中毒可能指数（Ich）进行危险性评价。Ich 越大，表示产生慢性吸入中毒的危险性越大。

【本章小结】

急性毒性（acute toxicity）是指机体（人或实验动物）一次或于24h之内多次接触（染毒）外源化学物之后，在短期内所发生的毒性效应，包括引起死亡效应。

急性毒性分级标准是使化学物的毒性评价和安全管理有一个共同的尺度，但目前各国对此的分级标准不一致。对同一化学物在不同应用范围的分级标准各国的处理办法也不一样。

急性毒性研究的目的，主要是探求化学物的致死剂量，以初步评估其对人类的可能毒害的危险性。再者是求该化学物的剂量-反应关系（dose-response relationship），为其他毒性试验打下选择染毒剂量的基础。

研究外源化学物的急性毒性，是任何一个外源化学物合成初期就应进行的。它不仅包括工业化学物、农业使用化学物、食品添加剂以及对环境形成影响的环境污染物，也还应包括药物、化妆品等。对外源化学物进行急性毒性研究可以提供大量的生物学信息。

外源化学物进入机体后，可经代谢转化以代谢产物或者以未经代谢转化的原形母体化学物排出体外。但是当化学物反复多次给动物染毒，而且化学物进入机体的速度或总量超过代谢转化的速度与排出机体的速度或总量时，化学物或其代谢产物就可能在机体内逐渐增加并贮留某些部位。这种现象就称为化学物的蓄积作用（accumulaion）。

现今仍认为外源化学物在机体内的蓄积作用是化学物发生慢性中毒的物质基础。因此，研究外源化学物在机体内有无蓄积作用及蓄积程度对评价化学物能否引起潜在的慢性毒性是依据之一，也为制定有关的卫生标准时选择安全系数的依据之一。

亚慢性毒性是指人或实验动物连续接触较长时间、较大剂量的外源性化学物质所出现的中毒效应。接触时间通常介于单次染毒和动物寿命的范围。所谓较大剂量，大于慢性染毒，相对于慢性毒性低剂量染毒而言，一般小于急性毒性毒剂量。

慢性毒性是指人或实验动物长期（甚至终生）反复接触低剂量的外源性化学物质所出现的毒性效应。

【思考练习题】

1. 什么是急性毒性？
2. 如何将急性毒性进行分级？
3. 急性毒性试验的方法有哪些？
4. 蓄积作用的研究方法有哪些？
5. 亚慢性毒性和慢性毒性有何不同？

（吴存兵）

第六章　食品中化学毒物的致突变作用

　　地球上任何生物物种，从原核细胞生物到灵长目动物，尽管其形态和生理性状千差万别，但在漫长的自然选择和生物进化过程中，都能以相对稳定的生命形式和性状存在于自然界，并继续不断地繁衍后代。这种长期保持特定性状相对稳定的能力是与遗传物质 DNA 的特殊结构及其精确的复制和高保真度的修复方式分不开的。

　　同一物种的个体间和历代间的种种差异称为变异（variation）。德弗里 从月见草实验中看到几种新型的月见草从旧型中突然出现，一步即成，新旧型无过渡阶段，而且多数新型能繁殖相同性状的子代。他把这种变异称为突变（mutation），当时就归因于基因改变。按现代基因论的观点，只有起源于基因和染色体的变异才能遗传，可遗传的变异才能称之为突变。突变有自发突变和诱发突变，自发突变的发生频率极低，物种的进化与自发突变有密切关系。

　　至今已发现相当数量的外来化学物能直接损伤 DNA 或产生其他遗传学改变而使基因和染色体发生改变。这类物质称为遗传毒物，又称致突变物或诱变剂。突变的发生及其过程称为诱变作用。

　　诱发突变常为农、林、牧、渔业和园艺学家用以培养和开发新种或良种。毒理学和其他预防医学专家则关心诱发突变可能带来的危害。

第一节　化学毒物致突变类型

　　遗传学损伤可分为以 DNA 为靶的损伤和不以 DNA 为靶的损伤两种。对于以 DNA 为靶所产生的损伤常以能否为光学显微镜所见来区分，即分为分子水平和细胞水平的两种损伤。光学显微镜的分辨能力极限为 $0.2\mu m$。因此染色体在这一长度以内的改变不能在光镜下见到，只能以生长发育、生化、形态等表型改变来判断有无损伤，故称为基因突变或点突变。光学显微镜除可发现染色体结构改变外，实上还可见到染色体数目的改变。染色体结构改变可归因于 DNA 受损后发生染色体断裂或染色单体断裂，称之为染色体畸变。染色体数目改变常归因于纺锤体受损而出现的染色体分离异常。数目改变有非整倍性改变和整倍性改变。

　　综上所述，遗传学损伤可分为基因突变、染色体畸变和染色体数目异常三类。

一、基因突变

　　基因突变（gene mutation）是指基因中 DNA 序列发生的可遗传改变，可分三个类型：

碱基置换、移码和大段损伤。

1. 碱基置换

当某一碱基在诱变物的作用下脱落或其配对性能发生改变，就会在 DNA 复制时使 DNA 互补链上的相应位点配上一个错误的碱基，即错误配对。这一错误配上的碱基在下一次 DNA 复制时却按正常规律配对，于是原来的碱基对被错误的碱基对所置换，称碱基对置换或碱基置换。这是名符其实的点突变，可细分为转换和颠换。转换指原来的嘌呤被另一种嘌呤置换，或原来的嘧啶被另一种嘧啶置换。颠换则指原来的嘌呤被任一种嘧啶置换或相反是原来的嘧啶被嘌呤置换。无论是转换还是颠换都只涉及一对碱基，其结果是造成一个三联密码子的改变，可能出现错义密码、无义密码（终止密码）和同义密码。由于错义密码所编码的氨基酸不同，基因产物的蛋白质有可能受到某种影响。终止密码则使所编码的蛋白质肽链缩短。

2. 移码

移码是发生一对或少数几对的碱基减少或增加，于是从受损点开始碱基序列完全改变，从而形成错误的密码，并转译成为不正常的氨基酸。如果所形成的错误密码中包含有终止密码，则肽链还会缩短。发生移码后所编码的蛋白质的活性改变较大，常出现致死性突变。如果减少或增多的碱基对数目刚好是 3 对，则基因产物的肽链中仅减少或增加 1 个氨基酸，其后果与碱基置换相似，与移码完全不一样，故不包括在移码范畴内。

3. 大段损伤

这是指 DNA 链大段缺失或插入。这种损伤有时可波及两个基因甚至数个基因。按严格的定义，基因突变应是一个基因范围内损伤导致的改变。当损伤足够大，例如超过 10^4 碱基对以上，就介于基因突变与染色体畸变之间的不明确的过渡范围。

因缺失的片段远小于光学显微镜可见的染色体缺失，故称小缺失。它往往是 DNA 链断裂后重接的结果，有时在减数分裂过程中发生错误联会和不等交换也可造成小缺失。小缺失通常会引起突变。

小缺失游离出来的 DNA 片段可整合到另一染色体的某一位置而形成插入，每次整合都可发生突变。小缺失的片断也可倒转后仍插入原来位置而形成基因重排，在质粒之间或染色体之间可出现能转移位置的小段 DNA，称转座子或插入序列。这种位置转移称转座。插入序列不含任何基因，转座子的两端是插入序列，中间是基因。无论是插入序列或转座子转座，当整合到一个基因中即引起该基因发生突变。

二、染色体畸变

在本章中染色体畸变仅指染色体结构异常，它是染色体或染色单体断裂所致。当断端不发生重接或虽重接而不在原处，即可出现染色体结构异常。诱发这种作用的物质称为断裂剂，这种作用的发生及其过程即为断列作用，断裂作用的关键是诱发 DNA 断裂。大多数化学断裂剂像紫外线一样只能诱发 DNA 单链断裂，故称拟紫外线断裂剂。

DNA 单链断裂需经 S 期进行复制，才能在中期相细胞出现染色单体型畸变。一种保守观点认为拟紫外线断裂剂要在 S 期和 S 期前很短时间内发生作用；并认为有时表面上看是在 G_2 期发生的作用实质上是细胞周期被延长而发生的误解。不管怎样，拟紫外线断裂剂的作用结果必须经过 S 期之后才显露出来，所以又称为 S 期依赖断裂剂。少数化学断裂剂像电离辐射那样能诱发 DNA 双链断裂，故称拟放射性断裂剂。所以如在 S 期已发生复制之后或 G_2 期发生作用都可在中期相出现染色单体型畸变；而在 G_0 和 G_1 期作用，则经 S 期复制才到中期就呈染色体型畸变。由于拟放射性断裂剂能在细胞周期任何时发生作用并在随即到来的中期相不须经过 S 期即可见到染色体结构改变，故称 S 期不依赖断裂剂。

任何断裂剂产生的染色单体型畸变，都将在下一次细胞分裂时演变为染色体型畸变。

1. 染色体型畸变

染色体型畸变是指染色体中两条染色单体同一位点受损后所产生的结构异常，表现以下几种类型。

（1）断裂与裂隙　断裂与裂隙一样是染色体上狭窄的非染色带。过去以带宽超过染色单体宽为断裂，否则为裂隙。自 20 世纪 70 年代中期开始，国外逐渐普遍以该带所分割的两段染色体是否保持线性关系（成直线或圆滑的曲线）来区分，无线性关系者为断裂，否则为裂隙。裂隙并非是染色质损伤，不属于染色体畸变范围。

（2）断片、微小体和缺失　一个染色体发生一处或多处断裂而不重接且远远分开，就会出现一个或多个无着丝粒节段和一个有着丝粒节段，无着丝粒节段称为断片。有时断片比染色单体的宽度还小，成圆点状，此时称为微小体（MiR），可成对或单个出现。如果一个细胞只有一个微小体单独存在，应疑为染色单体的断片；如成对出现且为数不少，则认为并非来源于染色体断裂，而是基因扩增的结果。在细胞分裂时断片不能定向移动而丢失在胞质中，于是保留在核中的有着丝粒节段缺少了部分遗传物质，故称缺失。当染色体的末端节段缺失时，称为末端缺失。当染色体的一臂发生两处或多处缺失后虽重接起来，但中间缺失了某一或某些节段，称中间缺失。

（3）倒位　当某一染色体发生两处断裂，其中间节段颠倒 180° 后重接起来，其位置被颠倒了，叫倒位。如果被颠倒的是具有着丝粒的中间节段，则称为臂间倒位；如果被颠倒的仅涉及长臂或短臂的某一节段，则称臂内倒位。

（4）环状染色体和无着丝粒环　染色体两臂均发生断裂且带着丝粒节段的两端连接起来形成环，称环状染色体，又称着丝粒环。如某一无着丝粒节段两端连接而形成环，则称无着丝粒环。

（5）插入和重复　在涉及一个或两个染色体三处断裂的重接中，一个染色体臂内由发生两处断裂而游离出带两断端的断片插入到同一染色体另一断裂处或另一染色体的断裂处，叫做插入。如插入节段的碱基序列与着丝粒的位置关系与原来方向相同，叫顺向插入，否则叫反向插入。如果插入使该染色体有两段完全相同的节段时，称为重复，重复尚有其他含义，如多倍体和多倍体也是重复的另一种形式。

（6）易位　从某一染色体断裂下来的节段接到另一染色体上称为易位。两条染色体各发生一处断裂，其断片相互交换重接成为两个结构重排的染色体称为相互易位或对称易位，或平衡易位。

两个染色体各发生一处断裂，仅一个染色体的断片连接到另一个染色体上称为单方易位或不对称易位，或不平衡易位。小对称易位有可能是两个带着丝粒的节段在断端重接，就形成一个带两个着丝粒的染色体，如果这两个着丝粒都具有主缢痕功能，就称为双着丝粒染色体，否则只有一个着丝粒具有主缢功能时，则称为末端重排。

三个或更多的染色体发生断裂，其游离节段交换重排而形成结构重排的染色体时，称为复杂易位。复杂易位有时可形成三着丝粒、四着丝粒等多着丝粒染色体。

对于生殖细胞，当两个非同源染色体发生一次相互易位时，将出现易位杂合子。在精母细胞第一次减数分裂的前期（前期Ⅰ），联合过程中的偶线期至粗线期间，由于易位杂合子发生同源染色体节段的接合配对而使两对同源染色体形成十字形构型的交叉，称为相互易位型四射体。

以后，随着前期Ⅰ向前发展，在交叉中同源节段的配对部位发生遗传物质交换，并因交换次数不同和位置是在近端（着丝粒和断裂之间）还是在远端（端粒和断裂之间），而于终变期至中期（Ⅰ）（MⅠ期）分别形成不同构型：①交换一次，无论在近端抑或远端，都形成一个二价体和两个单价体；②交换二次，同在近端或远端，形成两个二价体，如一在近端一在远端，则形成一个三价体和一个单价体；③交换三次，二次近端一次远端或相反，都形成链状四价体；④交换四次，形成环状四价体。

非同源染色体的相互易位如发生两次或多次，将产生更为复杂的构型，如六价体、八价体或十价体。

单价体的出现也可因联合失败或联合复合体过早消失所致。

2. 染色单体型畸变

染色单体型畸变是指在某一染色体的一条单体上发生的畸变。

(1) 染色单体的断裂、断片、缺失和倒位以及裂隙　含义与染色体型畸变基本相同，差异在于姊妹染色单体中仅有一条出现结构异常。

(2) 染色单体交换　是两条或多条染色单体断裂后变位重接的结果。在同一染色体内或单体内的染色单体交换称为内换，不同染色体间的染色单体交换称为互换，两染色体间的单体互换可出现三射体或四射体。它们分别具有三臂或四臂的构型。在三个或多个染色体间的单体互换则形成复合射体。

(3) 姊妹染色单体交换　使用差示染色法时，可见到染色单体的两条姊妹染色单体染成一深一浅。如某一染色体在姊妹染色单体间发生等位节段的内换，就会使两条姊妹染色单体都出现深浅相间的染色（等位节段仍是一深一浅），这种现象称为 SCE。

三、染色体数目异常

在真核生物中，一个配子所含有的全部染色体称为染色体组（或基因组），其染色体数目称为基本数目（n）。进行有性生殖的生物，其体细胞中一般都具有两套同源的染色体组（故染色体数为 $2n$），称为二倍体；其成熟的生殖细胞，由于经历过减数分裂，染色体数减半，称为单倍体。不同物种体细胞染色体数目不同。

染色体组畸变有非整倍性和整倍性两类改变；两者都是异倍性改变（值得注意的是，染色体畸变一词有时广义地涵盖了染色体组畸变）。在两种染色体组改变中，目前较关注非整倍体，将其诱变作用称为非整倍化，而其诱变剂称为非整倍性诱变剂简称非整倍体剂。

非整倍性改变是细胞增多或减少 1 条或多条染色体。某对染色体增加 1 条时称三体，丢失 1 条时称单体，两条均缺时为缺体。从二倍体细胞中染色体的总数看，多了染色体称超二倍。整倍性改变指染色体数目改变是以染色体组为单位的增减，凡染色体组数目超过 2 的通称为多倍体。

直接导致非整倍性改变是不分离和染色体丢失，导致整倍性改变的是核内再复制和细胞质分裂障碍。

不分离可发生于有丝分裂和减数分裂。在有丝分裂的中期和后期，可因着丝点受损而相应的使一对子染色体或姊妹染色单体未纵裂而不分离，结果纺锤体一极接受两条源染色体或两条姊妹染色单体，而另一极则未接受。细胞分裂后即出现单体型和三体型两种非整倍体细胞。

染色体丢失往往是纺锤体形成的不完全障碍或着丝点受损。而在细胞分裂中期向后期发展的过程中，使个别染色体行动滞后，于是没有进入任一子细胞的核中，从而使一个子细胞的核丢失 1 条染色体。

非整倍体的产生也可能由于减数分裂时联会复合体形成障碍或着丝粒早熟分离。

核内再复制是在有丝分裂中，染色体及其着丝粒虽已完成正常复制，但纺锤体形成受到完全障碍，于是全部姊妹染色单体不分离，细胞也不能进行分裂，因而在间期中形成一个有四倍体的细胞核。但在下一细胞周期又恢复正常的复制和染色体分离，于是在中期相可见每4条姊妹染色单体整齐排列的现象。如生殖细胞在减数分裂前发生核内再复制，则减数分裂后即出现二倍体配子。这种配子与正常单倍体配子结合就会形成三倍体的受精卵。如核内再复制发生于受精卵早期卵裂，则可形成具有四倍体和二倍体两个细胞系的嵌合体个体。

在正常细胞分裂的末期，当两个子细胞核已经形成之后，细胞质黏度降低，并在赤道处形成环状缩窄，最后细胞质分为两等分，这样才完成细胞分裂的最后一步。这一步的细胞质运动的整个过程依靠由肌动蛋白构成的微丝的收缩来实现细胞质分裂。细胞质分裂障碍将形成双核细胞，以至多核细胞，于是在中期相细胞观察中就会出现四倍体或八倍体等细胞。

染色体组改变与纺锤体结构或功能受损关系至深，在受损后有丝分裂相的异常形态有下列数种。

① 异常的二极分裂相。异常的二极分裂相的纺锤体虽呈二极，但可有3种异常：a. 非中极集合，即中期分裂相中有的染色体脱离了纺锤体；b. 不分离，即后期和末期分裂相的染色体或染色单体不能正常移向两极，而是仍然相互联接；c. 滞后，即末期分裂相的染色体或染色单体不能正常分开移向两极，而是中途落伍。

② 单极有丝分裂相。单极有丝分裂相的纺锤体只有一极。

③ 多极有丝分裂相。多极有丝分裂相的纺锤体带有三个以上的极。

④ 无极有丝分裂相。无极有丝分裂相无纺锤体图像，纺锤体完全缺失或仅见残留。

第二节　化学毒物致突变作用机制和后果

DNA 是化学损伤的靶分子，在 DNA 水平上观察外源化学物的作用也是分子毒理学研究的重点。

一、DNA 损伤与突变

化学物的遗传毒性效应系以 DNA 作为靶分子造成的损伤。DNA 损伤是指在某些因素作用下，DNA 的结构和功能发生改变，阻碍 DNA 的复制与转录。按最新研究资料，DNA 损伤应包括 DNA 分子一级结构的任何异常改变，包括脱氧核糖、磷酸和碱基的损伤，DNA 分子二级结构、三级结构及其构象动态变化的异常改变。但目前关于环境有害因素和内源性因素对 DNA 损伤的研究主要集中于对碱基的损伤和 DNA 序列改变，今后会扩大其研究范围。

在正常生理条件下，细胞的内源性 DNA 损伤较易修复，而且一般能完全修复。外源化合物造成的 DNA 损伤，能被及时正确修复的不会造成基因突变；不能被及时正确修复损伤的 DNA，进入半保留复制过程，极易发生碱基配对错误而发生基因突变。有些 DNA 损伤造成碱基丢失的，可直接造成突变。

一般按 DNA 损伤在光学显微镜下能否被识别而分为染色体畸变和基因突变两大类。显微镜下可分辨的最小物体为 $0.2\mu m$，染色体畸变属这一类，它包括染色体数目和结构的异常；在长度为 $0.2\mu m$ 以下的改变，显微镜下无法发现，称为基因突变。

（一）染色体畸变

染色体数目异常有整倍性畸变和非整倍性畸变，前者包括出现单倍体、三倍体或四倍体，三倍体以上的整倍体也称为多倍体。非整倍性畸变指比二倍体多或少一（或多）个染色体，如某号染色体的两个同源染色体完全缺失称为缺体，当某号染色体只有一条，或有三条或四条，则分别称为单体、三体或四体。染色体结构异常分为染色体型畸变和染色单体型畸变。在细胞学上可分辨的染色体畸变的类型有：断裂，微小体，着丝点环，无着丝点环，倒位，易位，双着丝点或多着丝点，染色单体互换形成三辐体、四辐体或多辐体，有时也可见染色体粉碎化。

染色体畸变大多数伴有基因数量和结构的改变。造成人类健康的损害，例如某一组遗传性疾病为染色体病，则是由于患者核型中减少或增加了一个染色体、染色体的一部分或一组染色体发生变异而产生的疾病。性细胞和受精卵的染色体畸变常是先天性畸变、流产、死产的直接原因。

（二）DNA 链断裂

DNA 链断裂可区分为单链断裂和双链断裂。单链断裂可在变性解开的 DNA 链中测得，双链断裂可在自然状态中测得。估计双链断裂的修复较困难。双链断裂使 DNA 分子成为两个分离的断片，但其他的分子（如核酸组蛋白）可以将断裂的两端保持接近状态以便于修复。染色体断裂可能导致细胞在有丝分裂期或其后死亡。

DNA 的支架系由脱氧核糖经磷酸二酯键连接起来，外源化合物可通过攻击脱氧核糖或磷酸二酯键而导致 DNA 链断裂。电离辐射作用于 DNA 也可使 DNA 链断裂。DNA 是相当长的分子，容易受损伤，一些 DNA 纯化的操作也常造成大量链断裂。

常见的外源性或内源性自由基活性氧对 DNA 的损伤主要造成链断裂和碱基修饰。OH·可迅速与核酸反应，形成许多不同类型的碱基修饰产物。活性氧攻击胸腺嘧啶碱基造成的损害经修复酶切除也可产生类似的单链断裂。修复 DNA 断裂的酶也因受活性氧攻击而降低其保真度。DNA 链断裂可能造成部分碱基的缺失。因此，外源化学毒物引起的链断裂和碱基修饰均可导致基因突变。

近来的研究表明，活性氧与 DNA 相互作用也可影响某些基因的调控，可能是通过改变调控基因表达的转录因子或酶而起作用。此外，DNA 受损后也可诱导一类蛋白激酶，使 DNA-蛋白激酶活化。这类激酶在识别 DNA 损伤、DNA 损伤的信号转导和通过改变细胞代谢以促进 DNA 修复方面起着重要作用。

（三）基因突变

基因突变是 DNA 损伤的一大类别，在化学诱变作用中占有特殊地位。

1. 基因突变的类型

基因突变就是 DNA 碱基组成或排列顺序的改变。按突变发生的原因、发生的方式和突变的生物学意义等可从不同角度予以分类。

（1）自发突变与诱发突变　生物体内正常的代谢物、环境放射线和微量化学物皆能引起 DNA 损伤，它所导致的突变称为自发突变。各种诱变测试的空白对照组均显示有一定的自发突变频率，并随观察的遗传终点而异，是判断诱变试验是否为阳性效应的参比标准。

诱发突变是生物体在外界环境有害因素作用下产生的超过自发突变频率的突变。具有诱发作用的因素称为诱变因子，有物理因子、化学因子和生物因子等。现实生活中以化学因子为数最多，称为诱变剂或致突变物。其中有的能直接诱发突变作用，称为直接诱变剂，有的则需经代谢活化才具有诱变作用，称为间接诱变剂。环境中存在的诱变剂以间接的为多见。判断诱变试验结果是否为阳性效应的标准随测试系统而异，目前尚无成熟的统一标准。

诱变试验积累的经验表明，任何化学物在几种诱变试验中都出现阳性结果或阴性结果的并不多见，而有阳性也有阴性的结果较常见。这可能与各种诱变试验的观察终点不同，受试物引起 DNA 损伤的机制和靶部位不同有关。体外诱变试验的结果在外推于人时需特别谨慎。为确定某化学物是否对人可诱发突变，最好对接触该化学物的人群应用诱变剂的生物标志物，如 DNA 加合物、彗星细胞、细胞遗传学等指标，直接进行流行病学调查。

（2）按基因结构改变类型的分类

① 点突变：DNA 分子中个别碱基发生改变，一种碱基被另一种碱基取代。如果原来的嘌呤被另一嘌呤置换（A 被 G，G 被 A），或原来的嘧啶被另一个嘧啶置换（C 被 T，T 被 C），称为转换；而如果嘌呤与嘧啶间相互置换，则称为颠换。碱基置换是因碱基的改变而造成错误配对。在随后的 DNA 复制中，已置换的错配碱基又按正常规律配对，于是造成原来的碱基对整对被转换。此种情况下仅一个碱基对发生突变，是名符其实的"点突变"，也称为"单点突变"。一个碱基对改变结果造成一个三联密码的改变。也可能几个碱基对同时发生突变，称为多点突变，造成几个三联密码的改变。点突变，尤其是单点突变，其回复突变率较高。

② 移码突变：碱基插入（或缺失）突变是在 DNA 的某一位点插入（或缺失）一个或一个以上碱基（通常是较长的碱基序列），是造成移码突变的主要原因。因为插入或缺失 1 个或 2 个碱基以及不是 3 整数倍的碱基数，能影响 DNA 三联密码阅读框架，引起移码突变。移码突变造成遗传信息的严重错乱，不但可改变基因表达产物蛋白质的氨基酸组成，有时还可使蛋白质合成过早的终止。严重的移码突变，常常引起细胞死亡。如果插入或缺失 3 个或 3 的倍数的碱基，则三联密码阅读框架不受影响，突变的基因表达产物的活性或其部分活性还可能保留，危害较小。有时插入的碱基序列本身携带遗传信息，故插入后可使插入位点的基因失活，而带进新的基因。插入的碱基序列可以被准确切除，突变基因可回复为野生型基因。缺失突变的回复突变率很低。

DNA 损伤有时造成 DNA 链的大段缺失或插入，造成 2 个或 2 个以上基因的改变。这就超出了基因突变的传统概念。此外，近年来还发现人体有一类新的突变，称为三联体重复，即一特定的三联核苷酸被扩增，其重复数目明显超过正常数目，这种突变常与遗传疾病有关。

（3）按遗传信息改变的分类

① 同义突变：碱基的三联密码常有几个密码子代表相同的遗传信息，即翻译成相同的氨基酸，如 UUA、UUG、CUU、CUC、CUA、CUG 均代表亮氨酸，如果 UUA 中 A 被 G 置换了，遗传信息的含义并未改变，所以这种突变称为同义突变。

② 错义突变：指碱基的突变使密码子的碱基组成发生的变化，且导致遗传信息的含义改变，如 CUA 中的 C 被 G 转换，密码子变成 GUA，则原代表亮氨酸的变成了缬氨酸。根据氨基酸改变对蛋白质功能影响的大小，大致有 3 种结果：中性突变、渗漏突变和致死突变。

③ 无义突变：指某个碱基的突变使代表某个氨基酸的密码子变为蛋白质或肽链合成的终止密码子。无义突变使肽链合成过早终止，其表达的蛋白质往往失去功能。

（4）正向突变和回复突变

① 正向突变：自然界的生物体都存在变异体，如果某生物体的大部分个体具有相同的

遗传性状，这些个体通常称为野生型，而其中有些个体因基因突变而改变了野生型原有的 1 个或 1 个以上的遗传性状，则称为突变体。正向突变是指改变野生细胞基因突变型遗传性状的突变。

② 回复突变：突变体发生再次突变，而使因前次发生正向突变失去的野生型遗传性状恢复，这种再次发生的突变称为回复突变。由点突变造成的正向突变，在回复突变时可能在原位恢复原有的密码子，使野生型 DNA 的序列获得完全恢复。但多数情况下第二次突变是发生在另外的位点上，而原来的突变位点仍然存在，不过它引起的遗传性状改变被恢复了。后一种回复突变主要通过发生回复突变的基因表达产物而补偿原来正向突变造成的功能缺陷，从而使野生型表型恢复。回复突变可发生在原正向突变的同一个基因中，也可以发生在其他的基因中。

2. 基因突变的特征

(1) 突变是以一定概率发生的偶发事件 基因突变是一种普遍的自然现象，任何一种生物的每一个个体都以一定的突变率发生某种突变。据估计，高等生物中基因的自发突变率大概是每百万配子中有几个至几十个。

(2) 突变的发生率可受内外环境所影响 已知许多化学物、物理因素和生物因素可诱发突变，其诱发的突变率明显高于自发突变率，则这类因素统称为诱变因素或诱变剂。生物体由于代谢紊乱、某些生理或病理过程等情况下，也可观察到突变率增高。加上 DNA 损伤修复能力的个体差异，自发突变率也就存在个体差异。这提示在遗传毒理学和分子毒理学研究工作中，选用具有相对稳定的自发突变率的受试生物体、细胞株或菌株十分重要，并且在实验室内定期监测它们的自发突变率，这对检测环境诱变剂有重要意义，也是质量控制的关键。外界环境中也存在不少可降低突变率的因素，它们具有抗诱变作用，称为抗诱变剂。

(3) 突变的可逆性和突变的消除 突变的基因在随后发生的 DNA 复制过程中可能被完全修复，突变就不复存在，不再继续遗传给子代或子代细胞。突变的基因有可能再发生突变回复到野生型基因，但是这种概率极小。也可能第一次突变的基因仍然存在，而再次发生的突变使第一次突变改变的遗传性状回复至野生型性状，即回复突变。此外，发生的突变严重到一定程度，导致突变的细胞或个体死亡，这些突变就被消除，它是人类早期流产的重要原因。据现代医学观点，这类流产对保护人类基因组有积极意义，所以早期流产是否需要保胎值得慎重考虑。突变的消除也是小鼠显性致死试验的基础及其原理所在。

(4) 突变的可遗传性 突变发生在 DNA 分子上，可进行复制，把突变的 DNA 传给子代。二倍体生物体每个基因都有两个等位基因，若突变仅发生于其中的一个，则此突变体为杂合子，若两个等位基因均发生相同的突变，则此突变体为纯合子。如果发生的突变是有利的，则引起后代遗传性状的改良或种系的改良，甚至导致生物的进化；如果是有害的，则可造成后代遗传性状的恶化、种系的退化甚至某些物种的灭绝。对人类来说，可能导致形成新的遗传疾病或遗传缺陷和各种健康的损害。

二、对 DNA 合成和修复有关的酶系统作用

化学致突变作用的模式为损伤-修复-突变，只有修复功能饱和或能力不足时才会突变。

1. 氧化代谢酶

细胞色素 P450 是机体代谢化学毒物的主要酶类。发现这些酶的多态性使代谢功能出现较大差异，并因此而影响机体对毒物的敏感性。

CYP1A1 基因编码芳烃羟化酶（AHH）能催化多环芳烃等致癌物活化。研究发现，

CYP1A1 的低诱导表型在肺癌组占 4%，而在对照组占 44%，相反，高诱导表型在肺癌组占 30%，而在对照组占 9.4%，说明不同基因型与肺癌发生有一定关系。此外，还发现 AHH 的可诱导性与肺癌的预后相关。

CYP2D6（异喹羟化酶）多态性是研究得较为充分的一种酶变异。根据酶活性（代谢表型）可分为强代谢型（EM）和弱代谢型（PM）。在不同种族中两种表型所占比例不同，例如，PM 型在高加索人种中约占 7%，而在亚洲人中只占 1%，已知 CYP2D6 与 30 种以上的药物代谢有关，其活性与药物的药效及副作用有一定关系，如 CYP2D6 参与可待因 O-去甲基作用，生成吗啡，发挥其药效。而 CYP2D6-PM 药效减弱以至全无作用。

2. 酯酶

与致突变作用关系密切的是环氧水化酶（EH），在人类至少有四型。一种在胞质，一种在微粒体，另两种有较高的特异性，一是针对胆固醇环氧化物，另一种是针对白三烯环氧化物。EH 的作用具有二重性，它既是活化酶，如参与苯并 $[a]$ 芘代谢，使之最后生成终致癌物，也是解毒酶。EH 活性存在明显的个体差异。

3. 谷胱甘肽硫转移酶（GST）

它是体内重要的解毒酶系之一，许多疏水性及亲电子物质通过 GST 与谷胱甘肽结合形成硫醚酸，经尿排除体外。

化学毒物的体内代谢主要与两大类催化酶有关，即催化氧化反应的细胞色素 P450 和催化结合反应的谷胱甘肽-S-转移酶。

三、细胞分裂过程的改变

1. 共价结合形成加合物

许多化学诱变剂或其活化产物是亲电子化学物，可与 DNA、RNA 或蛋白质等大分子亲核物质发生共价结合，形成加合物。DNA 加合物的形成被普遍认为是诱变作用的重要事件。正常的 DNA 碱基配对在腺嘌呤和胸腺嘧啶是靠两个氢键相联（A∶T），而在鸟嘌呤和胞嘧啶则是靠三个氢键相联（G∶C）。这些氢键都是以弱静电力与嘌呤或嘧啶特定位置的氧或氮联结。如果亲电化学物与 DNA 碱基中涉及氢键的部位发生共价结合，加合物就能够由氢键位置产生电子转移，使得有机会形成短寿命的错配碱基对（如 A∶C 或 G∶T）。这种错配如发生于 DNA 复制时或复制前，结果就会出现置换型突变。

致癌化学物有许多都是亲电子化学物，能与 DNA 发生共价结合。例如，强烈致癌的黄曲霉发生共价结合。共价结合所攻击的碱基和碱基上的位置，有些是专一的，而有些却专一程度低。

2. 平面大分子嵌入 DNA 链

有些大分子能以静电吸附形式嵌入 DNA 单链的碱基之间或 DNA 双螺旋结构的相邻多核苷酸链之间，称为嵌入剂。它们多数具有多环的平面结构，尤其是三环结构，因其长度是 6.8×10^2 nm 恰好是 DNA 单链相邻碱基距离的两倍，故易于嵌入。如果嵌入到新合成的互补链上，就会使之缺失一个碱基；如果嵌入到模板链的两碱基之间，就会使互补链插入一个多余的碱基。无论多或少 1 个碱基都会造成移码突变。

3. 改变或破坏碱基的化学结构

有些化学物可对碱基产生氧化作用，从而破坏或改变其结构。例如，亚硝酸根能使腺嘌呤和胞嘧啶发生氧化性脱氨，相应变为次黄嘌呤和尿嘧啶。羟胺能使胞嘧啶 C-6 位的氨基变为羟氨基。这些改变都会造成转换型碱基置换。一些化学物能在体内形成有机过氧化物或自由基，从而破坏嘌呤或嘧啶的化学结构，容易导致 DNA 链断裂。

4. 碱基类似物取代

碱基类似物能在 S 期与天然碱基竞争，取代其位置。

四、突变的后果

突变的结局从总的方面看，可能是致死的，或可能是对程序性细胞死亡即细胞凋亡的调控改变，这些都通过靶细胞呈现出来。当靶细胞是体细胞时，其仅影响接触诱变剂的个体，而不能影响后代。当靶细胞是生殖细胞时，才有可能殃及后代，也有可能对接触的个体有影响。

通过靶细胞所呈现出来的突变后果必然与突变的类型有关。其中整倍性改变几乎对人体健康无影响。因为正常人肝细胞中有 10% 为 4 倍体，0.2% 为 8 倍体。正常动物的多倍体肝细胞更多。

（一）体细胞突变的不良后果

1. 体细胞突变致癌

早就发现肿瘤细胞中存在着与肿瘤种类特异的缺失、易位、倒位等染色体畸变。以后又发现一些诱变试验的测试结果与啮齿类动物致癌试验结果的符合率较高。近年又发现一些肿瘤细胞有特异的非整倍性改变，甚至认为 75% 的人类肿瘤存在着非整倍性改变。

现已查明，体细胞基因突变、染色体畸变和非整倍性改变，都是引起癌基因激活和抑癌基因失活等改变而致癌。其中，也涉及对 PCD 的抑制。从孕晚期胎儿开始，体细胞发生这些突变性改变，都有可能导致肿瘤的发生。

2. 体细胞突变致畸与发育毒性

孕体的体细胞由受精卵起至器官形成期的细胞，因外来化学物引起突变，就有可能使新生儿存在外观或内脏的畸形。也可能发生着床前死亡、流产、死胎和新生儿死亡，而活胎则可能有发育迟缓。

3. 体细胞突变的其他不良后果

动脉硬化可因动脉壁细胞被诱发突变而引起。衰老被认为是因体细胞组织累积的突变所致。

（二）生殖细胞突变的不良后果

不同发育阶段的生殖细胞发生突变的意义不同，最重要的是精原干细胞、卵原细胞和休止期的卵母细胞。如果是这些细胞发生突变，就存在着整个生育年龄排出突变的生殖细胞的可能性。如突变仅限于精原干细胞以后的发育阶段或正在成熟与成熟了的卵母细胞，那么仅在很短一段时间中才有排出突变生殖细胞的可能。

生殖细胞的致死性突变可导致不育、半不育。生殖细胞非致死突变是可遗传的改变。其后果之一是产生遗传病，另一后果是对基因库和遗传负荷产生不良影响。产生遗传病，可能是出现新遗传病病种，也可能是使其发生频率增加。遗传病有单基因遗传病（常染色体显性遗传病、常染色体隐性遗传病、X 连锁显性遗传病、X 连锁隐性遗传病、连锁遗传病等）、多基因遗传病和染色体病。基因库是指某一物种的生育年龄群体于特定时期能将遗传信息传至下一代的基因的总和。遗传负荷指基因库中携带的一定量的有害基因。基因库中存在一定量的有害基因，将使下一代的体质下降，故称之为遗传负荷。当然遗传病种的增加也许不仅仅是因自发和诱发的遗传学损伤增多和遗传负荷加重，还可能与医学上鉴定新病种的技术水平增高有关。

第三节　研究化学毒物致突变作用的方法

一、常用的遗传毒理学试验

1. 染色体畸变试验

染色体畸变试验能在体内或体外进行，也能用于人群监测。在体内或体外染毒的试验中，都用秋水仙素处理，使更多细胞停留于中期相，然后才取细胞作涂片和进行低渗处理后染色观察。

对于染色体数目改变，原则上只适于超倍体的观察。因为涂片时可能人为地把染色体推出细胞外。

染色体畸变试验对间期细胞使用 FISH 能准确观察不分离和染色体丢失等非整倍性改变。着丝点 DNA 重复序列在多数染色体间有明显的同源性，但也有其不一致性。所以必须制备多种单个染色体的探针。

2. 精原细胞和中期 I 精母细胞染色体分析

本试验对雄小鼠染毒 1 次或数次，于末次染毒后 1 天或 12~14 天采样，相应观察精原细胞染色体结构畸变和数目改变，并观察精母细胞突变发生同源染色体相互易位而于终变期至中期 I 出现的多倍体和单倍体。

相互易位是稳定的畸变，与不稳定畸变不同，不会导致子细胞因缺失部分遗传物质而死亡。因此，有可能传至下一代，对遗传危害评价意义较大。由于多数断裂剂为 S 期依赖诱变剂，因此对于初级精母细胞来说最适的染毒时间是早细线期。由此时期至终变期至中期 I 约需 12~14 天，故应在染毒后 12~14 天采样。

3. 精子畸形试验

本试验检查精子头、颈、尾和顶体的形态改变。精子的成熟和正常形态发育从遗传学角度看是受多基因控制的。这些基因的任一个发生突变都会导致精子畸形率增高。某些染色体发生重排，如性-常染色体易位，是诱变剂诱发精子畸形的重要机制。多基因遗传易受环境因素的影响，有关基因未发生突变，仅因环境因素的改变也可引起变异。因此精子畸形率的增高，并不一定反映受检物为诱变剂。同时，从组织发生学角度看，精子成熟是当精子细胞嵌镶于生精小管的支柱细胞细胞质之间的时候完成的。因此，对支持细胞的各种损害，毒性的或物理性的，都可诱发精子的形态学改变。目前公认变态反应、缺血、体温升高、感染等因素都可导致精子畸形。

在严格控制各种影响因素的实验中，如受检物染毒后能引起明显的剂量相关的精子畸形率增加，则虽该受检物可能不是诱变剂，但最低限度是一种诱发精子畸形的因素。

如果在染毒动物的 F_1 代检查精子畸形，则本试验可改称为可遗传精子畸形试验。试验阳性表示受检物诱发了生殖细胞发生可遗传突变。

4. 显性致死试验

小鼠显性致死试验是 1953 年就已建立的一种诱变试验。对发育中雄性生殖细胞遗传物质诱发的损伤不一定影响精子对卵子授精的能力，但可使孕体于早期发育中死亡。实验证明，对显性致死遗传毒性损伤的主要类型是染色体畸变。孕体死亡起因于细胞分裂时丢失染色体断片使染色体组分不齐全。此外，也可因非整倍性改变而致孕体死亡。但本试验很易漏检三体性改变。

5. 单细胞受精卵染色体分析

单细胞受精卵染色体分析，是对雌小鼠进行超排卵处理后，立即与雄小鼠交配。经过秋水仙素注射，使受精卵停滞于第 1 次卵裂的中期。此时在受精卵中两性配子染色体分别群集在一起，雄性染色体个体凝集较紧密，因而很易与雌性配子的染色体区别开来，予以观察。如果用 C 显带染色，则异染色质的 Y 染色体成为两群染色体相区别的标志，而更可靠地将雌雄配子的染色体鉴别。

本试验可用于：①检测雄性配子在其发育各期发生的可遗传的染色体损伤传递到子代。这是对雄小鼠染毒后，按生精过程各时段（见下文特定基因座试验），分别与刚刚进行超排卵的雌小鼠交配。②检测雌性配子在各期的受损染色体传递至子代。为此，在雌小鼠染毒后一定时间，才进行超排卵处理，并马上与未染毒的雄小鼠交配。

6. 可遗传易位试验

小鼠可遗传易位试验用于检测生殖细胞染色体损伤导致非同源染色体的节段性相互交换。带有相互易位的配子，通常能受精，其子代染色体组分齐全，故能存活。于是在 F_1 雄性突变体的精母细胞终变期至中期 I 观察到一价体、三价体、四价体等因非同源染色体相互易位所产生的。

7. 特定基因座试验

特定基因座试验有形态学和生物化学两种，均用于检测生殖细胞基因突变。

8. 姊妹染色单体交换试验

姊妹染色单体交换是互补链与模板链的表观同源位点内换的细胞学现象。最初是通过 ^{3}H-胸苷标记染色体而发现，后来建立了使用嘧啶类似物进行标记复制链的方法，从而达到差别染色的效果。这样，就使姊妹染色单体交换试验成为可以推广应用的细胞遗传学试验之一。

9. 程序外 DNA 合成试验

本试验测定 S 期以外 ^{3}H-胸苷掺入细胞的合成试验量，以反映 DNA 损伤后修复合成的量。因为 DNA 修复合成发生在正常复制的主要时期以外，故称程序外 DNA 合成试验，或 DNA 修复合成试验。本试验常以啮齿动物肝细胞或人周围血淋巴细胞为靶。这些细胞基本上处于 G_0 期，正常 DNA 复制水平极低。如用增殖率有一定水平的细胞，则须将之阻断于 G 期，使半保留 DNA 复制降到最低限度，才能减少其对掺入水平很低的修复合成的观察发生干扰。

二、致突变试验中应注意的几个问题

1. 体外试验活化系统的采用

有些诱变剂必须经过代谢活化才能起作用，称为前诱变剂，是与不必代谢活化即能起作用的直接诱变剂相对而言的，也可称为间接诱变剂。体外试验用的原核细胞或真核细胞，虽有一定的活化能力，但质和量都常常不能与体内相比。因此，为了检测直接和间接诱变剂，应分别加与不加体外模拟代谢活化系统。

2. 最高剂量的设置

在诱变试验中，如最高剂量过低，阴性结果就不可靠。对于体内试验，应当是受检物溶解度许可或染毒途径许可的最大剂量。如该最大剂量有一定毒性，则应是不致引起动物死亡或靶细胞生长严重受抑或靶细胞形态改变而影响观察的最大耐受量。

3. 对照组的设置

在诱变试验中的对照组应包括阳性对照组和阴性对照组。阳性对照是加入已知诱变剂（诊断剂），以显示试验系统检出诱变剂的有效性。在体内试验中，可遗传易位试验和显性致死试验等需用太多动物的试验，可接受使用近期的历史对照。其他体内试验均应设阳性对照。在体外试验中，阳性对照应有加与不加 S9 的两种试验条件，所用的已知诱变剂应与此相适应。

阴性对照应包括空白对照和溶剂对照。这是为了确定自发突变水平和检查使用的溶剂是否引起突变。

4. 试验结果的判定

试验结束时，应首先回顾实验步骤和操作的正确性，剂量设计与对照组设置的合理性，然后进行盲法观察。应首先注意阳性对照所用已知诱变剂的诱变能力是否与其剂量相符；其次应注意阴性对照中，溶剂对照与空白对照的自发突变水平是否一致和与历史资料是否相符。然后才判断实验结果的阳性或阴性。

【本章小结】

至今已发现相当数量的外来化学物能直接损伤 DNA，或产生其他遗传学改变而使基因和染色体发生改变。这类物质称为遗传毒物，又称致突变物或诱变剂。突变的发生及其过程称为诱变作用。

遗传学损伤可分为基因突变、染色体畸变和染色体组数目异常三类。基因突变是指基因中 DNA 序列发生的可遗传改变，可分为碱基置换、移码和大段损伤三个类型；染色体畸变这里仅指染色体结构异常，它是染色体或染色单体断裂所致，包括染色体型畸变、染色单体型畸变；染色体组数目异常是指染色体数目发生非整倍性和整倍性的改变。

化学毒物致突变作用的机制：一是 DNA 损伤引起突变；二是对 DNA 合成和修复有关的酶系统作用，使 DNA 的修复功能饱和或能力不足时引起突变；三是细胞分裂过程改变。突变的后果，对于体细胞可致癌、致畸、引起发育毒性等不良后果；对于生殖细胞致死性突变可导致不育、半不育，非致死突变后果是产生遗传病或对基因库产生不良影响。

研究化学毒物致突变作用常用的遗传毒理学试验有：染色体畸变试验、精原细胞和中期 I 精母细胞染色体分析、精子畸形试验、显性致死试验、单细胞受精卵染色体分析、可遗传易位试验、特定基因座试验、姊妹染色单体交换试验、程序外 DNA 合成试验。致突变试验中应注意体外试验活化系统的采用、最高剂量的设置、对照组的设置、试验结果的判定这几个问题。

【思考练习题】

1. 怎样理解基因突变和染色体畸变？
3. 简述 DNA 损伤与突变的关系。
4. 简述对 DNA 修复有关的酶系统。
5. 突变的后果有哪些？
6. 列举常用的遗传毒理学试验。
7. 试述在致突变试验中应注意的问题。

（吴存兵）

第七章 食品中化学毒物的致畸作用

第一节 概 述

生殖发育是哺乳动物繁衍后代的正常生理过程，其中包括生殖细胞（即精子和卵细胞）发生、卵细胞受精、着床（或称植入）、胚胎形成、胚胎发育、器官发生、分娩和哺乳过程。

在生殖发育的各个环节，都可能受到外源化学物的损害，外源化学物对生殖发育的损害作用分为生殖毒性（reproductive toxicity）和发育毒性（developmental toxicity）两个方面。生殖毒性是指外源化学物对雄性和雌性动物生殖功能或生殖能力的损害和对后代的有害影响。表现为外源化学物对生殖过程的影响，例如生殖器官及内分泌系统的变化，对性周期和性行为的影响，以及对生育能力和妊娠结局的影响等。发育毒性是指在到达成体之前诱发的任何有害影响，包括在胚期（embryonic period）和胎期（fetal period）诱发或显示的影响，以及在出生后诱发或显示的影响。发育毒性的具体表现可分为以下几种。①生长迟缓（growth retardation）：是指在胚胎的发育过程中，由于外源化学物的干扰，使胚胎较正常的胚胎发育过程缓慢，表现在体重、身长及骨骼钙化等方面。一般认为胎儿的生长发育指标比正常对照的均值低 2 个标准差时，即可定为生长迟缓。②致畸作用（teratogenicity）：是指由于外源化学物的干扰，胎儿出生时，某种器官（外观、内脏和骨骼）表现形态结构异常。致畸作用所表现的形态结构异常，在出生后可立即被发现。③功能缺陷（functional deficiency）：是指胎仔的生化、生理、代谢、免疫、神经活动及行为的缺陷或异常，如听力或视力异常、行为发育迟缓等。功能缺陷往往要在出生后经过相当长的时间才能发现，因为在正常情况下，有些功能在出生一段时间后才能发育完全。④胚胎致死作用（embryolethality）：是指受精卵未发育即死亡，或胚泡未着床即死亡，或着床后生长发育到一定阶段死亡。早期死亡的胚胎为吸收胎或天然流产，晚期死亡的胚胎为死胎。

致畸作用在外源化学物发育毒性的具体表现中，对存活后代机体影响较为严重，往往是一种不可逆过程，具有重要的毒理学意义，在有些文献中，将致畸作用称为发育毒性，可以理解为发育毒性的狭义概念。

一、致畸作用

致畸作用是指外源化学物作用于发育期的胚胎，引起胎儿出生时具有永久性的形态结构异常，是一种特殊的胚胎毒性。凡在一定剂量下，能通过母体对胚胎活胎儿正常发育过程造成干扰，使子代出生后具有畸形的化学物称作致畸物或致畸剂（teratogen）。器官形态的异常称为畸形。具有畸形的胚胎或胎仔，称为畸胎。动物试验表明，具有致畸作用的化学物有 2500 多种，目前肯定对人类有致畸作用的因素有数十种，其中化学物有 30 多种。

人类对致畸作用的认识是一个逐步深入的过程，对于出生缺陷和畸形很早就有文字记载，但直到 20 世纪 40 年代，通过实验先后确定了 X 射线、营养缺乏、激素、烷化剂和缺氧等可以造成哺乳动物出生缺陷模型后，才对致畸作用有了初步的研究。20 世纪 60 年代初，西欧一些国家和日本突然出现不少畸形新生儿，截至 1962 年，这些国家出生的畸形新生儿超过万名，畸形的特征是严重短肢，形似海豹。经流行病学调查证实，海豹形畸形儿的母亲在妊娠期间均有服用镇静剂"反应停"（化学名 α-苯肽戊二酰亚胺，又称塞利多米）的既往史。通过这次事件，外源化学物的致畸作用更加引起人们的高度重视，人们开始对外源化学物的致畸作用进行深入的研究。目前，世界上所有国家都要求对新化合物的致畸作用进行安全性评价。

致畸作用的毒理学特点如下。

（一）发育阶段致畸效应的特异性

有性生殖动物由受精卵发育成为成熟个体的过程，可概括为胚泡形成、着床、器官发生、胎儿发育以及新生儿发育等阶段。胚胎或胎仔所处的发育阶段不同，对于致畸作用呈现不同的敏感性。着床前的胚胎对胚胎致死作用较为敏感，但对致畸作用不敏感，如在此阶段接触致畸物，往往出现胚胎死亡，畸形极少。器官发生期是发生形态结构畸形的关键期，此阶段胚胎对致畸作用最为敏感。20 世纪 60 年代反应停药物致畸事件就在人怀孕后的 20～35 天内（器官发生期），在无一般毒性的"安全剂量"[1mg/（kg·天）] 下发生的，有人甚至在这阶段内只服用过一次药。在胚胎发育后期和新生儿期对致畸作用不敏感，最容易表现的发育毒性是生长迟缓和神经、内分泌以及免疫系统机能的改变。胎仔或胎儿对胚胎致死作用的敏感性虽较胚胎低，但仍有一定数目的死胎发生。

同一剂量的同种致畸物在敏感期与胚胎接触，可因胚胎所处发育阶段不同而出现不同的畸形。例如，以 20mg/kg 体重剂量的环磷酰胺在小鼠受精后第 8～12 天期间，每日分别给予小鼠，虽然畸形多出现于前肢趾部，但畸形种类则可因给予的日期不同而分别为多趾、并趾、缺趾和无趾；将大量维生素 A 在受精后第 8 天给予大鼠，主要出现骨骼畸形，如在第 12 天给予，则诱发腭裂；将相同剂量砷酸钠在受精后第 7 天给予小鼠，主要出现脐疝，如在第 9 天给予，则诱发露脑。

虽然发育中的胚胎对致畸作用的敏感期主要在器官发生期，但在此期间，各种不同器官都有其对致畸作用的特殊敏感期，即"靶窗（target windows）"。例如，大鼠器官发生期为受精后 9～17 天，但大鼠眼的最敏感期为受孕后第 9 天，心脏和主动脉弓的最敏感期约为受孕后第 9～10 天之间，脑的最敏感期约为受孕后第 10 天，头与脊椎骨最敏感期约为受孕后第 11 天，腭最敏感期为受孕后第 12～13 天，泌尿生殖器官最敏感期约为受孕后第 15 天。

（二）剂量与效应关系较为复杂

1. 剂量与效应关系较为复杂的表现及原因

① 机体在器官形成期间与具有发育毒性的外源化学物接触，可能导致畸形，也可能导致胚胎死亡。各种致畸物都有其引发致畸作用的阈剂量。一般地说，所用的剂量高于该化学物致畸作用的阈剂量时，可使致畸范围扩大、程度加重、靶窗延长，再增大则出现胚胎死亡。而由于胚胎死亡数的增加，反而使畸形率降低。剂量再进一步增大，则可造成母体的

死亡。

② 某种致畸物可以引起一定的畸形，但在同一条件下增加剂量，并不出现同一类型畸形，其原因可能是由于较高剂量往往造成较为严重的畸形，而由较低剂量引起的轻度畸形往往可被这种严重的畸形所掩盖。例如一种致畸物在低剂量时，可以诱发多趾，中等剂量时则诱发肢长骨缩短，高剂量时可造成缺肢或无肢。

③ 许多致畸物除具有致畸作用外，还有可能同时导致胚胎死亡和生长迟缓，这些不同表现之间可以相互影响，没有一定的规律，使剂量-效应关系较为复杂。

2. 致畸作用的剂量反应曲线较为陡峭，即斜率较大

典型的致畸作用的剂量反应曲线的斜率很大，最大无作用剂量与100%致畸剂量之间距离较小，一般仅相差1倍。往往100%致畸剂量即可出现胚胎死亡，若剂量继续增加，即可引起母体死亡。还有人观察到致畸作用最大无作用剂量与引起100%胚胎死亡的最低剂量仅相差2~3倍。例如给怀孕小鼠腹腔注射环磷酰胺5~10mg/kg体重，未见畸形发生，而40mg/kg体重即可引起胚胎100%死亡。致畸作用最大无作用剂量与引起100%胚胎死亡的最低剂量间的剂量带，称为致畸带。致畸带越宽的致畸物，致畸危险性越大。

(三) 致畸作用的物种差异以及个体差异

任何外源化学物的损害作用都存在物种及个体差异，在致畸作用尤为突出。这种差异是因代谢变化、胎盘种类、胚胎发育的速度和方式引起的。

同一致畸物作用于不同动物并不一定都具有致畸作用，引起畸形的类型也不一致。例如，杀虫剂西维因对豚鼠具有致畸作用，对家兔和仓鼠并不具有致畸作用；农药敌枯双对大鼠致畸作用明显，但未得到人群调查的证实资料；反应停4000mg/kg对大鼠和小鼠尚不致畸，而对人0.5~1.0mg/kg就有极强的致畸作用。

同一物种动物的不同品系对一种致畸物敏感性的差别很大，所以同一致畸物作用于同一物种动物的不同品系，其致畸作用存在极明显的差异。例如，脱氢皮质酮和生物染料锥虫蓝以及反应停都有这种现象。

二、致畸作用的机制

目前已知有很多因素可以诱发畸形，如物理性的辐射能、生物性的病毒（风疹病毒、脊髓灰质炎等）感染以及化学性药品、农药等，其中最主要的是化学因素，即某些外源化学物。近年来，随着生命科学的进展，对致畸机理认识逐渐深入，虽然尚不能系统全面的进行阐明，但可能更为概括和深入。有人将致畸作用机制归纳为下列几个方面。

1. 基因突变和染色体畸变

有些外源化学物作用于生殖细胞或体细胞，可诱发基因突变和染色体畸变，使DNA结构和功能受损，造成胚胎发育障碍，导致畸形的发生。一般认为，在人类出现的畸形中，基因突变引起的人类畸形占5%左右，染色体畸变引起的人类畸形占10%左右。

基因突变可能是引起畸形的重要机制之一。某些外源化学物可使细胞核中DNA链上的核苷酸序列产生错乱，导致错误的转录和翻译，从而导致畸形的发生。若外源化学物作用于生殖细胞，其所导致的畸形具有遗传性，可以传给后代，但已发生突变的生殖细胞，很难完成胚胎或胎仔的正常发育过程，所以这种情况比较少见；若外源化学物作用于体细胞，其所导致畸形则不具有遗传性，仅在子代表现畸形，这种情况多见于常规的致畸试验中，因为胚胎与受试物接触时已进入器官发生期，受试物只能作用于体细胞，而与生殖细胞无关。基因突变除可引起形态结构异常外，还可引起生理生化功能障碍，如酶分子氨基酸组成发生改变，可以导致其功能的变化，产生代谢性疾病。

染色体畸变常导致胚胎死亡，若不死亡，也可产生畸形和功能障碍。但一些人对此也有不同的意见。有人观察到发生染色体畸变的细胞与透过胎盘的外源化学物接触后，一般在24h内就已消失。即使存在稳定的畸变，如小缺失（small deletion）、倒位（inversion）和相互易位（reciprocal translocation）等，经过几个细胞分裂周期后，发生染色体畸变的细胞也不再存在，所以认为染色体畸变可能并非致畸作用的直接原因，而是由外源化学物对胚胎组织中 DNA 损害造成 DNA 合成减少造成的。

2. 致畸物的细胞毒性作用

由于细胞在 DNA 复制、RNA 转录、蛋白质翻译及细胞分裂等过程中，对外源化学物极为敏感，如果接触一定剂量的外源化学物则会影响细胞的增殖，即表现出细胞毒性作用，引起某些组织细胞死亡，使之在出生时出现畸形。如果接触致畸物的剂量较低，可引起部分细胞死亡，但其死亡的速度及数量可被存活细胞的增殖所补偿，因此出生时不表现畸形；如果接触致畸物剂量较高，在短期内即可造成大量细胞死亡，胚胎出现无法代偿的严重损伤，则表现出胚胎致死作用；只有接触超过致畸阈剂量一定范围的胚胎，才能使受损组织不能进行补偿，但并不危及生命，导致出生时有畸形现象的出现。

在实际工作中，同一剂量外源化学物的损害作用在各窝之间或每窝幼仔之间，会同时出现发育迟缓、畸形和胚胎死亡现象，造成这种现象的原因有两个：①外源化学物在不同胚胎体内生物转运和代谢情况不同；②不同窝内或同一窝内，不同胚胎发育阶段存在一定差异。

3. 母体及胎盘的正常功能受到干扰

在母体妊娠期间，如某些特异性营养成分如维生素 A、锌、叶酸等缺乏，或某些重要营养素的拮抗物的作用（例如 EDTA，为某些微量元素的拮抗物），或母体营养失调（例如蛋白质和热能供给不足、营养素由母体至胚胎的转运受阻、子宫和胎盘血液循环障碍等）都会影响到胚胎的发育，引起胚胎或胎儿出现严重的生长迟缓、先天性甲状腺疾病及神经系统发育不全等先天畸形。如接触5-羟色胺、麦角胺、肾上腺素等作用于血管的化学物可破坏母体及胎盘稳态，造成畸形，甚至胚胎死亡和生长迟缓。这些先天畸形一旦发生，即使在新生儿期加强营养也是不可逆转的。

4. 酶的抑制

在细胞分化、增殖及器官生长发育过程中均需要各种酶的参与，如核糖核酸酶、DNA聚合酶、碳酸酐酶等。当这些重要酶类被外源化学物抑制或破坏时，将会影响胚胎的正常发育过程，并引起畸形。如利尿剂乙酰唑胺是碳酸酐酶的抑制剂，可引起大鼠的特异肢体畸形。

5. 对细胞膜造成损伤

在细胞膜正常结构以及渗透性等生物物理性质改变的情况下，也可出现畸形。如饲喂大鼠大剂量的维生素 A 会导致大鼠出现畸形，这种作用被认为是高浓度的维生素 A 破坏了大鼠胚胎细胞膜的超显微结构造成的。

6. 干扰正常胚胎分化

有些致畸物能干扰或破坏胚胎发育的某些特异性分化过程。这类致畸物的共同特征是：胚胎接触这类致畸物后所诱发的各种不同类型的畸形，通常在胚胎器官形成期的短暂接触后，即可诱发明显的结构畸形或某些表现独特的畸形综合征。如在肾上腺皮质激素的药理剂量下，可诱发实验动物腭裂畸形，但不会同时出现胚胎死亡、整个胚胎生长发育迟缓或广泛细胞死亡的现象。

7. 生物合成的原料和能量不足

细胞内各种生物合成所必需的能量和原料不足或代谢过程受到干扰时也会导致畸形的发生。如母体中维生素和无机盐等营养状况失调、低血糖、缺氧等都可导致畸形的发生。现已证实，水杨酸盐可抑制黏多糖的合成，而黏多糖为结缔组织的主要成分，其缺乏可导致畸形的发生；RNA、DNA及蛋白质合成前体不足，也可导致畸形的发生。

上述七种说法，尚未能对致畸机理作出系统而有说服力的阐述，而且实际情况可能更复杂，有些致畸物可能同时存在两种作用机制，所以对于致畸机制尚需进行不断深入的探讨。

第二节 致畸作用试验与评价

评定受试外源化学物能否通过妊娠母体引起胚胎畸形的动物试验，称为致畸试验（teratology test）。通过致畸试验可以确定一种受试物是否具有致畸作用，能诱发何种畸形及出现畸形的主要器官，并且能确定最大无作用剂量和最小有作用剂量。传统常规致畸试验是评定致畸作用的标准方法，近年来随着毒理学和生命科学的进展，出现了一些新的评定方法。

一、传统常规致畸试验

1. 基本原理

胚胎在器官形成期，如受到外源化学物的作用，会使其细胞分化、器官形成及正常发育受到阻滞，以致出现胎仔器官的器质性缺陷而呈现畸形。因此，可以通过观察妊娠母体在敏感期（器官形成期）接触受试物后胚胎及胎仔的发育状况来评价某种外源化学物有无致畸作用。

2. 基本方法

（1）动物选择 致畸试验中动物的选择，除参照毒性试验中选择动物的一般原则，即食性和对受试物代谢过程与人类接近、体型小、驯服、容易饲养、易繁殖及价廉外，还应特别注意要选择妊娠过程较短、每窝产仔数较多和胎盘构造与人类接近且自发畸形率较低的动物。致畸试验可选用两种哺乳动物，首选大鼠，此外可以选择小鼠或家兔。

选用大鼠的优点：①大鼠受孕率高（一般大鼠每窝可产仔8～12只），易于得到足够标本数；②经验证明，大鼠对大多数外源化学物的代谢过程基本与人类近似；③胎仔大小适中，易于观察畸形情况。选用大鼠的不足之处：①大鼠对一般外源化学物代谢速度很高，对致畸物耐受性强、易感性低，有时会出现假阴性结果；②大鼠的胎盘结构与人类有一定的差异。

其他受试动物也各有其优缺点。小鼠对某些致癌物虽然较敏感，但其自然畸形发生率较大鼠高，且胎仔小，不易检查；家兔为草食动物，与人类代谢功能差异较大，且妊娠期不够恒定，自然发生率也较高；鸡胚也可进行致畸试验，可同时得到大量鸡胚，且胚胎发育条件也较易控制，但鸡不是哺乳动物，缺乏受试物与母体的相互作用。

（2）剂量分组 由于致畸作用的剂量反应关系曲线较为陡峭，斜率较大，最大无作用剂量与引起胚胎大量死亡以及母体中毒死亡的剂量极为接近，所以致畸试验中剂量分组是极为关键和复杂的问题。在确定剂量时，一方面要求找出最大无作用剂量以及致畸阈剂量，同时还要保持母体生育能力，不致大批流产和过多胚胎死亡，同时避免母体死亡。

剂量的确定可用少数动物进行预试。预试的目的是找出引起母体中毒的剂量，一般采用孕鼠8～10只，在妊娠5～16天内给予受试物。如出现较严重的母体中毒、流产或胚胎大量死亡，将剂量略为降低，直至找出引起母体轻度中毒一般症状的剂量。

根据预试结果进一步确定正式试验剂量。正式试验至少应设3个剂量组。原则上，最高

剂量一般取 LD_{50} 的 $1/5\sim1/3$，应引起母体出现轻度毒性作用，即进食量减少、体重减轻，但不出现死亡或死亡率不超过 10%，也不能完全丧失生育能力；最低剂量取 LD_{50} 的 $1/50\sim1/30$，应不引起明显的中毒症状；中间剂量组可以允许母体出现某些极轻微中毒症状，其剂量与高剂量和低剂量成等比级数关系。最高剂量组能引起母体轻度毒性作用，但未观察到致畸作用，则可确认为该因素不具有致畸作用。

另外，有些学者建议，如已掌握或能估计人体实际接触量，可将实际接触量作为低剂量，并以其 $3\sim5$ 倍为最高剂量，在高、低剂量之间再插入一个中间剂量组。凡急性毒性较强的受试物，所采用剂量应稍低，反之可稍高。也有人以亚慢性毒性试验的最大无作用剂量为高剂量，以其 $1/30$ 为低剂量，可供参考。

致畸试验的分组可因试验目的不同而有所变化。如欲观察剂量反应关系，则设计剂量组数适当增加。正式试验要另设对照组。如受试物溶于某种溶剂中给予动物，则另设溶剂对照组（阴性对照组）。有时为了更好地验证试验结果，另设阳性对照组。常用的阳性对照物有视黄醇（大鼠剂量 150 000IU/kg）、乙酰水杨酸（大鼠剂量 250mg/kg）、敌枯双、五氯酚钠及脒基硫脲等。

(3) 动物交配处理 选择健康性成熟的未曾孕产的雌雄动物（大鼠体重 $200\sim250g$，小鼠体重 $20\sim25g$），按雌雄 1:1 或 2:1 的比例同笼交配。每天早晨通过阴栓检查或阴道图片精子检查确定是否受孕。阴栓是雄鼠前列腺分泌物、精液和雌鼠阴道分泌物凝固而成，呈白色蜡块状。阴栓检查简便易行，但应注意排除假阴性或假阳性。精子图片检查较为可靠，但工作量稍大。如 5 天内没有交配，应更换雄鼠。凡出现阴栓或精子之日即为受孕第 "0" 天。准确掌握受孕日对于确定动物接触受试物时间、最后检查及处死动物都非常重要。将已确定的受孕雌鼠随机分入各剂量组和对照组，大鼠或小鼠每组 $10\sim20$ 只，家兔每组 $8\sim12$ 只，狗等大动物每组 $3\sim4$ 只。

动物交配期室温在 $20\sim25℃$ 为宜，环境安静，必要时增加麦芽、蛋糕等营养物质。

(4) 动物染毒 受试动物接触外源化学物的方式与途径应与人体实际接触情况一致。一般多采用灌胃方式（按每 100 克体重 $0.5\sim1.0mL$ 计）。在特殊情况下，也可采用腹腔注射法，效果与经口近似。一般给予受试物的时间为整个器官形成期。大鼠和小鼠一般可自受孕后第 5 天开始接触受试物，每日一次，持续 15 天。如需研究器官易感性，则应在上述期间增加动物组数，将受试物每日分别给予不同组的动物，根据畸形出现的情况，确定受试物的敏感时间和主要靶器官。

在受试期间内应密切观察孕鼠的一般状况，每天需称母鼠体重，根据体重增长情况，随时调整剂量，同时通过体重的增减反映出受试物对孕鼠及胚胎的毒性程度。如母体未明显中毒，胚胎发育正常，孕鼠体重明显持续增加；反之，如母体中毒，胚胎死亡、吸收，则孕鼠体重停止增长或下降。

(5) 动物剖检 为防止自然分娩后母体吞食畸形胎仔，一般大鼠在受孕后第 $19\sim20$ 天，小鼠在受孕后第 $18\sim19$ 天，家兔在受孕后第 29 天，即在自然分娩前 $1\sim2$ 天将受孕动物处死，剖腹检查前要称量、记录母体最终体重。动物处死常采用颈椎脱臼法或断头处死法，从腹中线剖开，暴露子宫和卵巢，为胎仔检查做准备。

(6) 胎仔检查 切开左右两侧子宫，鉴别并记录每窝胎仔中活胎数、晚期死胎数、早期死胎数、吸收胎数及各种胎仔的特征，并记录编号。胎仔在临近出生期间，发育进展极为迅速，相差半日，发育情况即有显著差异，骨骼发育尤为显著。因此，在评定受试动物生长发育迟缓作用时，要特别注意受孕和进行幼仔检查的时间，同时，各对照组和各剂量组之间的处死时间应该一致。胎仔活产、死亡和吸收的特征见表7-1。

表 7-1　胎仔活产、死亡和吸收的特征

不同胎仔	颜　色	器官外形	自然运动	对机械刺激的反应	胎　盘
活产胎仔	肉红色	完整成形	有	有运动反应	红色,较大
晚期死胎	灰红色	完整成形	无	无运动反应	色灰红,较小
早期死胎	乌紫色	未完整成形	无	—	暗紫
吸收胎	暗紫或浅色点块	不能辨认胚胎	—	—	不能辨认胎盘

对于大鼠还应取出卵巢,记录黄体数用来代表排卵数。活胎取出后,要进行性别检查、测量体重、体长和尾长,并按窝计算平均体重,必要时记录活胎仔的性别(生殖突与肛门间距离,雌胎仔约1mm,雄性约2mm)。然后由下列几方面进行畸形检查:①外观畸形检查,例如露脑。致畸实验中可见的主要外观畸形见表7-2;②内脏及软组织畸形检查,如腭裂。内脏及软组织畸形检查的胎仔需要在鲍音(Bouin)溶液固定2周以上,用自来水冲洗固定液后,方可用切片法检查内脏及软组织异常情况。致畸实验中可见的主要内脏畸形或异常见表7-3;③骨骼畸形检查,例如颅顶骨缺损,分叉肋等。骨骼畸形检查需经过固定、透明和茜素红(alizarin red)染色等步骤后才能进行。致畸实验中常见的骨骼畸形见表7-4。

表 7-2　致畸实验中可见的主要外观畸形

头　部	躯　干	四　肢	头　部	躯　干	四　肢
无脑	脊柱裂	前肢或后肢形成不全	单鼻孔	卷尾	短指(趾)
脑鼓出	脊髓膨出	多指(趾)	无耳	短尾	
小头	胸骨裂	少指(趾)	无颚或小颚	无尾	
颜面裂	腹裂	畸形指(趾)	兔唇		
开眼	锁肛	并指(趾)	无颌或小颌		

表 7-3　致畸实验中可见的主要内脏畸形或异常

头　部	胸　部	腹　部
嗅球发育不全	左心位	肝分叶异常
无脑	右大动脉弓	无肾
脑室扩张	心房(室)中隔缺损	肾积水
脑室积液	食管闭锁	马蹄肾
无眼球	肺发育不全	输尿道积水
小眼球	肺叶融合	无膀胱
鼻中隔缺损	膈疝	无睾丸或无卵巢、子宫或子宫不全(单侧或双侧)

表 7-4　致畸实验中常见的骨骼畸形

部　位	畸形及特征
颅顶骨	缺损,骨化迟缓(表现为囟门过大)
枕骨	缺损,缺失
颈椎骨	缺损,椎弓不连续,骨化迟缓
胸骨	缺损或消失,骨化迟缓,点状或不到正常的1/2
肋骨	多肋(正常大、小鼠有13对肋骨),少肋,短肋,分叉肋,波状肋
腰椎	缺失,分裂变形
四肢骨	多骨,缺失
尾椎骨	缺失
盆骨	缺失,椎弓不连续,融合

以上检查只能检出结构与形态异常的畸形，不能检出可能发生的生化功能或神经行为缺陷。因此，有人主张将试验雌鼠保留 1/4 左右，待其自然分娩，并将出生幼仔饲养观察，至少到断奶，以便检查可能存在的先天缺陷和生理功能异常。

3. 结果评定

常用作致畸结果的评定指标：

① 母鼠妊娠期体重变化

② 活胎仔平均体重、体长、尾长

③ 畸形（外观、内脏及骨骼）总数

④ 平均着床数(%) = $\dfrac{\text{怀孕母鼠数}}{\text{交配母鼠数}} \times 100\%$

⑤ 平均活胎数(%) = $\dfrac{\text{活产胎的总数}}{\text{怀孕母鼠数}} \times 100\%$

⑥ 着床死亡率(%) = $\dfrac{\text{吸收胎数+死胎数}}{\text{着床数}} \times 100\%$

⑦ 畸胎出现率(%) = $\dfrac{\text{出现畸形胎仔总数}}{\text{活产胎的总数}} \times 100\%$

⑧ 活胎仔平均畸形出现率(%) = $\dfrac{\text{畸形总数（活胎）}}{\text{活胎的总数}} \times 100\%$

⑨ 母体畸胎出现率(%) = $\dfrac{\text{出现畸胎的母体数}}{\text{妊娠母体总数}} \times 100\%$

在计算畸胎总数时，每一活胎仔出现一种或一种以上畸形均作为一个畸胎；在计算畸形总数时，同一幼仔出现一种畸形，作为一个畸形，出现两种或两个畸形，则作为两个畸形计，并依此类推。

根据上述指标计算结果，最后作出综合评定。经统计学处理后，若试验组母体畸胎出现率高于对照组，活胎仔畸形出现率显著高于对照组，且畸形的出现具有剂量-效应关系时，才能判定外源化学物对受试动物具有致畸作用。此外，可通过危险度评定方法，即采用致畸指数（指母体 LD_{50} 与胎仔最小致畸作用剂量之比）来比较不同致畸物对受试动物的致畸效应强度。致畸指数越大，则表明致畸作用越强。按致畸指数一般把化学物致畸强度分为三级：致畸指数小于 10 则无致畸作用，致畸指数在 10～100 之间，则具有致畸作用，致畸指数大于 100 则具有强致畸作用。

4. 注意事项

① 雌雄鼠交配后并非全部怀孕，大鼠妊娠率约为 70%～90%，小鼠妊娠率较大鼠低。

② 不同季节，饲养条件不同，妊娠率会有所不同。

③ 实验组怀孕率明显低于对照组时，对于"未受孕"的结论，应予谨慎考虑并查明是否因受试物有较强胚胎毒作用而使胚胎流产、早期死亡所致。因为某些具有强烈胚胎毒性的化学物常可不留痕迹地终止妊娠，如使受精卵于着床前死亡，着床后早期胚胎死亡被吸收等。

二、致畸物体内筛检试验法

致畸物体内筛检试验法是由 N. Chernoff 和 R. J. Kavlock 所建立，所以简称为 C/K 法。此法是利用孕鼠对外源化学物是否具有致畸作用进行初步筛检的体内试验，除可初步观察外观畸形外，还可观察胚胎致死、生长迟缓等其他发育毒性表现。

此法的依据是大多数出生前受到的损伤将在出生后表现为存活力下降和/或生长障碍。

此法特点是：①简单易行，不进行传统常规致畸试验中的内脏检查和骨骼畸形检查，所以可以节约时间、费用和人力，可满足大量外源化学物进行致畸试验的需要；②可确定生长发育迟缓是否具有可逆性；③敏感性和特异性均较好，假阳性和假阴性结果较少；④所用动物少，检测终点少，实验周期短，但能提供有关化学物对生殖和/或发育可能发生影响的初步信息。

体内筛检试验法主要研究筛检对象为受孕小鼠或大鼠，实验最少设两个剂量组和一个对照组。高剂量组给予未孕鼠最小有作用剂量，允许产生明显母体毒性。在妊娠6～15d期间，每天给予受试物，并每天记录母鼠体重，待其自然分娩。出生后第1天和第3天取出幼仔称体重，肉眼观察死胎畸形，并计算出现死胎的母鼠百分率、出现吸收胎母鼠百分率和出生第3天存活的幼仔百分率。此外，还要计算幼仔出生时平均体重和出生3天增长的体重，如有生长迟缓现象，可继续留养到断奶，观察生长迟缓现象是否具有可逆性。如妊娠20天起至预计出生期第3天，仍未分娩，则需剖腹取出胎仔进行检查。

结果评定：根据观察到的毒性效应，尸检、肉眼和组织病理学发现，评价受试物的剂量与异常发生和严重性之间的关系，包括大的损伤、证实靶器官、不育、畸形、对生殖和仔鼠行为的影响、体重改变和死亡率等。由于本试验的动物少，终点选择少和周期短，只能用作初筛。

三、体外致畸作用试验法

传统的动物整体致畸试验需要大量的试验动物，耗费大量的人力、物力、财力和时间，且不适于探讨致畸作用的机制。因此，近年来，应用短期的体外致畸试验方法评价外源化学物的致畸作用受到了广泛的重视。常见的体外致畸作用试验法包括全胚胎培养、胚胎的某一器官（例如肢芽、腭片、骨骼、肺、牙齿、肾等）培养和细胞培养的体外试验法。

与传统的动物致畸试验相比较，体外致畸作用试验法有明显的优点：①试验方法简单，可以严格控制实验条件，有可能排除母体中一些其他因素干扰，更有利于进行机理的研究；②可以节约大量的人力和时间；③可利用人类的血清、尿液进行试验，便于直接观察受试物对接触人群的作用；④可利用单加氧酶或微粒体观察外源化学物在体内的代谢转化过程对其致畸作用的影响；⑤试验结果与没有母体毒性的整体动物致畸试验有较好的相关性。

可利用体外致畸作用试验法预测受试物对整体动物的致畸性，发现致畸作用的靶器官，或阐明致畸物的作用方式和致畸作用的机制等。但此种体外试验方法仍在发展之中，还需要根据体内试验结果，进一步比较验证，而且发育过程本身包括细胞增殖分化等极为复杂的各种过程，致畸作用的机理也尚未充分阐明，所以选择适当观察指标极为重要。几种重要的体外致畸作用试验方法如下。

1. 全胚胎培养法

全胚胎培养法是将试验动物的全胚胎在一定的培养基中进行培养，观察在接触受试物的情况下，是否呈现致畸作用以及发育毒性。胚胎可来自大鼠、小鼠、家兔，也可来自鸡、鱼和蛙类。

根据胚胎所处的发育阶段不同，可分为着床前培养和着床后培养。着床后培养是在器官发生期，即体节期的初期阶段，大鼠约为妊娠9～10天，小鼠约为妊娠8～9天。因为着床后培养效果比较好，所以一般采用着床后培养。所用培养基为经离心和灭活（56℃，30min）的大鼠血清或人、牛血清及合成培养基。观察指标为胚胎存活力和肉眼及组织学形态异常变化，如胚胎外形、体节数、卵黄囊、神经管、上下颚、眼、耳朵、心脏和肢芽的发育情况，胚胎中蛋白质含量可以较好地反映胚胎发育情况。

以大鼠为例，取 9.5 日龄大鼠胚胎，剥去 Reichert 膜，在培养液中接触受试物，在孵箱中通气旋转培养 48h 后，观察心脏搏动和卵黄囊循环、轴向正常旋转在背凸位、尿囊和绒毛融合、眼囊和耳囊、前肢芽和三个腮弓、前后神经管闭合肌体节数目等胚胎发育情况，并记录胚胎存活情况。

2. 器官培养法

器官培养法是将胚胎或胎仔组织、器官或器官的一部分，如胚胎肢芽、腭板、后肾、肺、肝、牙齿等在体外培养，观察外源化学物对其发育过程的影响。

器官培养法可分为静态悬浮培养法和非静态悬浮培养法两种。静态悬浮培养法是将器官置于一支持物上进行培养。非静态悬浮培养是将器官浸入培养液中，并进行机械振动或旋转培养，以保证气体交换。目前对啮齿动物肢芽培养方法应用较为广泛，效果也比较好。

以小鼠肢芽为例，取 12 日龄小鼠胚胎，在体视显微镜下选用 52～55 体节数的胚胎，取下前肢，置于含受试物的培养液中，连续通气浸没旋转培养 3 天，Bouin 液固定，阿利新蓝染色，制作肢体压片，检查肢体中软骨原基的发育与分化。

同时，此法可对较多的胚胎在体外进行发育过程的观察。一般利用妊娠 10～11 天鼠类胚胎进行悬浮培养，此发育阶段的胚胎肢芽尚未分化，仅具有芽基及上皮，胶原或葡萄糖胺聚糖含量极低，培养 7 天后，可出现软骨性骨结构，相当于肩胛骨、肱骨、尺骨、桡骨和手骨。肢芽可培养到 9 天，其间细胞的增殖和分化、核酸含量、蛋白质含量、肢芽大小和形状、软骨的形成、胶原和蛋白聚糖的生物合成都可以作为观察指标。

器官培养法太复杂，不适合作为预检方法，但可用于毒物作用机制和作用部位的研究。

3. 细胞培养法

传代细胞株和原代细胞都曾用于外源化学物致畸作用评定。主要根据是致畸物可以干扰细胞的正常生长过程。但细胞株经长期传代培养，往往失去细胞原有特性，在致畸物的作用下，往往只能观察到细胞毒性作用，未见畸形，不适于进行致畸物的筛检。而原代细胞对致畸物较为敏感，与肌体细胞实际情况相符，所以，细胞培养法中主要应用原代细胞进行外源化学物致畸作用评定。常用的原代细胞有大鼠、小鼠和鸟类的肢芽细胞或神经元细胞。

以大鼠细胞为例，从 11 日龄大鼠胚胎取得原代中脑细胞微团、肢芽区或其他区细胞微团，置于含有不同浓度受试物的培养瓶中，培养 5 天，用中性红判断细胞存活，用苏木精判断 CNS 分化数量，用阿利新蓝判断肢芽软骨细胞的分化数量。

此方法观察指标多样、操作简便，可作为一项预筛测试。根据目前的经验，肢芽细胞培养法对外源化学物致畸作用预测准确度可达到 89%，神经元培养法可达到 85%。

体外致畸作用试验法虽使快速筛选致畸物成为可能，但它们缺乏发育过程的复杂性，也存在着将这些试验结果外推到人的问题，而且这些体外致畸作用试验法均有待标准化及进行可靠性研究。所以，目前此法仅用于机制的研究和筛查，尚未真正用于外源化学物的致畸性的危险性评价。

【本章小结】

致畸作用是指外源化学物作用于发育期的胚胎，引起胎儿出生时具有永久性的形态结构异常，是一种特殊的胚胎毒性。致畸作用的毒理学特点：发育阶段致畸效应的特异性、剂量与效应关系较为复杂、致畸作用的物种差异以及个体差异。

致畸作用的机制：基因突变和染色体畸变、致畸物的细胞毒性作用、母体及胎盘的正常功能受到干扰、酶的抑制、对细胞膜造成损伤、干扰正常胚胎分化和生物合成的原料和能量不足。

致畸作用试验主要包括传统常规致畸试验、致畸物体内筛检试验法和体外致畸作用试验法三种。

传统常规致畸试验的基本原理：胚胎在器官形成期，如受到外源化学物或放射物的作用，会使其细胞分化、器官形成及正常发育受到阻滞，以致出现胎仔器官的器质性缺陷而呈现畸形。因此，可以通过观察妊娠母体在敏感期接触受试物后胚胎及胎仔的发育状况来评价某种外源化学物有无致畸作用。

致畸物体内筛检试验法的依据是大多数出生前受到的损伤将在出生后表现为存活力下降和/或生长障碍，所以可根据观察到的毒性效应，尸检、肉眼和组织病理学发现，评价受试物的剂量与异常发生和严重性之间的关系。

体外致畸作用试验法包括全胚胎培养、胚胎的某一器官培养和细胞培养的体外试验法。可利用此法预测受试物对整体动物的致畸性，发现致畸作用的靶器官，或阐明致畸物的作用方式和致畸作用的机制等，但此种方法仍在发展之中，还需要根据体内试验结果，进一步比较验证。

【复习思考题】

1. 什么是致畸作用？什么是致畸物？
2. 胚胎毒性表现为哪几个类型？
3. 致畸试验指的是什么？
4. 致畸试验中选用大鼠的优缺点是什么？
5. 体外致畸试验的优点是什么？
6. 简述致畸作用的机制。

（张秀凤）

第八章　食品中化学毒物的化学致癌作用

教学目的与要求

1. 掌握致癌作用概念、致癌化学物的分类和致癌作用评价方法。
2. 熟悉人类癌症发病率与化学因素的关系。
3. 了解食品中化学毒物致癌作用的过程。

　　癌症是严重威胁人类健康和生命的最严重疾病之一。在很多国家，癌症死亡率占死因顺序的第二位，甚至第一位。据统计，全世界每年死于癌症的已超过 700 万人，并有逐渐升高的趋势。癌症的病因很复杂，主要是由化学、物理、生物等环境因素引起的，国际癌症研究所在 1970 年左右指出，80%～90% 的人类癌症与环境因素有关，其中主要是化学因素，约占 90% 以上。食品中含有很多的化学致癌物，如含酒精的饮料可引发食管癌、肝癌、喉癌；烟草可诱发口腔癌、咽喉癌、肺癌、食管癌、膀胱癌；槟榔中含有槟榔碱可诱发口腔癌、食道癌；烘烤和熏制食品中含大量的苯并 [a] 芘，可诱发肺癌、胃癌和皮肤癌；黄曲霉毒素可引发肝癌等。因此，对于食品中化学致癌物的研究日益受到广泛的关注。

　　对于化学致癌作用的研究已有多年的历史，早在 1775 年，英国著名外科医生 Pott 首次发现，扫烟囱的工人患阴囊癌的较多，认为可能与接触煤焦油有关；100 年之后，Volkman 和 Bell 观察到长期与石蜡油和焦油接触的工人易患皮肤癌；1895 年，德国 Rehn 报道生产染料的工人由于接触芳香胺类化合物而导致膀胱癌的发生。这些早期的观察结果促进了化学诱癌的动物实验，1915 年，日本科学家 Yamagiwa 和 Ichikawa 通过反复用煤焦油涂擦兔耳实验，证实了煤焦油可以诱发皮肤癌；1933 年，J·W·库克等人从煤焦油中分离出致癌的多环芳烃化合物，并被最终确认为致癌物。近年来，人类在化学致癌物的鉴定、化学致癌过程发生与发展规律、肿瘤生物标记的发展与利用以及肿瘤化学预防等方面都取得了一定进展，为化学致癌问题的最终解决打下了良好基础。

第一节　化学致癌物

一、致癌作用的概念

　　致癌作用（chemical carcinogenesis）是指化学物质（有机、无机、天然或合成的化合物）引起正常细胞发生恶性转化并发展成肿瘤的过程。因为在实践中尚未发现只诱发良性肿瘤而不诱发恶性肿瘤的致癌物，而且良性肿瘤也有转变成恶性肿瘤的可能。因此，这里的"肿瘤"既包括恶性肿瘤，也包括良性肿瘤。

二、化学致癌物的概念及其分类

　　过去将化学致癌物（chemical carcinogen）简单地定义为引起正常细胞发生恶性转化并发展成肿瘤的化学物质。然而，按当今的标准，这个定义已经不够准确。将化学致癌物定义为当给从未染过毒的动物染毒一段时间后，和未染毒的对照组相比较时，能引起某种组织或细胞肿瘤显著性增加的任何化学物质。

因为很多的致癌物是从动物试验中证明的，而动物试验又都是在特定的环境中完成的，所以当称某化学物是致癌物时，必须给出致癌条件，如动物的种属、染毒的途径、剂量和染毒时间长短等。当这些条件改变时，原来有致癌作用的化学物可能会失去它的致癌作用。

目前，已知有数百种的化学致癌物与人类密切相关，在日常生活中接触这些化学物质可引发癌症。一些主要致癌物引发肿瘤情况见表 8-1。

表 8-1　致癌物引发肿瘤情况

化学致癌物	易感人群	诱发的主要肿瘤
烷化剂	接受化学治疗的恶性肿瘤病人	白血病
多环芳烃	吸烟者、食用熏制鱼肉者	肺癌、胃癌
芳香胺	染料工人、橡胶工人	膀胱癌
亚硝胺	亚硝酸盐污染食物的食用者	食管癌、胃癌
黄曲霉毒素 B_1	污染食物的食用者	肝细胞性肿癌
石棉纤维	矿工、接触者	肺癌、胸膜间皮瘤
氯乙烯	塑料厂工人	肝血管肉瘤
苯	橡胶工人、染料工人	白血病
砷	矿工、农药工人和喷洒者	皮肤癌、肺癌、肝癌
镍	炼镍工人	鼻癌、肺癌
铬	接触含铬气体者	鼻癌、肺癌、喉癌
镉	接触者	前列腺癌、肾癌

化学致癌物的分类标准有多种，但现在还没有一种在全球范围内均可接受的分类方法。本节主要介绍国际癌症研究中心（IARC）对致癌物的分类。

（一）国际癌症研究中心对致癌物的分类

1969 年，国际癌症研究中心开始评价化学因素对人类的致癌风险性，直到 2002 年，IARC 专家组对 878 种化学物质进行了评述，根据致癌作用的证据充分性将化学致癌物分为 4 组。

1. Ⅰ组

对人类确实有致癌作用，即在人类流行病学及动物致癌试验中均有充分证据的致癌物，共有 87 种。

2. Ⅱ组

对人类很可能或可能有致癌作用。其又分为两组，即Ⅱ组 2A 和Ⅱ组 2B。

（1）Ⅱ组 2A　对人类很可能有致癌作用，即对人类的致癌作用证据有限，对试验动物致癌性证据充足，共有 63 种。

（2）Ⅱ组 2B　对人类可能有致癌作用，即对人类的致癌作用证据有限，对试验动物致癌性证据并不充分，或者对人类致癌性证据不足，对试验动物致癌性证据充分，共有 234 种。

3. Ⅲ组　可疑致癌物，即现有的证据不能对人类致癌性进行分类，共 493 种。

4. Ⅳ组　非致癌物，即对人类可能是无致癌作用，共 1 种。

（二）根据化学致癌物致癌机制分类

根据化学致癌物的作用机制，Weisburger 和 William 将化学致癌物分为 3 大类。

1. 遗传毒性致癌物（genotoxic carcinogen）

某些化学致癌物或其代谢物能与 DNA 共价结合，引起基因突变或染色体结构和数量的改变，最终导致癌变，因其作用靶分子是遗传物质，所以将这种化学致癌物称为遗传毒性致癌物。大多数化学致癌物属于此类致癌物。

根据遗传毒性致癌物作用于靶分子的方式不同可将遗传毒性致癌物分为以下几种。

（1）直接致癌物（direct carcinogens）　直接致癌物是指进入机体后不需要经过代谢活化即具有亲电子活性，能直接与亲核分子（DNA、RNA、蛋白质）作用而诱导细胞癌变的化学致癌物。直接致癌物的致癌力较强、致癌作用迅速，常用于体外细胞的恶性转化研究。如各种烷化剂、亚硝酸胺类致癌物等。

（2）间接致癌物（inderect carcinogen）　间接致癌物是指本身无生物活性，必须在体内经代谢活化成亲电子剂（终致癌物）后才具有致癌作用的化学致癌物。如多环芳烃、芳香胺类化合物等。间接致癌物又分为以下 3 种。

① 前致癌物（precarcinogen）：一般将未经代谢活化的、不活泼的间接致癌物称为前致癌物。

② 近致癌物（proximate carcinogen）：经过体内代谢转变为化学性质活泼、寿命极短的致癌物称为近致癌物。

③ 终致癌物（ultimatecarcinogen）：近致癌物进一步转变成带正电荷的亲电子物质，称为终致癌物。

（3）无机致癌物　无机致癌物是指具有致癌作用的无机化学物质，如铬、镍、镉、砷、钛、铬、钴等，其中以镍和钛的致癌性最强。在无机致癌物中，有些能损伤 DNA，但有些可能通过改变 DNA 聚合酶的保真性而致癌。

2. 非遗传毒性致癌物（nongenotoxic carcinogen）

化学致癌物或其代谢物没有直接与亲核分子共价结合的能力，所以不能直接作用于遗传物质，而是作用于遗传物质以外的生物大分子，这类致癌物称为非遗传毒性致癌物。

非遗传毒性致癌物分为以下几种。

（1）促癌物　促癌物又称肿瘤促进剂。促癌物单独作用于机体无致癌作用，但能促进其他致癌物诱发肿瘤的形成。如巴豆油（佛波醇二酯）是小鼠皮肤癌诱发试验的促癌物，苯巴比妥对大鼠或小鼠的肝癌有促癌作用，色氨酸和糖精对膀胱癌有促癌作用等。

值得注意的是，有些促癌物当与启动剂同时摄入时，则有可能减少肿瘤的发生，如苯巴比妥、DDT、BHT 等，可能是因为它们对代谢酶有诱导作用，使解毒过程增强，特别是结合反应增强。

（2）内分泌调控剂　内分泌调控剂是指主要改变内分泌系统平衡及细胞正常分化，常起促癌剂作用的物质。如孕妇使用雌性激素（己烯雌酚）保胎可能使其女儿在青春期发生阴道透明细胞癌。有些物质不是激素，但可干扰内分泌系统而致癌，如 3-氨基三唑（除草剂）诱发大鼠甲状腺肿瘤与干扰甲状腺素的合成有关。

（3）免疫抑制剂　免疫抑制剂是指主要对病毒诱导的恶性转化起到增强的作用的物质。如硫唑嘌呤、6-巯基嘌呤等免疫抑制剂或免疫血清均能使动物和人发生白血病或淋巴瘤，但很少发生实体肿瘤；器官移植中使用免疫抑制剂能使患者淋巴癌发生率增高，对小鼠可加速不明原因和化学诱发的白血病的发展。

（4）细胞毒剂　细胞毒剂是指能引起细胞死亡，导致细胞增殖活跃或癌发展的物质。如氮川三乙酸使锌进入肾脏，由于锌的毒性，造成细胞死亡，结果引起增生和肾肿瘤。

(5) 过氧化物酶体增殖剂　具有使啮齿动物肝脏中的过氧化物酶体增生这一共性的各种物质可诱发肝肿瘤，所以将这一类物质列为一类，称为过氧化物酶体增殖剂。如降血脂药安妥明、降脂异丙酯和有机溶剂 1，1，2-三氯乙烯等。

(6) 固态物质　物理状态是关键性因素，可能涉及细胞毒性。如啮齿动物皮下包埋塑料后，经较长时间的潜伏期，可导致肉瘤形成。其化学成分不重要，只要是薄片，即使是金属也和各种塑料同样可导致肿瘤形成。其关键是形状和大小。石棉在人和动物的胸膜表面可引起胸膜间皮瘤。石棉致癌的关键在于其纤维状结构，经试验发现其他纤维也可以产生同样效果，如玻璃纤维。

3. 暂未确定遗传毒性的致癌物

有不少致癌物未能证明能够损伤 DNA，但又对其作用所知有限，不足以归入非遗传毒性致癌物一类。如四氯化碳、氯仿、某些多氯烷烃和烯烃等，这些物质在致突变试验中为阴性或可疑，体外体内研究又未显示出能转化为活性亲电子性代谢产物。

（三）根据化学致癌物与人类肿瘤的关系分类

1. 肯定致癌物

肯定致癌物是指经流行病学调查确定并且临床医师和科学工作者都承认对人和动物有致癌作用，其致癌作用具有剂量反应关系的化学致癌物。

2. 可疑致癌物

可疑致癌物是指具有体外转化能力，而且接触时间与发癌率相关，动物致癌试验阳性，但试验结果不恒定的化学致癌物。此外，这类致癌物缺乏流行病学方面的证据。

3. 潜在致癌物

潜在致癌物是指一般在动物试验中可获得某些阳性结果，但在人群中尚无资料证明对人具有致癌性的化学致癌物。

三、化学致癌物的活化与灭活

现已发现的 1000 多种化学致癌物中，除少数（如氮芥、环氧化物）有直接致癌作用，即可直接与靶分子起作用，不需经代谢活化即具有致癌活性外，大多数化学致癌物进入人体内后必须经体内的激活过程，变成一种化学性质活泼的形式即终致癌物后，才能发挥其致癌作用。反应发生在内质网内，由细胞色素 P450 混合功能氧化酶、还原酶及单胺氧化酶等催化。终致癌物可以与 DNA、RNA、蛋白质等生物大分子共价结合，使细胞中的基因物质发生结构上或表现形式上的变异，从而引发细胞癌变。

各种有活性的致癌物再经历不同的代谢过程转变为弱致癌性或无致癌性的极性化合物排出体外，此过程称作代谢灭活，发生在细胞质内。

不同致癌物的代谢活化与代谢灭活的过程存在一定的差异，以下是几种常见化学致癌物活化代谢举例。

1. 多环芳烃（polycyclicaromatic hydrocarbons，PAH）

多环芳烃是由四个或四个以上苯环稠合而成，包括 3，4-苯并 [a] 芘、3-甲基胆蒽、二甲基苯并蒽等，主要来源于工业废气、汽车废气及家庭烟道气等，烧烤肉和鱼等食品中也含有较高量的多环芳烃。此类致癌物主要诱发肺癌和皮肤癌。

多环芳烃为间接致癌物，进入机体后需经代谢活化才呈现致癌作用。多环芳烃种类很多，以 3，4-苯并 [a] 芘为例，其在体内的代谢过程见图 8-1。

3，4-苯并 [a] 芘首先在芳烃羟化酶（AHH）的催化下生成环氧化物（4，5-环氧化物、7，8-环氧化物与 9，10-环氧化物），同时还生成酚类化合物（1—OH、3—OH、6—OH、7—

图 8-1　3,4-苯并 [a] 芘代谢过程

OH 与 9—OH）。一部分环氧化物经 EH 的作用，生成 4,5-二氢醇、7,8-二氢二醇与 9,10-二氢二醇。经 P450 的作用再次形成环氧化物。这些二氢二醇环氧化物有顺式与反式异构体，其中以 7,8-二醇-9,10-环氧化物最受注意，可以形成具有亲电子性的正碳离子，可与 DNA 分子鸟嘌呤的 N-2 结合，使 DNA 烷基化，以至 DNA 的碱基三联体发生变化，使遗传密码发生改变，引起突变，构成癌变的基础，它是 3,4-苯并 [a] 芘的主要终致癌物。

在以上代谢过程中，还有一部分 3,4-苯并 [a] 芘生成的环氧化物，经过生物转化而排出体外。排泄主要方式是与谷胱甘肽、葡萄糖醛酸或硫酸发生结合反应，并以结合物方式排排出体外，是一种灭活代谢。

2. 黄曲霉毒素

某些霉菌的有毒代谢产物，也是天然的致癌物，其中以黄曲霉毒素 B_1 的致癌性最强，研究表明，黄曲霉毒素在食物中的含量与肝癌的发生有着直接的关系，还与胃癌、肾癌、结直肠癌及卵巢癌的发生有关，食品中黄曲霉毒素含量越高，肝癌发病率也越高。黄曲霉毒素主要污染粮油，如花生、玉米、黄豆、大米、小麦、棉籽及果仁等。

黄曲霉毒素为间接致癌物，在体外并不能直接与 DNA、RNA 或蛋白质结合，必须在体内进行代谢激活。黄曲霉毒素进入人体后，在混合功能氧化酶的作用下，转变为 2,3-环氧化黄曲霉毒素，然后其环氧环状结构开环，在 2 位上形成正碳离子，并与细胞核酸鸟嘌呤的 N-7 结合，引起 DNA 发生突变。终致癌物可通过羟化与 O-去甲基化形成羟化产物 AFM_1、AFP_1、AFQ_1，使其致癌活性下降。黄曲霉毒素在体内经代谢后，大部分以结合方式排除体外。黄曲霉毒素 B_1 的代谢过程见图 8-2。

3. N-亚硝胺类（NOC）

N-亚硝胺类是一大类多方面的致癌物，经动物试验证明可诱发肝癌、食道癌、肾癌和鼻癌等。N-亚硝胺类是完全致癌物，即它们本身具有启动剂和促进剂的双重作用，其单独作用就可诱发癌症。

亚硝胺类化合物在自然界分布很广，可通过多种途径与人类接触，例如食品、烟草、化妆品（如冷霜和洗发香波）和某些药物等。除已形成的亚硝胺类化合物外，广泛存在于水、土壤及食物中的亚硝胺前体物硝酸盐、亚硝酸盐、胺类化合物在一定条件下也能转变为亚硝胺类化合物。如土壤中的亚硝酸盐可因水土流失而进入河流及水源；硝酸盐化肥施用后可在植物中积累并很容易在植物体内转变为亚硝酸盐，或在细菌和唾液的还原作用下转变为亚硝

图 8-2 黄曲霉毒素 B₁ 的代谢
R—葡萄糖醛酸基、硫酸根或谷胱甘肽

酸盐，这样的食物进入胃中，在胃内酸性条件下，很容易合成亚硝胺类。

以二甲基亚硝胺（DMN）为例说明 NOC 的活化代谢。二甲基亚硝胺进入机体后，在混合功能氧化酶的作用下，使 α-碳出现氧化，生成一个不稳定的 α-羟化 NOC，可自行分解生成甲醛与甲基重氮氢氧化物，它是一种很强的 S-N₁ 型的烷化剂，最终生成甲基重氮甲醇，再经脱烷基作用而生成自由甲基，它是各种 NOC、肼类、三氮烯类共同的最终活性代谢产物。自由甲基可使细胞的核酸和蛋白质烷基化，尤其是使 RNA 和 DNA 的鸟嘌呤发生烷基化作用，核酸经烷化作用后改变了细胞的遗传特性，通过体细胞突变或细胞的分化失常，而导致癌症的发生。其代谢过程见图 8-3。

图 8-3 二甲基亚硝胺的代谢过程

四、化学致癌物作用的靶子

化学致癌物本身或其活性代谢产物在体内诱发肿瘤必先作用于有关的靶子。就目前所知的这类靶子可分为两大类，即 DNA 靶子与非 DNA 靶子。

1. DNA 靶子

各种类型的致癌物都可与 DNA 作用，导致加合物形成、碱基损伤、DNA 链断裂、DNA 链交联等不同形式的损伤，这在多种体内、体外模型的观察中都得到了充分的证实，这些损伤与肿瘤的发生有着密切的关系。人体内约有 10^{14} 个细胞，每个细胞内的 DNA 每日可能出现的损伤数可达 4000 多个，在多数情况下，损伤可被修复，受损细胞被清除，如果损伤严重，可导致细胞死亡，少部分可能出现突变。一般认为，致癌物诱导生成 DNA 加合物的数量与致癌性有着密切的关系，DNA 上的前癌基因很可能是化学致癌物的靶子，当前癌基因被持续激活，过度表达将导致癌症的发生。

肿瘤抑制基因同样可能是致癌物的靶子。肿瘤抑制基因编码的蛋白质可抑制细胞分裂周期，突变的肿瘤抑制基因编码的蛋白质可能失去该功能。以 p53 基因为例，野生型 p53 蛋白在维持细胞正常生长、抑制恶性增殖中起着重要作用，p53 基因时刻监控着基因的完整性，一旦细胞 DNA 遭到损害，p53 蛋白与相应基因的 DNA 部位结合，起到特殊转录因子作用，活化 p21 基因转录，使细胞停滞于 G_1 期，抑制解链酶活性，并与复制因子 A 相互作用参与 DNA 的复制与修复，如果修复失败，p53 蛋白即启动程序性死亡过程诱导细胞自杀，阻止有癌变倾向突变细胞的生成，从而防止细胞恶变。p53 基因突变主要在第 5～8 个外显子的保守区域，G—C 碱基对出现转换引起错义突变。这类突变多见于多种人类肿瘤，亦见于实验用啮齿类动物的同类肿瘤。在部分结肠癌、肺癌、乳腺癌和胰腺癌等均发现有 p53 基因的点突变或丢失，从而引起异常的 p53 蛋白表达，使其丧失抑制肿瘤增殖功能，从而导致细胞增生和恶变。

2. 非 DNA 靶子

非 DNA 靶子主要包括两类，即作用于纺锤丝系统和作用于与 DNA 修复或基因表达调控有关的酶系。

作用于纺锤丝系统的化学物质本身不直接作用于遗传物质，具有诱变作用，但传统上认为它们不是诱变剂。如通过抑制微管蛋白聚合酶的作用，抑制微管聚合，使纺锤体无法形成，从而使细胞分裂停止在有丝分裂中期，或在进入间期后，促进微管聚合、抑制微管解聚而抑制细胞分裂，染色体不能做后期移动，使细胞内出现多倍体；染色体复制后，若纺锤丝功能丧失，不能进行有丝分裂，使同一细胞具有双份染色体，即出现内复制；有些纺锤丝毒物可造成纺锤丝异常，这些异常纺锤丝作用于中心粒，使染色体分离过程出现多极性，部分染色体出现不分离，或者是染色体受到毒物作用后，不能浓集或浓集不适当，此时即使有纺锤丝存在，也无法使染色体正常分离，最后导致染色体出现非整倍体。这类多倍体和非整倍体的出现与肿瘤发生的关系受到很大重视，有人认为可能是抑癌基因灭活的一种重要途径。

化学物质作用于与 DNA 修复有关的酶系，会造成 DNA 损伤不能正常修复。DNA 损伤可能会造成两种结果，即细胞死亡和发生基因突变，或进而恶性转化为肿瘤细胞。化学物质作用于与基因表达调控有关的酶系，会造成基因不能正常表达，而导致肿瘤的发生。如一些化学物质可使 DNA 甲基化，导致基因表达异常而形成肿瘤。

第二节 化学致癌过程

一、化学致癌物的特征

化学致癌物多数具有遗传毒性，其化学结构和性质不尽相同，但具有一共同的特点，即皆为亲电子剂，即分子结构中含有正碳原子等亲电子基团。而细胞中的大分子化合物都具有亲核基团，即富含电子的部位，易与细胞大分子的亲核中心共价结合。DNA、RNA 和蛋白质等大分子化合物的亲核基团就是致癌物的结合位置。

二、化学致癌过程——多阶段基因突变学说

目前认为，正常细胞经过遗传学改变的积累，才能转变为癌细胞。癌症的发生是多阶段过程，至少包括启动期（initiation）、促进期（promotion）和恶性进展期（progression）三个阶段。表 8-2 列出了这三个阶段的详细生物学特点。

表 8-2 致癌过程中启动、促进和进展期的主要生物学特征

启动阶段	促进阶段	恶性进展阶段
不可逆,启动了的"干细胞"在形态学上与正常细胞相同的组织结构	在基因和细胞水平上均可逆	不可逆,在形态学上呈恶性肿瘤的细胞核型和组织结构
对外源性化学物和其他化学因素极其敏感	促进细胞的生存依赖于不断接触促进剂,对年龄、饮食、激素等很敏感	转变了的细胞增殖
自发性(内源性)启动细胞	内源性促进剂可能有"自发性"促进作用	在早期阶段对生长环境因素可能很敏感
需要细胞分裂来"固定"启动,剂量-反应可能检测不出	可检测出剂量-反应关系和最大作用剂量	在该阶段,良性或恶性细胞均可看到
启动剂的相对强度依赖于在一段促进阶段后癌前病变的细胞数量	促进剂的相对强度通过检测启动了的细胞生长速度来衡量	促恶性进展剂使促进了的细胞进入这个阶段

1. 启动阶段

启动阶段是指化学物或其活性代谢物（亲电子剂）与 DNA 作用，导致体细胞突变成启动细胞的阶段。它是化学致癌过程的第一阶段，是不可逆地将正常细胞转变为肿瘤细胞的起始步骤。在启动阶段中，至少有三个细胞功能是重要的，即致癌物的代谢、DNA 修复和细胞增殖。

已确定的致癌剂包括致癌的化学物质、电离辐射、特殊病毒以及内源性代谢反应产生的氧自由基等，它们可以直接作用于 DNA 的初级序列，引起 DNA 损伤或基因突变，使单个细胞或少量细胞发生永久性的、不可逆的遗传性改变，这种细胞称作"启动细胞"，诱发细胞突变的化学物称为启动剂。一般都认为启动剂具有基因毒性，可自然发生，受内源性因素影响，无明显剂量反应关系。

启动阶段比较短暂，一般是不可逆的。启动阶段具有诱变性质，即启动阶段涉及到遗传突变。一般认为是细胞在增殖分裂过程中，基因受致癌因素作用发生突变，而这种突变需要一次或多次细胞分裂来"固定"，并能传代，所确定的基因型和/或表型是不可逆的。

2. 促进阶段

细胞在致癌作用的第一阶段变成启动细胞后，在某些因素作用下，以相对于周围正常细胞的选择优势进行克隆扩增，形成显微镜下能观察到的或有时肉眼可见的细胞群，即良性肿瘤，如乳头状瘤或腺瘤，这个阶段称为促进阶段。起促进作用的因素称为促进剂或促癌剂。

促进剂有多种类型，它们共同的运转特点是：①促进剂通常是非致突变物，单独作用时无效，必须在启动之后间隔数周给予，才能使肿瘤加速生长；②促进剂的促癌作用具可逆性，存在剂量-效应关系及阈剂量；③促进剂是通过刺激细胞增生而不是诱发突变而对肿瘤起作用，它本身无或仅有极微弱的致癌作用，但反复使用能增加细胞分裂，使启动细胞产生肿瘤发生早期所需的增生细胞群，并可形成良性肿瘤。最经典的例子是佛波醇酯，它们通过

激活蛋白激酶 C 刺激细胞增生而起作用。癌症促进剂包括内部生长因子、激素与外源非遗传毒物等。

现已证实巴豆油及其提纯的有效成分佛波醇酯、烟草中的儿茶酚类化合物、卤代烃等都是具有促癌作用的非遗传毒物。在某些情况下，人体内自然存在的某些内源性物质也具有促癌剂的作用，如雌激素对乳腺癌有促进作用，胆酸是结肠与肝脏的促癌剂。

促进阶段相对短暂，在细胞和组织水平上是可逆的，且对生理因素调节具有敏感性，年龄、饮食和激素均可影响其促进作用。

3. 恶性进展阶段

癌症的恶性进展阶段是指由良性肿瘤转变为恶性肿瘤，并进一步演变成更具有恶性表型的肿瘤的过程。该阶段出现在促癌阶段之中或之后，此时细胞表现出不可逆的基因组改变（包括基因扩增、癌基因抑制物丢失、抑癌基因失活、染色体重排等），并且在形态、功能代谢和细胞行为方面逐渐表现出肿瘤的特征，如自主性和异质性增加，生长加速，侵袭性加强，转移能力及生化、免疫性能改变，出现浸润和转移的恶性生物学行为及对抗癌药物的耐药性等。在某些情况下，恶变可能自发产生。

作用于促进阶段的细胞并使其转变成恶性进展期的化学物称为进展剂。如砷酸盐、石棉纤维、苯过氧化苯甲酰、羟基脲等。进展剂可引起染色体畸变，但不一定具有引发活性。恶性进展阶段的主要特征是核型不稳定，肿瘤的染色体发生断裂和断片易位，存在多复本或部分/整个缺失。染色体结构改变伴有细胞癌基因和/或肿瘤抑制基因的突变，这些突变可能反映了适于恶性生长的细胞选择并也可能反过来增加了核型的不稳定性。

应该指出，虽然在动物实验性致癌模型中，致癌过程的划分较清楚，但在人的实际情况中，致癌过程的划分并不那么清楚。这是因为机体可同时或反复接触启动剂、促进剂或致癌剂，而且一种因素可以起多种作用，因此可能会有反复的 DNA 损伤、促进、细胞克隆性扩增等循环地进行，造成肿瘤分期不那么清楚。

三、多阶段致癌过程中的遗传学改变

通常把致癌过程中的启动阶段看作是一次突变事件，这个结论得到了大鼠乳腺癌、小鼠皮肤乳头状瘤及小鼠肝癌中 ras 原癌基因突变等结果的支持。促进阶段是突变后由单克隆的启动细胞发展为肿瘤细胞的过程，通常有一起始损伤，这个过程涉及选择性的影响启动细胞增殖的某些非遗传学的改变，此阶段是否涉及遗传机制尚不清楚。但有研究结果表明，其中有一类作用依赖于促癌物的存在，在细胞转化中起促进作用的基因，称为促癌作用敏感基因或促癌基因。促癌基因可以将对促癌物（TPA）的敏感性传递给原先不敏感的细胞，结果导致良性肿瘤和癌前细胞灶，因此，良性肿瘤演化为恶性肿瘤的进展阶段，是致癌过程中明显区别于促进作用的另一个阶段。具有转移性是恶性肿瘤区别于良性肿瘤的主要特征，近年来有人认为，肿瘤细胞的转移也涉及一个转移基因和转移抑制基因遗传学改变的阶段。

1. 遗传学改变

致癌物引起细胞的遗传学改变包括基因突变、基因扩增、染色体重排和非整倍性。已经观察到点突变和染色体重排在某些肿瘤中使原癌基因（prooncogene）激活和肿瘤抑制基因（tumour suppressor）失活；同样也观察到基因扩增和染色体数目改变对许多不同肿瘤是重要的。一般认为，化学物通过诱发基因突变或染色体突变（如缺失、插入、易位、扩增和数目改变），导致某一关键靶基因的可遗传性改变对肿瘤的形成是必需的。在外源化学物的作用下，部分原癌基因发生突变，编码突变的蛋白质，若该蛋白质具有更强的活性，则可引起细胞癌变（称为癌基因），将癌基因的单拷贝转染细胞即可引起细胞的恶性转化。已发现的

癌基因有 100 多种，虽然它们的功能各不相同，但大体上可归纳为生长因子、生长因子受体、信号转导物、蛋白激酶和转录激活物等几大家族。肿瘤抑制基因，又称抑癌基因或抗癌基因，是细胞内一类能对抗肿瘤作用的基因，已发现的有十几种。肿瘤抑制基因发生突变后，其编码的蛋白质不能抑制细胞的分裂周期，即不能再对抗肿瘤作用。已经证明外源化学物引起试验动物的致癌作用涉及这些原癌基因的活化和肿瘤抑制基因的灭活。

致癌物可直接诱发关键靶基因的遗传损伤，如 DNA 加成物；也可间接诱发遗传损伤，如干扰纺锤体功能或生成活性氧自由基，过氧化物酶体的过量增殖等。

2. 非遗传学的改变

有些化学物质不与 DNA 反应或诱发其突变，但在慢性接触后也会导致癌症的发生，而且这些致癌物用常用致突变试验方法不能检出其致突变性，因此推测非遗传学改变在肿瘤生成中也可能起着重要的作用。

在启动阶段，细胞增殖是 DNA 加成物不可逆地转变为肿瘤细胞的一个必要步骤。细胞复制会增强突变剂的效率。一般认为细胞增殖可以通过多种机制影响致癌作用。诱发与致癌过程有关的细胞增殖的机制主要有两种，一是再生细胞增殖，二是有丝分裂剂引起细胞增殖。再生细胞增殖是指某些因素导致细胞死亡事件继之出现的再生增殖。在某些再生增殖情况下，由于癌前损伤的细胞比正常细胞更能耐受毒性效应，癌细胞可优先生长增殖。有丝分裂剂引起的细胞增殖是指某些化学物能直接诱导细胞增殖，并且常有组织特异性。有丝分裂剂包括外源性有丝分裂剂和内源性有丝分裂剂。癌前细胞灶优先生长，细胞数和细胞周期的增加，可能增加了发生进一步突变事件的可能性。除细胞增殖外，非遗传学改变还有基因表达的改变如 DNA 甲基化等。

四、致癌作用的某些生物学特征

1. 致癌作用依赖于剂量

致癌作用与化学致癌物的剂量密切相关，增大化学致癌物的剂量可增加肿瘤发生，缩短潜伏期。肿瘤的产生取决于化学致癌物性质和化学致癌物的总剂量，若几种化学致癌物同时作用于机体，对靶器官可能起协同或相加作用，也可能起拮抗作用。

2. 致癌作用的表达需要时间

无论化学致癌物的剂量和性质如何，从接触化学致癌物到出现癌症的临床症状，总有一个最低限度的潜伏期。在细胞恶变以前，细胞存在着多阶段的癌前期变化，也需要一定时间才能恶变。如在化学致癌物对人的致癌过程中，从接触化学致癌物到出现癌症的临床症状，可长达 4～30 年之久，平均为 15～20 年，故大多癌症发生在生命的晚期。

3. 致癌作用的癌变细胞传代

人和动物的肿瘤常起源于单个细胞（单克隆）。暴露于小剂量化学致癌物的细胞，经过数代相传，仍存在着恶性转变的危险。

4. 致癌物可被非致癌因子所修饰

有些物质可改变化学致癌物的摄入、分布、代谢或改变靶组织的敏感性，从而增强化学致癌物的致癌作用。如促癌物能加速肿瘤前期的进程，诱导恶性表型的表达，并可使致癌物所改变的细胞克隆扩增；抗癌物能在细胞癌变的不同阶段抑制致癌作用；营养因素可改变酶对致癌物的活化或解毒的有效性等。

5. 细胞增殖是细胞癌变过程的重要阶段

细胞增殖可通过多种途径影响致癌过程。从启动、促癌、发展以及转移各个过程，往往都有细胞增殖参与。若细胞暂时停止进入细胞分裂周期，细胞 DNA 就会有较充分的时间进行修复，突变就可能不出现。即使有启动细胞出现，没有细胞增殖，启动细胞的数目亦不会增加，发展成为可见肿瘤的机会亦越小。增生的组织和细胞对致癌物比较敏感，若能抑制癌变过程中的增生性变化，或是诱导细胞凋亡，也能阻止肿瘤形成。

第三节 致癌性的评价方法

一、致癌物的检测方法

人类所接触到的化学物质数以十万计，且类别繁多，为减少人类接触化学致癌物，需要检测已有的化学物质及所有的新化学物质的潜在致癌性。目前所使用的检测系统大致可分为三大类，即短期致癌物筛选试验、动物体内试验及人群流行病学调查。它们在辨别化学物质致癌性方面各有长短，往往需要互为补充才能作出可靠结论。各种致癌试验结果可定性的外推到人类，但不能进行定量的外推。

(一) 短期致癌物筛选试验

短期致癌物筛选试验是通过致突变试验进行致癌物筛检，目前已建立的短期试验有近百种。事实上，近半数人类致癌剂是致突变剂，但在两年动物试验中呈现阳性结果的化学物质，无论是未经代谢活化的还是经代谢活化的，并非全都是致突变剂。所以，非致突变剂致癌机制同样重要。

1. 遗传毒性检测方法

外源化学物的致癌强度与其化学活性有关。这可通过 ^{32}P 标记法检测 DNA 加合物而进行直接估计，也可通过遗传毒性检测进行间接估计。其依据是大多数致癌物具有遗传毒性，而大多数非致癌物无遗传毒性。

遗传毒性检测法虽可作为致癌性预测，但筛检阳性的受试物可能是具有遗传毒性的致癌物，也可能是具有遗传毒性的非致癌物；筛检阴性的受试物可能是非遗传毒性的非致癌物，还有可能是非遗传毒性的致癌物。况且癌症发生涉及多阶段过程，不仅仅限于致突变。

2. 细胞转化试验

细胞转化试验又称为恶性转化试验，是一种体外致癌试验，是一个多阶段过程，能检测某些具有遗传毒性的化学物，其目的在于揭示体外培养细胞接触受试物后，细胞生长自控能力丧失的某些机理。

细胞转化是指对培养细胞诱发与肿瘤形成有关的表型改变，此种表型改变是因致癌物所致核型改变的结果，包括细胞形态、细胞生长能力、生化表型等变化，以及移植于动物体内形成肿瘤的能力的改变。如成纤维细胞体外转化的表型改变有：在等基因宿主或裸鼠体内形成肿瘤；细胞的估计寿命无限长（永生化）；核型改变；细胞形态改变；生长杂乱；失去锚基依赖性生长特性，可在软琼脂中形成集落；能在低血清培养液生长；丢失某些表面蛋白；具有纤维蛋白溶解活性；可为刀豆球蛋白 A 及麦胚芽酯酶凝集在半固体培养基中集落形成；细胞表面微绒毛增加等。其中最重要的特征是在敏感宿主中的成瘤性，在半固体培养基中形成集落及细胞交叉重叠、呈杂乱生长。细胞转化试验中，所用的细胞有如下 3 类。

(1) 原代或早代细胞 常用叙利亚仓鼠胚胎细胞（SHE 细胞）、人类成纤维细胞、小鼠皮肤或大鼠支气管上皮细胞等。

(2) 细胞系 常用 BALB/c-3T3、C3H10T1/2 和 BHK-21。

(3) 病毒感染细胞 常用 RLV/RE 细胞，即劳舍尔白血病病毒感染的 Fisher 大鼠胚胎细胞和 SA7/SHE 细胞即猿猴腺病毒感染的 SHE 细胞。

这类转化试验不仅能检测化学物的致癌强度，而且能识别遗传毒性致癌物、非遗传毒性致癌物及促癌物（TPA、TCDD）。令人费解的是，虽然啮齿类动物细胞在体外致癌物刺激下能发生转化，但人类细胞在体外培养时罕见转化发生。

（二）动物体内试验

1. 哺乳动物短期致癌试验

哺乳动物短期致癌试验又称为有限体内试验，是指时间（数月）有限、靶器官有限，即在有限的时间内，通过观察限定靶器官的肿瘤，初步判断受试化学物的致癌性。目前，动物短期致癌试验包括小鼠皮肤肿瘤诱发试验、小鼠肺瘤诱发试验、大鼠肝转化灶诱发试验和雌性大鼠乳腺癌诱发试验。

（1）小鼠皮肤肿瘤诱发试验 在小鼠皮肤局部表面连续涂抹受试物，观察皮肤乳头瘤和癌的发生情况，一般试验期限为9个月左右，如在启动后加用佛波醇酯，则可缩短至20周左右。较敏感的小鼠为SENCAR小鼠。此试验也可设计为检测受试物的启动活性或促进活性。典型的启动剂为致癌性多环芳烃，促进剂为佛波醇酯（TPA），其特点是肿瘤位于皮肤表面或皮下，易于观察。

（2）小鼠肺肿瘤诱发试验 一次或多次给予受试物，或一次给予受试物一至两周后持续多次给予促癌剂，染毒途径常用腹腔注射，也可灌胃或吸入，观察肺肿瘤的大小、颜色等，并进行组织病理学检查。一般试验期限为30周。如受试物具有诱发肿瘤作用，可在肺组织发现肿瘤。较敏感的小鼠为A系、SWR系和BALB/c系小鼠。此试验也可设计检测受试物的启动活性或促进活性。典型的启动剂为乌拉坦，促进剂为丁基羟甲苯。

（3）大鼠肝异变灶诱发试验 肝癌发生过程有几种明显的肝细胞病灶。较早发现的是异变灶，进一步发展成为瘤性结节。对大鼠进行肝大部切除手术后，给以受试物，一般试验期限为8～14周，观察肝异变灶的生成。用酶组织化学和免疫组织化学方法将异变灶和结节中的谷氨酰转肽酶和胚胎型谷胱甘肽转移酶染色，显色则表明有肝癌细胞生化表型的癌前细胞。此试验也可设计为检测受试物的启动活性或促进活性。典型的启动剂为二乙基亚硝胺（DEN），促进剂为苯巴比妥（PB）。

（4）雌性大鼠乳腺癌诱发试验 一般可用SD大鼠（或Wistar大鼠），实验周期为6个月。其优点是肿瘤在体表部位，通过观察能较准确地判断肿瘤发生时间，易于分析受试物剂量与潜伏期之间的关系。

由于肺和肝是最常见的发生肿瘤器官，也是许多致癌物的靶器官，因此小鼠肺肿瘤和大鼠肝异变灶试验的应用价值较高。这4个试验不是成组试验，应根据受试物的特点有选择地使用。这4个试验中的任一试验得到阳性结果的意义与长期动物致癌试验相似，但阴性结果并不能排除受试物的致癌性。除雌性大鼠乳腺癌诱发试验外，其他3个均可设计为检测受试物的启动活性或促进活性试验。

目前短期试验在预测致癌性方面所遇到的最大问题是如何检出非诱变性致癌物。一些化学物可通过影响细胞的自稳状态或代谢，通过引起炎症或抑制修复过程，或者影响细胞增殖周期、细胞分化、基因表达程度等方面作用于致癌过程。这些作用利用现有的短期试验无法检出。迄今为止，只有动物诱癌试验可以准确判别这类致病物的致癌性。短期试验固然不可取代动物诱癌试验，但短期试验对于帮助选择适当的动物试验受试物具有重要的价值。

2. 哺乳动物长期致癌试验

哺乳动物长期致癌试验亦称哺乳动物终生试验，是鉴定化学致癌物的标准体内试验，也是目前公认的确证动物致癌物的经典方法。用此法评定化学致癌性有许多优点：①所需时间短：因为化学致癌的一个最大特点是潜伏期长，在啮齿动物进行 1～2 年的试验即相当于人类大半生的时间，如果采用流行病学调查方法来确证一种新化学物是否为致癌物，一般需要人类接触受试物 20 年后才能进行，所需时间比较长；②动物试验能严格控制实验条件，容易排除混杂因素的影响，试验结果较为可靠。

(1) 动物选择　在致癌试验中，要求选择两种实验动物。选择动物最重要的依据是对诱发肿瘤的易感性，因此，要考虑物种、品系、年龄和性别。不同物种对受试物有特定的靶器官，如大鼠对诱发肝癌敏感，小鼠对诱发肺肿瘤敏感。不同品系对受试物也有特定的靶器官，如同是小鼠，A 系及亚系诱发肺肿瘤敏感。实际工作中多使用断乳或断乳不久的动物，一般是雌雄各半。除非已证明该受试物结构近似的致癌物有易感性性别差异，才选择易感的性别。除此之外，还应考虑自发肿瘤率，应选择自发肿瘤率较低者。

常规选用大鼠和小鼠，也可用仓鼠。啮齿类动物对多数致癌物易感性较高，寿命相对较短，费用也较低，生理和病理学资料较完备，因此使用最广泛。

(2) 动物数量　致癌作用是严重损害健康的一种效应，因此试验中应尽量设法避免假阴性结果，所以每组动物数应较一般毒性试验为多。如对照组肿瘤自发率越高，而染毒组肿瘤发生率越低，则所需动物数越多。一般每组至少有雌雄各 50 只动物，希望在出现第一个肿瘤时，每组至少还有 25 只动物。为保证假阴性率在 5% 以下所需要每组最低动物数量见表 8-3。

表 8-3　为保证假阴性率在 5% 以下所需要每组最低动物数量

肿瘤发生率超过自发率/%	不同的肿瘤自发率所对应的最低动物数量		
	1%	10%	20%
0.1	226 747	1 958 629	3 471 874
1	3310	20 530	35 471
5	295	979	1645
10	121	289	423
15	74	147	202
20	52	92	121
25	40	65	82

注：基于 Fisher 精确检验（$P<0.05$）。

(3) 剂量设计　为观察到剂量反应关系一般使用三个剂量，最少两个剂量。较低剂量为前一级较高剂量的 1/4～1/3，最低剂量最好相当于或低于人类实际可能接触的剂量。低剂量组应不影响动物的正常生长、发育和寿命，即不产生任何毒性效应。最高剂量应尽可能加大，但又不致死，也不引起可能缩短寿命的毒性表现和病理改变，与对照组相比体重下降不超过 10%。这样才不致于漏检致癌物。美国国家癌症研究所（ICH）推荐的最高剂量应为最大耐受剂量（MTD）。ICH（1995）提出，高剂量选择可以根据：①毒性终点，即最大耐受剂量；②药代动力学终点，啮齿动物血浆 AUC（时量曲线下面积）为人的 25 倍；③选择吸收饱和剂量；④药效学终点，不应产生生理学和内稳态紊乱；⑤最大可行剂量，受试物在饲料中最高含量为 5%，限制剂量为 1500mg/(kg 体重·天)。理想的 MTD 非但不应致死，也应不缩短寿命，与对照组相比，体重下降不大于 10%。因此，必须通过预试来设计一个估计的最大耐受量（EMTD）。根据急性试验的 LD_{50} 或 LD_{01}，设计 14 天亚急性试验，以确定亚急性 MTD；之后再设计 90 天的亚慢性试验，确定亚慢性 MTD，然后选择稍低剂量作为终生试验的 EMTD。中剂量组介于高、低剂量之间，如有可能则按受试物的毒物动力学性质来确定。对照组除不给受试物外，其他条件均与试验组相同。

(4) 试验期限　原则上试验期限要求长期或终生。所谓长期，因不同物种寿命长短不一，观察时间要求不同。ICH (1997) 建议参考下面几条准则：①一般情况下，试验期限小鼠和仓鼠应为 18 个月，大鼠为 24 个月；然而对于某些生命期较长或自发肿瘤率低的动物品系，小鼠和仓鼠可持续 24 个月，大鼠可持续 30 个月；②当最低剂量组或对照组存活的动物只有 25% 时，也可以结束试验，对于有明显性别差异的试验，则试验结束的时间对不同的性别应有所不同，在某种情况下因明显的毒性作用，只造成高剂量组动物过早死亡，此时不应结束试验。

(5) 染毒途径及染毒时间　染毒途径主要途径有经口、经皮和吸入三种，应根据受试物的理化性质和接触方式选择合适的染毒途径。

经口染毒是将受试物给予实验动物的常用途径，一般把受试物掺入饲料或饮水中连续给予动物（每周 5～7 天）。若掺入后的适口性不良，可采用灌胃法。掺入浓度要定期监测，观察其均匀性和稳定性，掺入的浓度一般不超过 5%。

经皮染毒，涂敷受试物的面积一般不少于动物体表总面积的 10%。必须保证受试物与皮肤良好接触，并防止动物舔食。每天涂抹一次，每周 3～7 次。

吸入染毒，每天染毒 4h，每周 5～7 天。染毒柜内受试物浓度应定期或连续监测，使其分布均匀、恒定。

其他注射途径可根据实际采用。

(6) 结果的观察、分析和评定

① 一般观察：试验过程中每天密切观察动物 1～2 次，主要观察其外表、活动、摄食情况等，在试验最初三个月每周称体重一次，以后每两周称体重一次。经饲料或饮水给以受试物时，应记录食物消耗量或饮水量，以计算受试物的摄入量。观察时要注意有无肿瘤出现、肿瘤出现时间及死亡时间。要及时发现濒死动物并进行病理学解剖。发现第一例肿瘤时存活的动物数，作为试验终结时的有效动物数，各种分析指标都以此为基数计算。老年动物多病易死，应加强巡视，防止动物死亡后没有及时检验，发生尸体组织的自溶。

② 病理学检查：动物自然死亡或处死后必须及时进行病理学检查。病理学检查包括肉眼和组织切片检查。组织切片检查应包括已出现肿瘤或可疑肿瘤的器官和肉眼检查有明显病变的器官，应注意观察癌前病变。通过病理检查确定肿瘤的性质和靶器官。主要分析指标有：a. 肿瘤发生率：肿瘤发生率是最重要的指标，需要计算肿瘤总发生率、恶性肿瘤总发生率、各器官或组织肿瘤发生率和恶性肿瘤发生率，以及各种类型肿瘤发生率。

$$肿瘤发生率(\%) = (实验结束时患肿瘤动物总数/有效动物总数) \times 100\%$$

式中有效动物总数是指最早发现肿瘤时存活动物总数；b. 多发性：多发性是指一个动物出现多个肿瘤或一个器官出现多个肿瘤。一般计算每一组的平均肿瘤数。有时还可计算每一组中出现 2 个、3 个或多个肿瘤的动物数或比例；c. 潜伏期：即从摄入受试物起到发现肿瘤的时间，这种办法只适用于能在体表观察的肿瘤，如皮肤肿瘤或乳腺肿瘤。对于内脏肿瘤的潜伏期，则需分批剖杀，计算平均潜伏期。因为内脏肿瘤不易觉察，通常将肿瘤引起该动物死亡的时间定为发生肿瘤的时间。同时要注意是否有剂量-反应关系。

分析以上三种指标时，应统计各种肿瘤的数量（包括良性和恶性肿瘤）及任何少见的肿瘤、患肿瘤的动物数、每只动物的肿瘤数及肿瘤潜伏期。

(7) 结果的确定

① 致癌试验阳性的判定标准［WHO(1969)］：a. 对于对照组也出现的一种或数种肿瘤，试验组肿瘤发生率增加；b. 试验组发生对照组没有的肿瘤类型；c. 试验组肿瘤发生早于对照组；d. 与对照组比较，试验组每个动物的平均肿瘤数增加。

在进行试验的两个物种两种性别动物中，有一种结果为阳性，即认为该受试物有致癌性。

阳性结果的评定应当慎重。在较高剂量才与对照组间出现显著差异，不如在较低剂量下或在人类可能实际接触的剂量出现显著差异的意义重大。

② 致癌试验阴性的判定标准：要使长期动物致癌试验的阴性结果得到承认，一般应满足试验设计的最低要求：a. 两个物种；b. 两种性别；c. 至少三个剂量水平且其中一个接近MTD；d. 每组有效动物数至少50只。

如将动物数增至每组100只，则假阴性概率可下降，继续增加每组动物数，可进一步降低假阴性概率。因此，即使符合最低要求得到阴性结果时，特别是当存在一定的剂量反应关系时，阴性结果不一定说明该受试物不致癌，仅能表明，该受试物在该特定染毒剂量下不引起肿瘤净增率超过染毒组的肿瘤净增率。

在进行试验的两个物种两种性别动物中，试验结果均为阴性时，方能认为未观察到致癌作用。

(8) 结果报告

① 应着重报告发现肿瘤的部位、数量、性质、癌前病变，以及其他毒性效应。

② 应报告剂量-反应关系及统计学分析结果。

③ 如在动物组织中观察到良性和恶性肿瘤，并有良性肿瘤向恶性化进展的证据，在进行统计学分析之前将良性和恶性肿瘤合并是适宜的，但仍希望分别对良性和恶性肿瘤分别进行统计学处理。

④ 评价该试验不同剂量良性肿瘤和恶性肿瘤的相对数量可有助于确定该受试动物对受试物的剂量-反应关系。如果仅观察到良性肿瘤，并无恶性化进展的证据，则将此受试物认为是致癌物是不适宜的，此仅提示在该试验条件下需要进一步研究。

(三) 人群流行病学观察

要判别人类致癌物，流行病学资料是具有决定意义的。甚至只根据完整的人类流行病学资料，即可判别某种物质是否为人类致癌物（砷化物即为一例）。流行病学调查结果为阳性，并且能够重复时，即另一同样调查也得出阳性结果并有剂量反应关系，又可得到动物试验的验证，则其意义较大，该受试物较易被承认为人类致癌物。但完整、可信的流行病学材料来之不易。过去流行病调查都以肿瘤发病数或死亡作为观察单位，其判别的准确性是无疑的。但这是最后期的结果，不能用于早期发现、早期阻断。近年在流行病学研究中引进了生物标记，其中包括一些早期、中期生物标记（intermediate biomarkers），特别是分子水平标记的方法，使分子流行病学在一定条件下应用于判别某些化合物对于人类的致癌性、致癌危险性评价以及肿瘤化学预防的干预试验等方面。目前已在使用的化学致癌生物标记有以下几类：

1. 接触标记

可检查在细胞、组织或体液内某些致癌物的含量，用以衡量接触的水平，例如：检测血、尿或唾液中的尼古丁代谢产物吡啶吡咯酮（cotinine）可以反映个体近期对烟草的接触水平；营养流行病学研究中除了使用饮食调查表外，还可以检测血清、血浆、红细胞、头发、指甲中的微量元素来反映个体的饮食接触状况；通过PCR技术测量个体宫颈阴道灌洗样本中疱疹病毒16和18型的DNA序列可以促进对宫颈癌与疱疹病毒感染间关系的研究等。

这类标记测定结果只说明机体接触情况，不说明所接触物质对机体，特别是靶细胞是否已起作用。另一方面可检查生物有效剂量，即检查致癌物到达细胞的剂量或反映与细胞大分子相互作用的程度。虽然所作用的细胞不一定是靶细胞而是它的替代物（surro-gate），但二者之间有一致的关系。目前常用的有各种致癌物-DNA加合物或致癌物-蛋白质加合物。由于这是致癌物经历体内一系列吸收、分布、排泄以及生物转化后在靶分子上所呈现的结果，比一般内剂量有着更直接的生物学意义。近年已有使用这类标记观察接触环氧乙烷、氨基酚、黄曲霉毒素、多环芳烃、4（甲基亚硝胺）-1-（3-吡啶）-1-丁氮酮（NNK）等物质后在体内作用于靶子上的水平。

2. 生物效应标记

反映致癌物对于靶子或相类似部位所造成的损害，这些损害可能与肿瘤有关。这类标记很多，可以是环境致癌剂作用于目标DNA或蛋白质的产物，如DNA的突变或损伤，有时，可通过外周组织如血液等来检测这种生物标志。例如：可以通过检测血红蛋白来获得与烟草致癌剂作用有关的DNA加合物水平，从而反映不同吸烟水平与肺癌发病的关系；在对酒精摄入与癌症关系的研究中，雌性激素浓度升高是一个重要的中间代谢指标，现有资料提示饮酒与雌激素上升有关，而雌性激素上升可能是乳腺癌的一项危险因素，换言之，雌性激素水平升高可能是酒精和乳腺癌病因通道上的一个中间步骤。

这类标记常用的有姐妹染色体交换（接触多种工业毒物、电离辐射）、微核形成（有机溶剂、重金属、吸烟、咀嚼槟榔）、染色体畸变（工业毒物、电离辐射、大气污染物）、次黄嘌呤磷酸核糖转移酶（肿瘤化疗药物、电离辐射）、MN血型糖蛋白（GPT）突变（肿瘤化疗药物、电离辐射）；肿瘤抑制基因（例如p53基因突变、黄曲霉毒素）、癌基因活化（多环芳烃、吸烟）等。

3. 易感性标记

环境因素的致癌能力往往因宿主的遗传易感性而异。易感性标志可用于反映个体暴露于特异性致癌物质后的易感程度，即可用来衡量致癌物反应性个体差异，检出肿瘤高危个体。例如：先天性免疫缺陷病人、免疫抑制剂使用者和HIV感染者患非何杰金氏淋巴瘤的危险性明显升高，其原因可能在于激活了患者体内潜隐的EB病毒。对HIV感染者的研究发现，当正常的免疫功能丧失时，EB病毒可引起机体细胞水平的一系列变化，导致肿瘤发生。又如动物试验结果提示乙醛是一种致癌剂，而乙醛又是酒精的代谢产物，2型醛脱氢酶的功能之一是清除机体内的乙醛，当编码2型醛脱氢酶的基因发生突变时，可延长组织对致癌剂的暴露时间。流行病学研究发现，携带突变的2型醛脱氢酶基因的饮酒者发生食管癌的危险性远远高于携带正常基因的饮酒者。

尽管对生物标志的研究有助于加强对暴露水平的测量，但生物标志在肿瘤流行病学研究中的应用仍具有一定的局限性。首先，从最初对外部致癌剂的暴露至肿瘤发生往往需经历10~30年的潜伏期，而目前应用的大多数生物标志如DNA加合物、血清微量元素等仅能反映近期的暴露，而不是以往的暴露情况。即使是有较长半衰期的化学致癌剂，研究者也需要收集人或动物的暴露史，来确认在整个暴露至发病过程中人或动物对致癌剂的暴露水平稳定且没有新的暴露发生。其次，通过生物标志进行的流行病学研究往往样本较小，影响了研究的统计学效率，而且，研究的重复性可能会受到生物标志的长期变化和个体差异的影响。在收集生物样本时，伦理学问题也是一个值得重点关注的问题。

二、肿瘤流行病学检测

分析性流行病学调查是确定人类致癌物主要的手段之一。进行分析流行病学调查时，一般是先通过动物肿瘤诱发试验，根据阳性结果检出潜在的人类致癌物，或先进行描述性流行病学调查或临床观察发现怀疑某种人类致癌物后再进行动物肿瘤诱发试验。可按不同情况酌情选用定群调查（或称队列调查）和病例对照调查。在两种调查中都可利用肿瘤患者的资料，对接触与不接触受试物人员的发癌年龄和死于肿瘤年龄进行分析比较。队列调查包括前瞻性和回顾性队列调查。英国著名的流行病学家 Doll 和 Hill 在英国医生中进行的吸烟与肺癌的前瞻性队列研究已持续 50 余年，这项研究为证实吸烟与肺癌的病因学联系作出了重要贡献。病例对照调查是通过比较患某种肿瘤的病例和不患某种肿瘤的对照相对于所研究因素的暴露情况，提示该因素是否可能是相应肿瘤的可疑危险因素。肿瘤的病例对照调查已经发现了大量有价值的危险因素线索，如吸烟与肺癌、乙型肝炎病毒感染与肝癌、高脂肪膳食与大肠癌等。

若肿瘤流行病学调查的结果为阳性，能够重复，有剂量反应关系，同时又可得到动物试验的验证时，则该受试物较易被承认为人类致癌物。若肿瘤流行病学调查结果如为阴性，也不能完全确定受试物为非致癌物，仅能认为本观察到致癌作用的接触条件（剂量和时间）的上限。因此，当接触年限较短或剂量较低时，流行病学调查的阴性结果不能否定对同一受试物进行另一调查的阳性结果。任何肿瘤流行病学调查，必须设计周密严谨，否则无论阳性结果或阴性结果的意义均将大为降低。

三、致癌物的最终确定和评价

1. 致癌物的最终确定

由于通过动物致癌试验确定的致癌物，迄今只有极少数量（约 34 种）经过肿瘤流行病学调查证实并在国际上得到公认为对人类致癌，所以确定致癌物时应分为人类致癌物和动物致癌物。

确定人类致癌物主要根据：①能够重复的流行病学调查结果；②有剂量-反应关系；③动物致癌试验阳性。

对于动物致癌物的确定，各国认识不甚一致，甚至一个国家中的不同机构也有着不同的认识。国际抗癌联盟（IARC）对动物致癌物的概念较为严格，要求在多种或多品系动物试验中，或在几个不同试验中，特别是不同剂量或不同染毒途径的试验中见到恶性肿瘤发生率增高，或在肿瘤发生率、出现肿瘤的部位、肿瘤类型或出现肿瘤的年龄提前等各方面极为明显突出，才能确定为动物致癌物。

2. 致癌危险的定量评价

目前认为，一般毒性肯定有阈值，但致癌物特别是遗传毒性致癌物是否有阈值，至今尚未统一认识。在毒理学试验中，使用较敏感的观察指标或易感动物和增加动物数量均可降低阈剂量。主张化学致癌有阈值者则指出：①电离辐射穿透机体完全按照物理学法则，而化学致癌物进入机体必须经过吸收、分布、生物转化、排泄等过程的影响，才能达到靶器官击中细胞内的 DNA；②对 DNA 化学损伤的修复机理足以排除一定剂量造成的损伤；③化学致癌是一个多阶段过程，任一阶段受阻都可能中止肿瘤形成过程。化学致癌还需要多次突变，而一个遗传毒性致癌物分子不可能产生多次突变；④致癌物剂量越低，潜伏期越长。当剂量降低至一定程度，潜伏期即有可能超过接触群体每一个体的寿命，于是不可能有癌出现。

1977 年美国 FDA（食品与药品监督管理局）提出肿瘤诱发率为 10^{-6} 的剂量为实际安全剂量（virtued safe dose，VSD），要确定这样一个低诱癌率的剂量需要每组动物数达到（3～5）$\times 10^6$ 只，这绝对难以完成，因此多利用数学模型进行 VSD 推算。

所用数学模型可分为 3 种类型：①根据剂量-反应关系的频数分布建立的模型。如概率单位模型；②模拟致癌机理建立的模型。如单发击中线性模型、多发击中模型、分阶段模型和直线化多阶段模型；③根据发癌潜伏期建立的模型。

实验所得的剂量-反应关系数据与 VSD 相比是高发癌范围的资料，与上述任一模型拟合都会得到很好的拟合优度。但是目前的情况是，推算 VSD 时，实际上并不依据拟合优度来选择数学模型，而是由研究人员任意选择。但不同数学模型推算的 VSD 可相差甚远，因此，需要研究更合理的教学模型，真实反应致癌的剂量效应关系和致癌物是否存在阈值。

【本章小结】

致癌作用是指化学物质（有机、无机、天然或合成的化合物）引起正常细胞发生恶性转化并发展成肿瘤的过程。化学致癌物是指当给从未染过毒的动物染毒一段时间后，和未染毒的对照组相比较时，能引起某种组织或细胞肿瘤显著性增加的任何化学物质。

国际癌症研究中心将致癌物分为：Ⅰ组、Ⅱ组、Ⅲ组和Ⅳ组。根据化学致癌物致癌机制将致癌物分为：遗传毒性致癌物、非遗传毒性致癌物和暂未确定遗传毒性的致癌物。根据化学致癌物与人类肿瘤的关系将致癌物分为：肯定致癌物、可疑致癌物和潜在致癌物。

代谢活化：化学致癌物进入人体内后必须经体内的激活过程，变成一种化学性质活泼的形式即终致癌物后，才能发挥其致癌作用，此过程称为代谢活化。代谢灭活：各种有活性的致癌物再经历不同的代谢过程转变为弱致癌性或无致癌性的极性化合物排出体外，此过程称作代谢灭活。

化学致癌物作用的靶子包括 DNA 靶子与非 DNA 靶子。各种类型的致癌物都可与 DNA 作用，导致加合物形成、碱基损伤、DNA 链断裂、DNA 链交联等不同形式的损伤，这些损伤与肿瘤的发生有着密切的关系。非 DNA 靶子主要包括两类，即作用于纺锤丝系统和作用于与 DNA 修复或基因表达调控有关的酶系统。作用于纺锤丝系统的化学物质本身不直接作用于遗传物质，具有诱变作用，但传统上认为它们不是诱变剂；化学物质作用于与 DNA 修复有关的酶系统，会造成 DNA 损伤不能正常修复；化学物质作用于与基因表达调控有关的酶系统，会造成基因不能正常表达，而导致肿瘤的发生。化学致癌物的特征：皆为亲电子剂，易与细胞大分子的亲核中心共价结合。

化学致癌作用是一个复杂、多阶段、多基因参与且长期累积的过程。化学致癌过程至少可分为启动期、促进期和恶性进展期三个阶段。启动阶段是指化学物或其活性代谢物（亲电子剂）与 DNA 作用，导致体细胞突变成启动细胞的阶段；促进阶段是细胞在致癌作用的第一阶段变成启动细胞后，在某些因素作用下，以相对于周围正常细胞的选择优势进行克隆扩增，形成显微镜下能观察到的或有时肉眼可见的细胞群，即良性肿瘤的阶段；恶性进展阶段是指由良性肿瘤转变为恶性肿瘤，并进一步演变成更具有恶性表型的肿瘤的过程。

致癌作用的某些生物学特征：致癌作用依赖于剂量、致癌作用的表达需要时间、致癌作用的癌变细胞传代、致癌物可被非致癌因子所修饰、细胞增殖是细胞癌变过程的重要阶段。

致癌物的检测方法包括短期致癌物筛选试验、动物体内试验和人群流行病学观察。短期致癌物筛选试验是通过致突变试验进行致癌物筛检，包括遗传毒性检测方法和细胞转化试验；动物体内试验包括哺乳动物短期致癌试验和哺乳动物长期致癌试验。

目前已在使用的化学致癌生物标记：接触标记、生物效应标记和易感性标记。确定人类致癌物主要根据：能够重复的流行病学调查结果、有剂量-反应关系、动物致癌试验阳性。对于动物致癌物的确定，各国认识不甚一致，甚至一个国家中的不同机构也有着不同的认识。目前认为，一般毒性肯定有阈值，但致癌物特别是遗传毒性致癌物是否有阈值，至今尚未统一认识。

【复习思考题】

1. 什么是化学致癌作用？

2. 什么是化学致癌物？如何分类？

3. 简述化学致癌机制。

4. 化学致癌物的评价方法有哪些？

5. 在哺乳动物长期致癌试验中动物选择应考虑哪些方面？

6. 确定人类和动物致癌物主要根据是什么？

（张秀凤）

第九章　食品中化学物质的免疫毒性

  免疫毒理学（immunotoxicology）是毒理学与免疫学间的交叉学科，也是毒理学的一个新分支。它主要研究外源化学物和物理因素对人和实验动物免疫系统产生的不良影响及其机理。免疫毒理学是在免疫学和毒理学的基础上发展起来的一门十分年轻的学科。随着科学技术的发展，食品中外源化学物的免疫毒性也逐渐被人们重视。当机体在长期小剂量接触某种化学物质后，虽然不以引起明显的病理变化，但却可表现出对免疫系统的作用。所以研究外源性化学物（包括食品中化学物）对免疫功能的影响，一方面可对它们的毒性作出全面的评价，另外还可以从对免疫功能的检查中寻求外源性化学物对机体损害的早期指标。

第一节　机体的免疫系统及免疫功能

  机体免疫系统是由免疫组织器官、免疫细胞及免疫活性分子组成。免疫系统是人体内重要的防御性系统。免疫系统主要有三项免疫功能：①机体抵抗外界传染性因子的免疫防护功能；②机体清除损伤和死亡细胞、维持自身生理平衡的自身稳定功能；③对机体监视、发现并清除突变细胞的免疫监视功能。在正常情况下，机体的免疫系统依靠其先天具有的非特异性免疫力及后天获得的特异性免疫力共同发挥免疫作用，保持了机体的生理功能相对稳定。当机体免疫系统处于异常状态，可引起各种感染性疾病、自身免疫性疾病或肿瘤。

一、免疫组织与器官

  免疫器官是机体执行免疫功能的器官和组织，根据它们发生和作用的不同，可分为中枢免疫器官和周围免疫器官。两类免疫器官通过血液和淋巴液的循环相互联结。中枢免疫器官由胸腺和骨髓组成，是免疫活性细胞发生、分化及成熟的场所，并具有控制和调节机体免疫应答的功能。骨髓是干细胞和 B 淋巴细胞（简称 B 细胞）发育分化的场所，也是产生抗体的重要部位。杀伤细胞和自然杀伤细胞等淋巴细胞直接在骨髓中分化成熟后进入外周血，骨髓缺损可严重影响造血功能及导致联合免疫缺陷病。胸腺是 T 淋巴细胞（简称 T 细胞）发育分化的器官。胸腺参与自身稳定功能，它具有清除内部突变的细胞，控制自身免疫性疾病的发生。周围免疫器官由淋巴结、脾脏、呼吸道、消化道、相关的淋巴组织等组成。周围免疫器官是 T 细胞和 B 细胞生息繁衍的场所，也是贮存抗原并产生免疫应答的重要部位，同时也是免疫细胞再循环，并促进细胞接触抗原的环境。

二、免疫细胞

  免疫细胞是所有参加免疫应答或与免疫应答有关的细胞。免疫细胞包括造血干细胞、淋巴细胞、单核吞噬细胞和中性粒细胞等。

1. T 淋巴细胞（T 细胞）

T 细胞是胸腺依赖性淋巴细胞，在胸腺分化成熟后，经血流到达外周免疫器官，发挥细胞免疫和免疫调节作用。T 细胞在外周血中约占淋巴细胞总数的 70%～80%，在淋巴结中占 75%，在脾脏中占 35%～50%。根据 T 细胞的功能，可分为细胞毒性 T 细胞（T_C），其效应是对病毒感染细胞及肿瘤细胞施加杀伤作用；调节 T 细胞，按其调节不同，又分为辅助性 T 细胞（T_H）和抑制 T 细胞（T_S），T_H 通过其分泌的细胞因子，正反馈调节各种免疫细胞功能；T_S 细胞通过释放抑制性细胞因子发挥抑制细胞免疫和体液免疫的效应，负反馈调节免疫应答。

2. B 淋巴细胞（B 细胞）

造血干细胞在骨髓中发育成 B 淋巴细胞，故 B 淋巴细胞称为骨髓依赖的淋巴细胞，简称 B 细胞。B 细胞是体内唯一能产生抗体的细胞。B 细胞在血液淋巴细胞中约占 20%～30%，淋巴结中约占 25%，脾脏中约占 50%～65%。人类的 B 细胞在骨髓分化成熟后，经血流到达外周免疫器官的特定部位发挥体液免疫作用。

3. 单核吞噬细胞

单核细胞及由单核细胞演变而来的具有吞噬功能的巨噬细胞，称为单核吞噬细胞。单核细胞发生于骨髓的多能干细胞，循环在血液中，穿透血管内皮进入组织内，转变为巨噬细胞。单核吞噬细胞在体内分布广，细胞数量多，主要分布于疏松结缔组织、肝、脾、淋巴结、骨髓、脑、肺以及腹膜等处，并依其所在组织的不同而有不同的名称。单核吞噬细胞有很强的吞噬能力，能吞噬异物、细菌、衰老和突变的细胞等。此外，也吞噬抗原抗体复合物，并参与脂质与胆固醇代谢，可吞噬和蓄积脂质。吞噬的生理意义在于消除体内不需要的物质，其中巨噬细胞与淋巴细胞、粒细胞、肥大细胞在功能上，有互相促进和互相抑制的作用。当单核吞噬细胞系的生理功能失调时，可引起多种疾病。

4. 自然杀伤细胞

自然杀伤细胞（NK 细胞）是一群具有自然杀伤能力的淋巴细胞，它们不需要经抗原刺激，也不需要抗体参与，就能杀伤肿瘤细胞、病毒感染细胞及移植的组织细胞，但对正常组织细胞无杀伤作用。杀伤方式是通过与杀伤的细胞直接接触并使它活化，释放细胞毒因子、穿孔素等物质破坏靶细胞。另有一种方式是通过抗体依赖性细胞介导的细胞毒作用杀伤靶细胞。它是机体抗肿瘤免疫和抗病毒免疫的重要效应细胞。另外还具有免疫调节作用，对 T 细胞、B 细胞和骨髓干细胞等有调节作用。NK 细胞来源于骨髓，主要存在于血液和淋巴组织。人体外周血中 NK 细胞占淋巴细胞总数的 5%～10%。

第二节 外源化学物对机体免疫功能的影响

外源化学物质可以通过直接作用和间接作用的机制对机体免疫系统产生不良影响。直接作用表现在某些化学物质的细胞毒性作用，它们可以直接作用于免疫器官及免疫细胞。如四氯二苯对二噁英（TCDD）直接作用于胸腺，使胸腺萎缩可以对体液免疫、细胞免疫及宿主抵抗力产生抑制作用。外源化学物还可以直接作用于淋巴细胞、浆细胞以及辅助细胞，如许多金属对 B 细胞有直接作用，抑制体液免疫反应。间接作用主要是通过影响内分泌功能和食欲或代谢障碍产生营养缺乏而发挥作用。营养不良常常会增加对感染的易感性及降低免疫力。儿童缺乏蛋白质及大鼠营养缺乏时血清中肾上腺皮质激素常常升高，皮质激素升高则可

124 食品毒理基础

抑制体液免疫功能，如内分泌失调而造成对免疫功能的影响。

一、外源化学物对免疫系统作用特点

1. 反应的灵敏性

很多外源化学物对免疫系统造成不良反应的剂量往往低于它们的一般毒性作用剂量。如小鼠长期接触低剂量的甲基汞、四乙基铅和砷酸钠在表现出明显中毒反应之前，却出现免疫功能改变。又如前苏联学者研究大气和水体中化学污染物的毒性时，发现许多污染物引起变态反应的浓度比出现一般毒性作用的浓度低若干数量级。

2. 反应的复杂性

外源化学物对免疫系统影响的复杂性主要表现在免疫反应的双重性和作用的选择性。一种外源化学物对机体可产生免疫增强或免疫抑制两种效应，它取决于化学物质剂量大小、进入机体途径以及检测时间。如给抗原前给动物腹腔注射镉，可观察到动物抗体生成细胞（PFC）增加；但在给抗原后2天给镉，则PFC明显减少。氨基硫羰基咪唑啉酮在一定剂量下具有免疫抑制作用，但当剂量加大时抑制作用反而不明显。很多外源化学物可选择性地损伤免疫反应的一个方面或是某个免疫细胞的亚类。例如皮质类固醇损伤辅助T细胞，而环孢菌素对各类T细胞均有损伤作用。环磷酰胺主要对活化增殖的细胞有毒性，而且对B细胞的毒性比T细胞大。

二、外源化学物对免疫功能影响的表现

许多外源化学物（药物、食品添加剂）及物理因素（电离辐射、微波、高温）等，都会引起免疫功能改变。外源化学物对免疫系统的损伤表现在三个方面，即免疫抑制，超敏反应及自身免疫反应。

1. 免疫抑制

(1) 具有免疫抑制的外源化学物

① 多卤代芳香族：多氯联苯（PCB）、多溴联苯（PBB）、四氯二苯对二噁英（TCDD）、六氯苯（HCB）等。

② 多环芳烃类：苯并[*a*]蒽(BA)、7,12-二甲基苯并[*a*]蒽（DMBA）、三甲基胆蒽（3-MCA）、苯并[*a*]芘等。

③ 有机氯和有机磷农药：DDT、敌百虫、甲基对硫磷等。

④ 金属：铅、镉、砷、汞、锌、铜、甲基汞等。

⑤ 其他：二氧化氮、二氧化硫、一氧化碳、臭氧、氯乙烯、苯、苯乙烯等。

(2) 外源化学物对免疫功能的抑制作用　外源化学物对免疫功能的抑制作用包括体液免疫功能、细胞免疫功能、巨噬细胞功能、NK细胞功能及宿主抵抗力等。机体在接触外源化学物后，可以改变其对细菌、病毒、寄生虫以及可移植肿瘤和自发肿瘤的抵抗力，通常由于细胞介导免疫或体液免疫严重抑制而造成宿主对一些感染因子敏感性增加，抵抗力下降。如动物接触臭氧、二氧化硫、二氧化氮、光化学烟雾、汽车废气、铅尘、氧化镍等外来化合物会造成肺部防御能力受损，表现在死亡率和杀死细菌率、细菌的繁殖及侵入血循环等方面的变化。

2. 超敏反应

超敏反应是指机体对某些抗原初次应答后，再次接受相同抗原刺激时，发生的一种以机体生理功能紊乱或组织细胞损伤为主的特异性免疫应答。超敏反应又称变态反应或过敏反应。引起变态反应的抗原物质称为变应原或过敏原。变应原可能是完全抗原，如异种血清蛋白质、微生物、霉菌、植物、花粉、皮片、尘螨等；也可是半抗原，即许多分子量较小的外

来化合物如三硝基氯苯、氯化苦、镍和铂等某些金属、工业化学物氯乙烯等，它们本身没有抗原性，但当它们与某些蛋白质结合后就能起到抗原作用，毒物与蛋白结合的能力与该物质化学结构中的某些活性基团有密切关系。有抗氧化剂、抗生素（新霉素、先锋霉素、青霉素等）、氯胺T、二异氰酸酯、二氯酚、乙二胺、甲醛、金属（铂、镍、铍、汞）等。

化学物质引起的过敏反应有以下几个特点：①反应表现不同于该物质的一般毒性反应，组织病变不同于该物质的中毒变化，而是变态反应性炎症；②初次接触某种化学物质后经过1～2周，再次接触同一物质，反应即可出现；③不完全遵循毒理学的剂量-反应规律，很小的剂量进入机体即可致敏，再接触小量即可出现症状。

Gell和Coombs根据超敏反应发生机制和临床特点，将其分为四型：Ⅰ型超敏反应，即速发型超敏反应；Ⅱ型超敏反应，即细胞毒型或细胞溶解型超敏反应；Ⅲ型超敏反应，即免疫复合或血管炎型超敏反应；Ⅳ型超敏反应，即迟发型超敏反应。超敏反应的类型见表9-1所示。

表 9-1 Gell 和 Coombs 对超敏反应的分类

类 别	靶部位	临床表现	参与分子与细胞
Ⅰ型 速发型	胃肠道 皮肤 呼吸道 血管	胃、肠道变态反应 荨麻疹、特应性皮炎 鼻炎、哮喘 过敏性休克	IgE，可能有 IgG 肥大细胞、嗜碱性粒细胞
Ⅱ型 迟发型	红细胞 白细胞 血小板	溶血性贫血,输血反应 粒细胞减少 血小板性紫癜,肺-肾综合征	IgG 或 IgM,补体,巨噬细胞、K 细胞
Ⅲ型 免疫复合物型	血管、细胞核 肾 关节	脉管炎、红斑狼疮 慢性肾小球肾炎 类风湿性关节炎	IgG、IgM 或 IgA 补体,中性粒细胞 嗜碱性粒细胞
Ⅳ型 迟发型	皮肤 肺 中枢神经系统 甲状腺 其他器官	接触性皮炎 结核 变态反应性脑炎 甲状腺炎 移植排斥	T 细胞

注：引自周宗灿，毒理学基础，北京医科大学出版社。

（1）Ⅰ型超敏反应 Ⅰ型超敏反应是由特异性IgE抗体介导产生，可发生于局部，亦发生于全身。其主要特征是：①再次接触变应原后反应发生快，消退亦快；②通常使机体出现功能紊乱性疾病，而不发生严重组织损伤；③具有明显个体差异和遗传背景。第Ⅰ型超敏反应的机理是当过敏体质的机体，初次接触过敏原后，可产生IgE抗体，凭借IgEFc段，抗体结合于肥大细胞或嗜碱性粒细胞表面，使机体产生致敏状态，可维持半年至数年。当致敏的机体再次接触相同的过敏原时，过敏原即与细胞表面的IgE结合，使细胞脱颗粒，并释放多种药理活性物质，引起毛细血管扩张、通透性增加、腺体分泌增多及平滑肌收缩为特点的病理变化。如果这种作用发生在支气管则产生支气管哮喘；如作用于皮肤可出现红肿、荨麻疹等；如作用于胃肠道则出现呕吐、腹痛、腹泻等症状。临床常见的Ⅰ型超敏反应性疾病见表9-2所示。

表 9-2　临床常见的Ⅰ型超敏反应性疾病

种　　类	临床特征	过　敏　原
全身过敏性反应	药物过敏性休克、血清过敏反应	青霉素、头孢菌素、链霉素、普鲁卡因、破伤风毒素、白喉抗毒素
呼吸道过敏反应	过敏性鼻炎、过敏性哮喘	花粉、尘螨、真菌、毛屑、呼吸道病原微生物
消化道过敏反应	过敏性胃炎	鱼、虾、蟹、蛋、奶
皮肤过敏反应	荨麻疹、湿疹、血管性水肿	药物、食物、肠道寄生虫、冷热刺激

（2）Ⅱ型超敏反应　Ⅱ型超敏反应是由 IgG 或 IgM 类抗体与靶细胞表面相应抗原结合后，在补体、吞噬细胞和 NK 细胞参与作用下，引起的以细胞溶解或组织损伤为主的病理性免疫反应。IgG 或 IgM 抗体与机体靶细胞表面的抗原结合，通过活化补体、巨噬细胞吞噬或 NK 细胞的抗体依赖细胞毒作用引起细胞的破坏死亡。常见的靶细胞有红细胞、粒细胞、血小板、肾小球血管基底膜、肝细胞、皮肤细胞、平滑肌细胞以及一些内分泌细胞等。

临床常见的Ⅱ型超敏反应性疾病有输血反应、新生儿溶血症、自身免疫性贫血、药物过敏性学细胞减少症、甲状腺亢进等五种。长期接触铅的工人以及慢性苯中毒患者和苯接触工人可发生溶血性贫血、白细胞减少症或血小板减少性紫癜。

（3）Ⅲ型超敏反应　Ⅲ型变态反应是由中等大小可溶性免疫复合物沉积于局部或全身毛细血管基底膜后，通过激活补体和在血小板、嗜碱性、嗜中性粒细胞参与作用下，一起的以充血水肿、局部坏死和中性粒细胞浸润为主要特征的血管炎性反应和组织损伤。临床常见的Ⅲ型超敏反应有以下三种。

① 血清病：初次接受大剂量异种动物免疫血清治疗，在注射后 7～14 天，出现局部红肿，皮疹、关节肿痛、淋巴结肿大、发热及蛋白尿等症状，称为血清病。这是由于体内产生的抗异种动物血清抗体与尚未完全排除的动物血清结合形成中等大小可溶性循环免疫复合物所致。

② 链球菌感染后肾小球肾炎：一般发生于链球菌感染后 2～3 周，少数患者可发生肾小球肾炎。由于链球菌细胞壁抗原与相应抗体形成免疫复合物沉积于肾小球基底膜所致。

③ 系统性红斑狼疮和类风湿关节炎：病因尚未查明。有资料表明，接触高浓度氯乙烯工人也可以产生免疫复合物。有些超敏性肺炎如"农民肺"也属于Ⅲ型超敏反应。患者死亡后肺组织免疫荧光研究表明，有免疫球蛋白的沉积和补体的沉积。

（4）Ⅳ型超敏反应　Ⅳ型超敏反应是由效应 T 细胞与相应抗原作用后，引起的以单核细胞浸润和组织细胞损伤为主要特征的炎症反应。此超敏反应发生速度较慢，当机体再次接受相同抗原刺激后，通常需经 24～72h 才出现炎症反应，因此又称迟发型超敏反应。Ⅳ型超敏反应发生与抗体和补体无关，而与效应 T 细胞和吞噬细胞及其产生的细胞因子或细胞介质有关。临床常见疾病有传染性超敏反应和接触性皮炎两种。传染性超敏反应是由细胞内寄生菌、病毒和某些真菌感染所致。接触性皮炎是机体皮肤接触抗原刺激后，当再次接触相同抗原时发生的以皮肤损伤为主要特征的Ⅳ型超敏反应。引起这类皮肤病的化学物质有镍、铬、砷、汞、松节油、润滑油、硝基萘及苯胺染料、甲醛、鞣酸、二硝基氯苯、重铬酸盐、环氧树脂、酚醛树脂等。

3. 自身免疫

自身免疫是指机体对自身组织成分或细胞抗原失去免疫耐受性，导致自身免疫效应细胞或自身抗体产生，并造成自身损伤的病理过程。自身免疫病的本质属于超敏反应，与超敏反应的区别在于诱发自身免疫病的抗原来源于自身细胞或组织，并有明显的遗传倾向。目前已发现许多外源化学物可引起自身免疫病，其中多数是药物；此外还有多种环境污染物，见表9-3所示。

表 9-3　与自身免疫疾病有关的化学物

药　　　物		
醋丁洛尔	别嘌醇	盐酸心得舒
胺碘酮	氨苄西林	博来霉素
立痛定	头孢霉素	氯丙嗪
氯噻酮	氨苯砜	苯妥英
乙琥胺	非诺洛芬	碘酒
异烟肼	锂	洛伐他汀
甲灭酸	甲基多巴	米诺环素
呋喃妥因	青霉胺	保泰松
丙基硫尿嘧啶	奎尼丁	磺胺类药物
环境和职业化学物		
芳香胺类	镉	四氯乙烯
五氯苯酚	铬	三氯乙烯
多氯联苯	汞	肼
多溴联苯	金	甲醛
氯丹	铊	毒死蜱（chlorpyrifos）
白草枯	石英(硅)	
食品中化学物或添加剂		
酒石酸	掺假的菜籽油	
L-色氨酸	L-刀豆氨酸	

注：引自张均田，现代药理实验方法，北京医科大学和中国协和医科大学联合出版社。

关于外来化合物引起自身免疫反应和自身免疫疾病，其基本病理特征为化学物质作为自身抗原，刺激机体免疫活性细胞，特别是辅助T细胞，进而激活B细胞，产生一种或多种抗自身抗体，与靶部位的自身抗原结合，形成抗原-抗体复合物，导致相应的组织或器官发生结构改变和功能障碍。如氯化汞引起的自身免疫性肾炎，可见染毒鼠血清IgE和IgG浓度显著升高，T细胞依赖性淋巴结（PLN）明显增大，脾脏IgG分泌细胞增多，血清抗核抗体（ANA）、抗DNA抗体和抗肾小球基底膜（GBM）抗体阳性，病理切片可见肾小球基底膜和外周血管有线状或颗粒状免疫复合物沉积。

第三节 检测食品中化学物免疫毒性的常用方法

一、病理学常规检查

病理学检查对于评价外源化学物对免疫功能的影响十分重要。病理学检查包括淋巴器官重量、病理学检查及流式细胞术检测细胞表面标记。

1. 淋巴器官质量

实验动物在接触外源性化合物以后，对免疫系统的毒理性作用可表现为免疫器官质量变化。免疫毒理学的评价上，最常用来检测淋巴器官的质量的是胸腺、脾脏、淋巴结。根据接触外源化学物的途径，对不同部位的淋巴结进行称重，如经口接触则对肠系膜淋巴结称重，经呼吸道接触对支气管淋巴结称重。进行肠系膜淋巴结称重时应注意将周围的脂肪组织去除干净，以保证称重的准确。

2. 病理检查

除对胸腺、脾脏及淋巴结进行病理检查外，根据暴露途径的不同，对黏膜免疫系统和皮肤免疫系统的组织病理也应进行检查。开始用常规的苏木素-伊红染色，进一步针对特殊的细胞类型可采用免疫酶染色法。

3. FACS 检测细胞表面标记

荧光激活的细胞分类仪（fluorescence activated cell sortor，FACS）是用于流式细胞术的一种自动分析仪器，利用免疫荧光与细胞生物学、流体力学、光学和电子计算机等多种技术，进行细胞和分子水平研究。用 FACS 分析外源化学物对细胞表面标记的影响，是鉴定化学物免疫毒性十分敏感的指标。

二、淋巴细胞增殖反应试验

淋巴细胞增殖反应试验是测定 T 细胞和 B 细胞功能活性的简便方法，重复性也较好。检测方法有形态学方法、同位素掺入法和颜色反应法。颜色反应法测定活细胞及增殖细胞转化程度简单、快速，在对一定数量细胞测定时，具有与同位素掺入法同样的灵敏度，是一种常用的方法。

三、体液免疫功能检测

有许多方法可用来检测体液免疫功能，包括抗体滴度、抗体形成细胞（PFC）及 B 细胞受体试验等。抗体形成细胞试验是一种敏感而且常用的方法。通常用的抗原有绵羊红细胞（SRBC）、牛血清白蛋白（BSA）、卵白蛋白（ovalbumin）、脂多糖（LPS）等。用琼脂单向扩散法测定人血清免疫球蛋白的含量，虽不很敏感，但却是很常用的方法。

四、细胞免疫功能检测

细胞免疫功能主要由 T 细胞完成，细胞免疫担负着迟发型变态反应、移植排斥、肿瘤免疫等。细胞免疫功能的测定方法有体内法和体外法。体内方法包括迟发型变态反应、移植物抗宿主反应、皮肤移植排斥反应；体外方法有淋巴细胞增殖、T 细胞毒性及淋巴因子的产生等。

体内检测迟发型变态反应的方法应用较广，通常迟发型变态反应可以反映机体细胞免疫状况。其原理是当致敏的 T 细胞再次接触相应的抗原后，就能引起局部的致敏淋巴细胞释放出多种淋巴因子，导致以单核细胞浸润为主的炎症反应，表现为皮肤红肿硬结。这种反应一般在抗原注射后 24～48h 可以见到。

在人体检测迟发型变态反应可采用皮试法。皮试法中所用的抗原有特异性病原微生物性抗原，如结核菌素、白喉病毒、腮腺炎病毒等；还有非特异性抗原，如二硝基氯苯、二硝基氟苯及植物血凝素等。结果判定是根据硬结的纵横直径平均值，一般在 5mm 以上为阳性反应。

动物迟发型变态反应检测常用的抗原有绵羊红细胞、牛血清白蛋白、卵白蛋白等。在用绵羊红细胞作为抗原时，一般致敏剂量为 1×10^8 个细胞，致敏注射部位可在背部皮下注射或腹腔注射，经过 5 天后用 1×10^8 个/$20 \mu L$ 的 SRBC 注射一侧足掌，另一侧足掌注射生理盐水。24h 后用精密卡尺测量双侧足垫的厚度，并以双侧足垫厚度的差值来表示。

五、巨噬细胞功能试验

巨噬细胞在免疫反应中具有很重要的作用，它不仅有非特异性吞噬功能，还参与细胞免疫和体液免疫。巨噬细胞有多种功能，例如吞噬作用、胞内杀伤、抗原摄取和处理、产生干扰素以及对感染细胞或恶变细胞的杀死和溶解等作用。在免疫毒理学的早期巨噬细胞的吞噬指数被广泛用作评价巨噬细胞的功能，然而这个方法是很不敏感的。目前常用来检测巨噬细胞功能的方法有巨噬细胞杀伤和破坏微生物的能力。巨噬细胞也能分泌各种单核因子，测定单核因子的产生和活性是检测巨噬细胞功能敏感的指标。

六、宿主抵抗力试验

机体在接触化学物质后，可以改变其对细菌、病毒、寄生虫及可移植肿瘤和自发肿瘤的抵抗力。一般认为 B 细胞缺损，机体对细菌敏感性升高；T 细胞缺损，则对病毒、寄生虫、肿瘤敏感性增高。宿主抵抗力试验是在动物身上进行的整体试验，它可将体内、外各项免疫功能测定结果间以及它们与整体间的联系作全面评价。

1. 肿瘤细胞攻击试验

本试验用纯系小鼠观察机体对同系基因的肿瘤细胞的抵抗力。攻击所用的肿瘤细胞量是使 10%～20%正常动物发生肿瘤的量。观察指标为肿瘤发生率、死亡率、发生肿瘤的平均潜伏期、肿瘤大小、结节数目以及平均死亡时间等。

2. 对传染源的抵抗试验

在免疫毒性试验中常用的传染源有病毒、细菌、寄生虫。实验选用传染源时需考虑以下方面，它对人类或其他动物的危险性；动物是否易感；产生的病变是否有重复性；机体防御机制中是否需要 T 或 B 细胞参与；感染过程是否易于观察。最常用的指标是死亡率。接种剂量应相当于在正常小鼠产生死亡率为 10%～20%的剂量。常用的病毒有：脑炎-心肌炎病毒（EMC 病毒）、单纯疱疹性病毒（HSV）、流感 A 型病毒（FLU 病毒）等。常用的细菌有李斯特菌和绿脓杆菌。常用的寄生虫有毛线虫和疟原虫。

【本章小结】

免疫系统主要有三项免疫功能：①机体抵抗外界传染性因子的免疫防护功能；②机体清除损伤和死亡细胞、维持自身生理平衡的自身稳定功能；③对机体监视、发现并清除突变细胞的免疫监视功能。中枢免疫器官由胸腺和骨髓组成，周围免疫器官由淋巴结、脾脏、呼吸道、消化道、相关的淋巴组织等组成。

外源化学物对免疫系统作用特点：①反应的灵敏性；②反应的复杂性。

外源化学物对免疫功能影响的表现：①免疫抑制；②超敏反应；③自身免疫。

用病理学常规检查、淋巴细胞增殖反应试验、体液免疫功能检测、细胞免疫功能检测、巨噬细胞功能试验等试验方法可以评价食品中外源化学物的免疫毒性。

【复习思考题】

1. 简述免疫系统的组成要素。
2. 外来化合物对免疫功能影响有哪些表现？
3. 超敏反应与自身免疫反应有何区别？
4. 检测食品中外源化学物的免疫毒性有哪些方法？

（达林其木格）

第十章　食品毒理学实验基础

食品毒理学是通过动物实验来研究外源化学物质对人体的有害作用及其机制。食品毒理学的动物实验可分为体内试验和体外试验。体内试验以实验动物为模型，研究外源化学物对实验动物的毒性作用，也称为整体试验。体内试验一般采用哺乳类动物，例如大鼠、小鼠、豚鼠、家兔、狗和猴等。体内试验多用于评价外源化学物的一般毒性，例如，急性毒性试验、亚急性毒性试验、亚慢性毒性试验和慢性毒性试验等。哺乳动物体内试验是食品毒理学的基本研究方法，其结果可以外推到人。体外试验是利用游离器官、培养的细胞或细胞器进行研究，多用于外源化学物对机体急性毒作用的初步筛选、作用机制和代谢转化过程的深入观察研究。体外试验缺乏整体毒物动力学过程，并且难以研究外源化学物的慢性毒作用。食品毒理学动物实验的设计、实施、结果观察和评价都离不开传统毒理学研究的基本方法。

第一节　食品毒理学实验的原则和局限性

一、食品毒理学实验的原则

在毒理学的试验中，有三个基本的原则。

① 外源化学物在实验动物产生的作用，可以外推于人。

以单位体表面积计算在人产生毒作用的剂量和实验动物通常相近似。而以体重计算则人通常比实验动物敏感，差别可能达 10 倍。通常可以利用动物试验结果乘以安全系数来计算人的相对安全剂量。已知人致癌物都对某种实验动物具有致癌性；实验动物致癌物是否都对人有致癌性，还不清楚，但这已作为动物致癌试验的基础。一般认为，如果某一化学物对几个物种实验动物的毒性是相同的，则人的反应也可能是相似的。

② 实验动物必须暴露于高剂量，这是发现对人潜在危害的必需的方法。

根据质反应的概念，随剂量或暴露增加，群体中效应发生率增加。毒理学试验中，一般要设 3 个或 3 个以上剂量组，以观察剂量-效应关系，确定受试化学物的毒效应及其毒性参数。毒性试验的设计并不是为了证明化学品的安全性，而是为了发现化学品可能产生的毒作用。仅仅检测受试化学物在人的暴露剂量是否引起毒效应是不够的。当引起毒效应的最低剂量与人的暴露剂量接近时，说明该化学物不安全。当该剂量与人的暴露剂量有很大的距离（几十倍，几百倍或更大），才认为具有一定安全性，此距离越大，安全性越可靠。如果在研究中所用的一系列的剂量不能引起毒性效应，则认为所用剂量还不足够高，应增加剂量，以确定受试化学品的毒性。在毒理学试验中实验模型所需的动物总是远少于处于危险中的人群。为了在少量动物得到有统计学意义的可靠的结果，需要应用相对较高的剂量，以使效应发生的频率足以检测。例如，低达 0.01% 的癌症发生率，这意味着在 100 万人群中有 100 人发生癌症，此发生率太高，不能为公众接受。在实验动物直接检测如此低发生率将至少需要 30 000 只动物。因此，别无选择，在毒理学试验中，对相对较少的实验动物必须以较高剂量进行试验，然后根据毒理学原则外推估计低剂量暴露的危险性。

③ 毒理学试验中染毒途径的选择，应尽可能模拟人接触该受试物的方式。

因为外源化学物以不同途径染毒，实验动物表现的毒性可有很大差异。这是由于因染毒部位解剖生理特点不同，外源化学物吸收进入血液的速度和量不同所引起。

二、食品毒理学实验的局限性

用动物实验的毒理学试验资料外推到人群接触的安全性时，会有很大的不确定性。这是因为，外源化学物的毒性作用受到许多因素的影响。①实验动物和人对外源化学物的反应敏感性不同，有时甚至存在着质的差别。虽然在毒理学实验中通过用两种或两种以上的动物，并尽可能选择与人对毒物反应相似的动物，但要完全避免物种差异是不可能的。而且，实验动物不能述说涉及主观感觉的毒效应，如疼痛、腹胀、疲乏、头晕、眼花、耳鸣等，这些毒效应就难以或不可能发现。在动物实验中，可观察到体征，而没有症状。②动物实验的高剂量向低剂量外推的不确定性。因为，在毒理学实验中往往选用较大的染毒剂量，这一剂量通常要比人实际接触的剂量大得多。有些化学物在高剂量和低剂量的毒性作用规律并不一定一致，如大剂量下出现的反应有可能是由于化学物在体内超过了机体的代谢能力所致。③小数量实验动物到大量人群外推的不确定性。因为，毒理学实验是用小数量动物来观察化学物的毒性反应，那些发生率很低的毒性反应，在少量动物中难以发现。而化学物一旦进入市场，接触人群往往会很大。④实验动物一般都是实验室培育的品系，一般选用成年健康动物，反应较单一，而接触人群可以是不同的人种、种族，而且包括年老体弱及患病的个体，在对外源化学物毒性反应的易感性上存在很大差异。以上这些都构成了从毒理学动物实验结果向人群安全性评价外推时的不确定因素。

第二节　毒理学毒性评价试验的基本目的

毒理学毒性评价试验的基本目的包括以下几个内容。

1. 受试物毒作用的表现和性质

在急性和慢性毒性试验中，观察受试物对机体的有害作用，对有害作用的观察应该是对每个实验动物进行全面的逐项的观察和记录。发现有害作用是进行剂量-效应研究的前提。

2. 剂量-反应（效应）研究

剂量-反应（效应）研究是毒性评价和安全性评价的基础。通过对不同有害作用的剂量-效应研究，可以得到该受试物的多种毒性参数。例如，在急性毒性试验中，应该得到 LD_{50}，也可以得到 LD_0（最大耐受量）和 MTD（最小致死量）。

3. 确定毒作用的靶器官

确定受试物有害作用的靶器官，是毒理学研究的重要目的，以阐明受试物毒作用的特点，并为进一步的机制研究和毒性防治提供线索。

4. 确定损害的可逆性

一旦确认有害作用存在，就应研究停止接触后该损害是否可逆和消失，器官和组织功能是否能恢复，还是像化学致癌作用那样停止接触后损害继续发展。毒性的可逆性关系到对人的危害评价，如果受损的器官组织能够修复并恢复正常功能，则可能接受较高危险性的接触水平。

第三节　实验动物的选择和处理

毒理学的动物实验是以实验动物作为研究对象的，为获得可靠的结果，先决条件是正确地选择实验动物。

一、实验动物物种的选择

外源化学物的固有毒性往往在人和不同物种实验动物之间表现不同，物种差别可以表现在量方面，也可以表现在质方面，如除草剂白草枯对人引起肺损伤，而对狗则未见到。因此，需要对实验动物物种进行选择。物种间毒性反应差别的原因，有解剖与生理学差异，遗传与代谢的差异等。实验动物物种的选择遵循以下基本原则。

1. 选择对受试物在代谢、生物化学和毒理学特征与人最接近的动物

利用实验动物某些与人类相近似的特性，通过动物实验对人类的疾病发生和发展的规律进行推断和探索。

2. 选用结构简单又能反映研究指标的动物

进化程度高或结构功能复杂的动物有时会给实验条件的控制和实验结果的获得带来难以预料的困难。在能反映实验指标的情况下，选用结构功能简单的动物，例如果蝇的生活史短（12天左右）、饲养简便、染色体数少（只有4对）、唾腺染色体制作容易等诸多优点，所以是遗传学研究的绝好材料，而同样方法若以灵长类动物为试验材料，其难度是相当大。

3. 选择适龄的实验动物

慢性实验或观察动物的生长发育，应选择幼龄动物。一般实验中应选用成年的动物，常用实验动物成年体重如表10-1。

表10-1　常用实验动物成年体重

动物	小鼠	大鼠	豚鼠	家兔	猫	狗
体重	18~28g	180~280g	350~650g	2~3kg	1.5~2.5kg	9~15kg

注：引自邵义祥，医学实验动物学教程，东南大学出版社。

4. 选择易获得、经济、易饲养管理的动物

在不影响实验结果正确可靠的前提下，尽量选用容易繁殖，比较经济实用的实验动物。尽量减少动物实验的次数和使用动物数量；尽可能使用替代物和善待动物，使实验设计尽善尽美。所以能用小动物的不用大动物，能用低等动物的不用高等动物。

二、实验动物品系的选择

品系是实验动物学的专用名词，指用计划交配的方法，获得起源于共同祖先的一群动物。实验动物按遗传学控制分类可分为以下三种。

① 近交系是指全同胞兄妹或亲子之间连续交配20代以上而培育的纯品系动物。如小鼠有津白Ⅰ、津白Ⅱ、615，DBA/1和DBA/2，BALB/c，C3H，C57B/6J，A和A/He等。

② 杂交群动物（杂交1代，F_1），指两个不同的近交系之间有目的进行交配，所产生的第一代动物。

③ 封闭群是指一个种群在5年以上不从外部引进新血缘，仅由同一品系的动物在固定场所随机交配繁殖的动物群。如昆明种小鼠、NIH小鼠、LACA小鼠、F344大鼠、Wistar

大鼠、SD 大鼠等。

　　根据实验动物遗传的均一性排序，近交系最高、杂交群次之、封闭群较低。不同品系实验动物对外源化学物毒性反应有差别，所以毒理学研究要选择适宜的品系，对某种外源化学物毒理学系列研究中应固定使用同一品系动物，以求研究结果的稳定性。遗传毒理学一般利用啮齿类动物，主要是小鼠或大鼠。在致癌试验中对实验动物的品系有一定的要求，特别重视有关病理损害的自发发生率。例如，某些大鼠品系垂体肿瘤发生率高，则不适用于靶器官为内分泌系统的毒性研究。又如 B6C3F1 雄小鼠肝肿瘤高发生率可能有碍于肝致癌反应的检测。

三、对实验动物微生物控制的选择

　　按微生物学控制分类，实验动物分为四个级别，见表 10-2。各级动物具有不同的特点，分别适用不同的研究目的。普通动物具有价廉、易获得、饲养设施简便、容易管理等特点，但选用时应考虑微生物对实验结果的影响。于对于毒性试验及毒理学研究应尽可能使用清洁级或清洁级以上动物。

表 10-2　实验动物微生物等级标准

级　别	要　求
Ⅰ 级	普通动物，应没有传染给人的疾病
Ⅱ 级	清洁动物，除 Ⅰ 级标准外，种系清楚，没有该动物特有的疾病
Ⅲ 级	无特定病原体动物(SPF)，除 Ⅱ 级标准外，动物为剖腹产或子宫切除产、按纯系要求繁殖，在隔离器内或层流室内饲养，可有无致病细菌，没有致病病原体
Ⅳ 级	无菌动物，在全封闭无菌条件下饲养的纯系动物，动物体外不带有任何微生物和寄生虫(包括绝大部分病毒)

　　注：引自周宗灿，毒理学基础，北京医科大学出版社。

四、个体选择

　　实验动物对外源化学物的毒性反应明显存在个体差异，选择时应注意实验动物的个体差异。

　　1. 年龄、体重

　　不同品种和品系的实验动物其寿命各不同，但实验动物的生命全程大体上可分为三个阶段，即幼年期（从出生到性成熟之前）、成年期和老年期。在成年期，各种激素（包括性激素）、代谢酶都处于高峰稳定期，并对外源化学物的毒性反应差异较小，且有代表性。在幼年期和老年期，对外源化学物的生物转运和生物转化，靶器官和受体的敏感性均与成年期不同。毒理学试验选用实验动物的年龄取决于试验的类型。急性试验一般选用成年动物；慢性试验因实验周期长，应选用较年幼的或初断乳的动物，以使实验周期能覆盖成年期。动物的体重与年龄有一定的关系，也可按体重推算年龄。例如，昆明种小鼠 6 周龄时雄性约 32g，雌性约 28g；Wistar 大鼠 6 周龄时雄性为 180g，雌性约 160g。此外动物体重还与动物品种、品系、营养状态、饲养管理等因素有关。同一实验中，动物体重尽可能一致，若相差悬殊，则易增加动物反应的个体差异，影响实验结果的正确性。同一试验中，组内个体间体重差异应小于 10%，各组间平均体重差异不应超过 5%。

　　2. 性别

　　同一物种、同一品系的实验动物雌雄两性对相同外源化学物毒性反应相似，但往往存在毒性敏感性上的差异。一般雄性动物体内微粒体细胞色素 P450 酶系活性大于雌性动物，所以外源化学物对雌性动物表现的毒性大，然而经该酶活化毒性增强的外源化学物却相反。通常实验若对动物性别无特殊要求，则宜选用雌雄各半。

3. 生理状况

在毒理学试验中动物如果怀孕、哺乳等对实验结果影响很大，不宜采用处于特殊生理状态下的动物进行试验。在实验过程中雌雄动物应分笼饲养。如在实验过程中发现动物怀孕，则体重及某些生理生化指标均可受到严重影响，应将怀孕动物剔除。

4. 健康状况

动物的健康状况对实验的结果有直接的影响。健康动物从外观看，体型丰满、发育正常、被毛浓密有光泽紧贴身体、眼睛明亮、活泼、行动迅速、反应灵敏、食欲良好。微生物检测符合等级要求。

5. 遗传背景

尽量选用遗传背景明确的品系动物，而不选用随意交配繁殖的杂种动物。采用遗传学控制方法培育出来的近交系动物、突变系动物、杂交系动物存在遗传均质性，反应一致性好，因而实验结果精确可靠，广泛用于各科研领域。

第四节　食品毒理学试验设计要点

食品毒理学试验设计要遵循随机、重复和对照三大原则。随机是指每一个体在实验中都有同等机会均衡地分配到各组。其目的是减少主观因素的影响，使样本的个体差异均衡地分配到各组中去。随机的手段可采用编号抽签法，随机数字表和计算器的随机数字键。近年提出"均衡下的随机"，即将可控制的因素（如体重、性别等）先均衡地归类分档，然后在每一档中随机地取出等量动物分到各组，使难控制的因素（如活泼、饥饱、疲劳程度及性周期等）得到随机化的分配。重复是指能在同样条件下，把实验结果重复出来，才算是可靠的实验。重复除可增加可靠性外，也可知道实验变异情况。重复次数多少要根据实验要求和性质，一般重复 2～3 次。对照比较研究是毒理试验不可少的条件，没有比较，就难以鉴别，也就缺乏科学性，所以试验设计必须设立对照组。毒理学试验常用的对照方法有 4 种。

1. 空白对照

在模拟实验组处理的"空白"条件下进行观察的对照。即除不用被研究的毒物外，对照组的动物要经过同样的处理，如给予生理盐水或不含毒物的溶媒。这种对照又可称"阴性对照"。

2. 标准对照

以标准值或正常值作为对照，在标准条件下，将已知经典毒物与试验毒物进行对照。又称"阳性对照"。

3. 同因素不同水平的对照

系在试验组分若干剂量组互为对照进行对比，说明量效关系的剂量依赖性，一般设 2～3 个剂量组。

4. 自身前后对照

上述三种对照组都属于组间对照。有的试验可在对象自身上进行给毒前后的对照比较，其前提是前后条件一致，且指标对时间稳定。这在急性毒性试验易于满足，但慢性毒性试验时，难以保证，故尚需作为组间对照来说明问题。

一、体内毒理学试验设计

1. 剂量分组

在毒理学试验中，最重要的就是研究剂量-效应关系，也就是当外源化学物染毒剂量增加，实验动物的毒性效应随之而增强。剂量-效应关系的存在是确定外源化学物与有害作用的因果关系的重要依据，也可证明实验结果的可靠性。因此，在毒理学试验中，一般至少要设 3 个剂量组（即高剂量组、中剂量组、低剂量组），希望能得到满意的剂量-效应关系。一般要求，高剂量组应出现明确的有害作用。低剂量组应不出现任何可观察到的有害作用，但低剂量组剂量应当高于人可能的接触剂量，至少等于人可能的接触剂量。中剂量组的剂量介于高剂量组和低剂量组之间，应出现轻微的毒性效应。高、中、低剂量组剂量一般按等比例计算，剂量间距应为 2 或 $\sqrt{10}$，低剂量组剂量一般为高剂量组剂量的 $1/20\sim1/10$。

2. 各组动物数

毒理学安全性评价试验各组动物数取决于很多因素，如实验目的和设计，要求的敏感度、实验动物的寿命、生殖能力，经济的考虑及动物的可利用性。各组动物数的设计应考虑到统计学的要求。

3. 试验期限

某些试验（如致畸试验和多代生殖试验）的试验期限是由受试实验动物物种或品系而决定的。而其他毒性试验的期限在某种程度上由定义所决定。如急性毒性是一次或 1 天内多次染毒观察 14 天，亚慢性毒性试验规定为染毒持续至实验动物寿命的 10%，对大鼠和小鼠为 90 天，对狗应为 1 年。慢性毒性试验和致癌试验一般规定为持续至实验动物寿命的结束。

二、体外毒理学试验设计

体外毒理学试验设计主要讨论遗传毒理学体外试验的几个问题。

1. 受试物溶解性

受试物溶解性是指受试物在试验介质中的溶解性。在不同的试验介质中受试物溶解性可以不同。

2. 试验最高剂量的推荐

对可溶性受试物浓度高于 10mmol/L 时可因高渗透压在哺乳动物细胞引起损伤或人工假象，对细菌则无此影响。由于受试物的分子量并不一定知道（如聚合物或混合物），因此，在大多数情况下，可溶性受试物的试验上限应该是：①对哺乳动物细胞为 10mmol/L 或 5mg/mL；②对细菌试验为 5mg/平板。当受试物供应困难或非常昂贵（如生物药剂），最高剂量低于 10mmol/L 或 5mg/mL 是可以接受的。对不溶性受试物最高浓度的推荐有争论，日本学者的资料表明，有的受试物仅在沉淀剂量于细菌试验和染色体畸变试验中出现遗传毒性。哺乳动物细胞具有吞噬作用，细菌不具有吞噬作用。一般认为无毒性的可溶于适当的溶剂而不溶于实验培养液中的受试物，最高浓度应是溶解性限制，即产生沉淀的最低浓度，但不应干扰终点的计数。对于有毒性的受试物，最高浓度在细菌试验中应该是明显显示毒性的剂量，对哺乳动物细胞试验最高剂量，基因突变试验应达到 10%~20% 存活率，而染色体畸变和 UBS 试验应达到 50% 存活率。对于没有适当溶剂，完全不溶的受试物，则可以按 5mg/平板或 10mmol/L（5mg/mL）进行实验以检测杂质的致突变性。或者，采用生理盐水提取物进行实验。

3. 代谢活化

代谢活化常规使用多氯联苯 1254 预处理的雄性成年大鼠肝匀浆 90 000g 离心上清液

（S9），及相应的辅因子（NADPH 再生系统）。由于各国禁用限用多氯联苯，可用苯巴比妥和 β 萘黄酮联合诱导制备 S9。对体外哺乳动物细胞试验，还可利用大鼠肝原代培养细胞等作为代谢活化系统。

4. 阳性对照

阳性对照的剂量应选择其剂量-反应的直线部分，并且构成历史性资料，并以其作为实验质量控制的措施之一。

5. 重复

由质控良好的实验得到明确的阴性结果和阳性结果，不强调要求重复。可疑结果则应重复实验，最好改变剂量范围和剂量间隔、改变 S9 浓度或改变实验方法进行重复。

第五节　实验动物的染毒和处置

实验动物的染毒和处置包括以下几个方面的内容。

一、动物实验前的准备

实验动物在购进之后，应雌雄分开饲养。一般应进行 5～7 天的检疫，在此期间应多次观察动物，及时剔除不健康的动物。观察期结束，将实验动物按实验设计的要求进行标记和分组。实验动物的标记方法对啮齿动物常用染色法，可用苦味酸（黄色）、品红（红色）的酒精饱和溶液在动物被毛上染色，不同的颜色和染色部位表示不同的编号，可标出 1～99号。由于被毛上颜色会逐步消失，故需重复染色。对啮齿动物还可用剪耳法标记。对狗等大动物一般用挂牌法。

实验动物分组时必须严格遵守随机原则，使所有的动物分配到各剂量组和对照组的机会均等，避免主观选择倾向，减少偏性，以保证结果的准确可靠。实验动物按性别、体重顺序编号，然后利用统计学的随机数字表，按完全随机分组法或配伍组随机分组法，将实验动物分配到各剂量组和对照组。然后应计算各组实验动物体重的均值和标准差，必要时可将实验动物适当调组，以使各组实验动物体重的均值的差别不超过允许范围。

二、受试物和样品的准备

应了解受试物的纯度及杂质成分，了解受试物的化学结构和理化性质，特别是其挥发性和溶解性。查阅文献，检索与受试物化学结构和理化性质相似的化合物的毒性资料，以作参考。对各个毒理学试验应该用同一种、同一批号受试物。受试物成分和配方必须固定。如是异构体混合物，异构体比例必须固定。活性成分的百分含量和可检测的杂质的浓度也应固定。受试物在贮存期内稳定性和在饲料中的稳定性必须进行研究并报告。受试物应一次备齐全部实验的用量。

所需受试物总量＝$(A \times B \times C \times D) \times 1.2$

式中　A——每组动物数；

　　　B——各处理组的剂量和，如 $0.1+0.3+1.0 \text{mg/kg}=1.4$（mg/kg）；

　　　C——染毒次数（通常以天计）；

　　　D——动物的平均体重；

　　1.2——安全因子。

染毒前根据染毒途径的不同，应将受试物制备成一定的剂型。常用的是制备成水溶液、油溶液或混悬液。对溶剂和助溶剂的要求是，所用的溶剂或助溶剂应该是无毒的，与受试物不起反应，受试物在溶液中应稳定。对水溶性受试物，体内试验适当的溶剂为水（经口染毒）和等渗盐水（胃肠道外染毒）。水不溶性受试物应溶于或悬浮于适当的有机溶剂中。天然植物油（如玉米油，橄榄油）可以用作为溶剂，有两个缺点，即不可能保证得到成分完全一致的植物油，植物油中的抗氧化剂成分等可影响受试物的毒性和遗传毒性。二甲基亚砜（DMSO）不适用于体内实验，因其毒性较高，并且溶于 DMSO 的受试物在染毒后出现沉淀。新药安全性评价推荐混悬液赋形剂为 0.5％羧甲基纤维素钠或 10％阿拉伯树胶；受试物溶液应新鲜配制，除非已证明贮存稳定。外源化学物用溶剂稀释，一般讲浓溶液比稀溶液毒性大，但是也有的外源化学物稀释之后毒性反而增加，即存在所谓"稀释毒性"，其原因尚不清楚。

对于各种染毒途径的最大容积，以受试的实验动物物种或制剂来确定。一般规定，染毒最大容积为：①经口 20mL/kg（对空腹动物）；②经皮 2mL/kg（根据体表面积计算，限于染毒的准确性）；③静脉 1mL/kg（5min 以上）；④肌内注射 0.5mL/kg（一个部位）；⑤每眼 0.01mL；⑥直肠 0.5mL/kg；⑦阴道：大鼠 0.2mL，兔 1mL；⑧吸入 2mg/L；⑨鼻：猴或狗每鼻孔 0.1mL。染毒的通常容积（最大容积）：大鼠灌胃（以体重计）为 1.0（3.0）mL/100g，静注（以体重计）为 0.5（3.0）mL/100g；小鼠灌胃（以体重计）为 0.2（1.0）mL/20g，静注（以体重计）为 0.2（0.5）mL/20g；狗灌胃（以体重计）为 50（100）mL/10kg，静注（以体重计）为 30（50）mL/10kg。各种规范可能有不同的规定，应按规定进行。

三、染毒途径

毒理学试验中染毒途径的选择，应尽可能模拟人在接触该受试物的方式。最常用的染毒途径为经口、经呼吸道、经皮及注射途径。不同途径的吸收速率，一般是静脉注射＞吸入＞肌内注射＞腹腔注射＞皮下注射＞经口＞皮内注射＞其他途径（如经皮等）。

1. 经口（胃肠道）染毒

常用有灌胃、喂饲和吞咽胶囊等方式。

（1）灌胃　将受试物配制成溶液或混悬液，以注射器经导管注入胃内。一般灌胃深度从口至剑突下，最好是利用等容量灌胃法，即受试物配制成不同浓度，实验动物单位体重的灌胃容量相同。大鼠隔夜禁食，小鼠可禁食 4h（因小鼠消化吸收和代谢速度较快），均不停饮水。灌胃后 2～4h 提供饲料。经口多次染毒，一般不需要禁食，但应每日定时染毒。灌胃法优点是剂量准确，缺点是工作量大，并有伤及食道或误入气管的可能。

（2）吞咽胶囊　将一定剂量的受试物装入胶囊中，放至狗的舌后部，迫使动物咽下，此法剂量准确，适用于易挥发、易水解和有异味的受试物。

（3）喂饲　将受试物掺入动物饲料或饮水中供实验动物自行摄入。饲料中掺入受试物不应超过 5％，以免造成饲料营养成分改变而影响实验动物的生长发育。喂饲法符合人类接触受试物的实际情况，但缺点多，如适口性差的受试物，实验动物拒食；易挥发或易水解的受试物不适用。而且，实验动物应单笼喂饲，以食物消耗量计算其实际染毒剂量。

2. 经呼吸道染毒

经呼吸道染毒可分为吸入染毒和气管内注入。

（1）静式吸入染毒　将一定数量的啮齿类动物放在密闭的染毒柜中，加入易挥发的液态受试物或气态受试物使成一定浓度。一般 50L 的染毒柜接触 2h，可放小鼠 6～10 只或大鼠 1只。静式吸入染毒简易，但缺点较多，主要是随试验进行氧分压降低（因此，实验动物数量有限制），柜内受试物浓度也逐渐下降（由于动物吸入消耗、为被毛及染毒柜壁吸附所致），而且实验动物有经皮吸收的可能。静式吸入染毒多以计算方法得到染毒柜内受试物浓度，以

mg/m^3 表示。

（2）动式吸入染毒　由染毒柜、机械通风系统和配气系统三部分构成。对设备的要求较高，优点是在染毒过程中染毒柜内氧分压及受试物浓度较稳定，缺点是消耗受试物的量大，并易于污染环境。动式吸入染毒又分为整体接触和口鼻接触两种 动式吸入染毒柜中受试物的浓度应实际监测。

（3）气管内注入　实验动物在麻醉后，将受试物注入气管，使之分布至两肺。此法用于建立急性中毒模型及尘肺研究。

3. 经皮肤染毒

经皮肤染毒的目的有两种。一种是经皮染毒毒性试验，如经皮 LD_{50} 测定常用大鼠，皮肤致癌试验常用小鼠。另一种是皮肤刺激和致敏试验，皮肤刺激试验常用兔和豚鼠，皮肤致敏试验用豚鼠。试验前用机械法（剃毛）或化学法（硫化钠或硫化钡）脱毛。要求是不应损伤脱毛区的表皮，脱毛区面积不大于动物体表面积的 $10\%\sim15\%$。于脱毛后 24h 涂抹一定量受试物，盖上一层塑料薄膜，再用无刺激性的胶布固定，接触规定的时间。

4. 注射染毒

注射用药品，应以注射途径染毒，对大小鼠可用静脉注射，对非啮齿类可模拟临床用药途径，如狗可用后肢隐静脉注射，而啮齿类的尾静脉和肌内注射难以多次染毒，必要时可改为皮下注射。注射染毒，应调整受试物的 pH 及渗透压，pH 应 $5\sim8$，最好是等渗溶液，动物对高渗的耐受力比低渗强。静脉注射应控制速度，大鼠尾静脉注射最好控制在 10s 以上。腹腔注射在遗传毒理学实验中有时也用，但在致畸试验、肝 UDS 研究不应该用腹腔注射，以避免可能的损伤和局部高浓度对靶器官的影响。

四、实验动物处死及生物标本采集

（1）实验动物处死方法　应尽量减少因处死方法不当而影响对病理及其他指标的检查。大小鼠可用颈椎脱臼法，然后股动脉放血。兔、豚鼠、狗等一般用股动脉放血处死。应尽量采用适当的处死方法，减少实验动物的痛苦。

（2）血液采集　大小鼠如需血量小可用鼠尾采血，如需血量较多可用眼眶静脉丛采血或处死时股动脉放血采血。狗可用后肢隐静脉抽血。不影响动物生理功能的最大取血量为其总血量（50mL/kg 体重）的 10%。

（3）尿液采集　对大小鼠可用代谢笼，下部有粪尿分离器。对狗可用接尿法或导尿法。

（4）病理解剖和标本留取　毒性病理学检查是毒理学试验重要的组成部分，病理学研究有助于确定有害作用和靶器官。毒性病理学检查包括大体解剖和组织病理学检查两部分。急性毒性试验中在试验期中死亡或试验结束处死的动物都应进行尸体解剖，因为急性毒性试验的目的是得到有关可能的靶器官信息以及进行重复染毒试验剂量设计的信息。在亚慢性、慢性、致癌试验，病理学是一个重要的终点。

第六节　毒理学实验结果处理和分析

实验设计和统计学分析与毒理学实验工作的关系极为密切，实验前应进行周密、合理的实验设计，实验后则应将所有数据进行归纳整理和统计分析，以便排除实验中偶然因素的干扰，提高毒理学实验的效率，用较短的时间、较少的人力物力，取得确切恰当的研究结论。

一、毒理学试验的统计学

毒理学实验数据可以用多种统计方法处理，见表 10-3。一般常用的是 t 检验和卡方检验。t 检验用于量反应性毒理学资料，卡方检验用于质反应性毒理学资料。量反应资料的实验数据可通过测量数字的多少来表示，如血压、心率、血细胞数、血中毒物浓度等，均为量反应资料。质反应的数据是通过阳性反应动物的百分率来表示，如死亡有否、痊愈与否、惊厥与否等。下面着重介绍量反应资料的统计分析（t 检验）。

表 10-3　各处理组与阴性对照组两两比较和多个比较的统计学方法

类型	连续性数据，方差齐	正态分布方差不齐	离散性数据		分布未知
			二项分布	泊松分布	
处理组与阴性对照组两两比较	t 检验	t' 检验	卡方检验，Fisher 确切概率法，u 检验	u 检验	非参数法，如 Wilcoxon 秩和检验
多个处理组与阴性对照组比较	Dunnett 检验（1955）	改进的 Dunnett 检验（1980）	平方根反正弦转换，再用 Dunnett 检验，或者 Simes 法（1986）	Suissa 和 Salmi 法（1989）	非参数法，如多重比较秩和检验（Steel，1959）

注：引自周宗灿，毒理学基础，北京医科大学出版社。

t 检验在毒理学中应用很广，主要用于两组间均数，标准差，LD_{50}、ED_{50}，回归系数，以及自身对比或配对对比的差值均数等数据的显著性测验。

应用 t 测验的前提是数据为常态分布，两组方差相同。但在实际应用中难以满足这一要求，只要数据并无明显偏态，方差大致相齐，t 检验的误差不大，不会影响统计结果。t 测验的基本公式为：

$$t = \frac{|\overline{x_1} - \overline{x_2}|}{S_{\overline{X}}} \tag{10-1}$$

其意义是两均数差值比总标准误差大多少倍。t 值就是这个倍数，t 越大，便是差值的统计意义越大，批驳两值有差别的可能性也就越小。t 值或表列出了对应于 $P = 0.05$ 或 $P = 0.01$ 的 t 值，比较计算所得的 t 值与查表 t 值，就可以判断 P 的大小，得出 $P > 0.05$，$P \leqslant 0.05$ 或 $P \leqslant 0.01$ 的统计结论，见表 10-4。

表 10-4　t 检验的批判标准

单　双　侧	t 值	P 值	统　计　意　义
双侧 t 测验	$t < t_{0.05}$	$P > 0.05$	两组差别无显著意义
	$t \geqslant t_{0.05}$	$P \leqslant 0.05$	两组差别有显著意义
	$t \geqslant t_{0.01}$	$P \leqslant 0.01$	两组差别有非常显著意义
单侧 t 测验	$t < t_{0.1}$	单侧 $P > 0.05$	甲不大于乙的可能性超过 5%
	$t \geqslant t_{0.1}$	单侧 $P \leqslant 0.05$	甲不大于乙的可能性小于 5%
	$t \geqslant t_{0.02}$	单侧 $P \leqslant 0.01$	甲不大于乙的可能性小于 1%

$t_{0.05}$，$t_{0.01}$，$t_{0.1}$，$t_{0.02}$ 等值可按自由度（两组时 $df = n_1 + n_2 - 2$，自身或配对对比时 $df = n - 1$）查 t 表。

毒理实验中比较两组均数的大小时，以下式最为实用，可以由原始数据列表后直接代入公式，无论例数是否相等，方差是否相齐均可使用。

$$t=\frac{\overline{x_1}-\overline{x_2}}{\sqrt{\dfrac{\sum x_1{}^2-\dfrac{(\sum x_1)^2}{n_1}+\sum x_2{}^2-\dfrac{(\sum x_2)^2}{n^2}}{n_1+n_2-2}\left(\dfrac{n_1+n_2}{n_1 n_2}\right)}}$$

$$\left[df=(n_1+n_2-2)\left(\frac{1}{2}+\frac{S_1{}^2\cdot S_2{}^2}{S_1{}^4+S_2{}^4}\right)\right] \tag{10-2}$$

在合理的实验设计下，两组例数相等，两组标准差相差不到一倍时，上式可简化为

$$t=\frac{\overline{x_1}-\overline{x_2}}{\sqrt{S_{\overline{X_1}}{}^2+S_{\overline{X_2}}{}^2}} \qquad [df=(n_1+n_2-2)] \tag{10-3}$$

例：某次试验，甲组动物体重增长值为 108，90，98，101，108，132，110，113，107，123（$n_1=10$），乙组者为 96，92，98，86，88（$n_2=5$），施予统计分析。

已知 $n_1=10$，$n_2=5$，$\overline{x_1}=\dfrac{1090}{10}=109$，$\overline{x_2}=\dfrac{460}{5}=92$

代入式（10-2）

$$t=\frac{109-92}{\sqrt{\dfrac{120\ 104-\dfrac{(1090)^2}{10}+42\ 424-\dfrac{(460)^2}{5}}{10+5-2}\left(\dfrac{10+5}{10\times5}\right)}}=2.993$$

$$S_1{}^2=\frac{120\ 104-\dfrac{(1090)^2}{10}}{9}=143.78,\quad S_2{}^2=\frac{42\ 424-\dfrac{(460)^2}{5}}{4}=26.0,\ \text{相差一倍以上，}$$

$$df=(10+5-2)\left(\frac{1}{2}+\frac{143.78\times26}{143.78^2+26^2}\right)=8.8$$

当自由度为 8.8（≈9）时，双侧 $t_{0.05}$ 值为 2.26，$t_{0.01}$ 为 3.25，现 $t>t_{0.05}$，故 $P<0.05$，两组均数的差异有显著意义。

本例两组例数不等，方差不齐（两 s^2 相差一倍以上），不宜式（10-3）计算，否则 $t=3.84$（$t_{0.01}=3.01$）与式（10-2）算得的 $t=2.99$（$t_{0.01}=3.25$）相差很大，统计结论也不相同。

二、统计学意义和生物学意义

在分析毒理学试验数据时，要结合毒理学方面的知识全面考虑问题。在处理毒理学试验数据时可能遇到四种情况，见表 10-5。其中，第 Ⅰ 和第 Ⅳ 种情况最为常见，第 Ⅰ 情况是无统计学意义也无生物学意义，第 Ⅳ 种情况是有统计学意义也有生物学意义。但有时在试验结果中会出现第 Ⅱ 和第 Ⅲ 种情况。

表 10-5　毒理学试验结果的统计学意义和生物学意义

生物学意义	统计学意义	
	无	有
无	Ⅰ	Ⅲ
有	Ⅱ	Ⅳ

注：引自周宗灿主编，毒理学基础，北京医科大学出版社。

第 Ⅲ 种情况是有统计学意义但无生物学意义，例如在某个亚慢性毒性试验中，中剂量组动物血液白细胞计数低于阴性对照组，差别有显著性差别（$P<0.05$），而高剂量组和低剂量组动物血白细胞计数与阴性对照组比较差别无显著差别（$P>0.05$）。由于在此实验结果中没出现量-效关系，因此中剂量组血液白细胞计数降低可能是由于偶然因素造成的，没有

生物学意义。但是，如果仅在高剂量组动物血液白细胞计数降低，与阴性对照组比较差别有显著性（$P<0.05$）时，必须仔细地核实高剂量组的资料。如果资料无任何疑问，可认为此变化可能具有生物学意义。最好是重新进行一个亚慢性毒性试验，并加大受试物的剂量，如果能够观察到量-效关系，则说明此剂量组血白细胞计数降低是有生物学意义的；如果加大受试物剂量没有观察到量-效关系，才可以说此剂量组血白细胞计数降低没有生物学意义。因此，在判断实验结果的生物学意义时，有无剂量-反应关系是关键。有统计学意义但无生物学意义的情况，更常见的是因为实验设计和实施不良所致。

第Ⅱ种情况是具有生物学意义但无统计学意义，这可能是因为该事件的发生是极其罕见的，例如在哺乳动物致癌试验中，在染毒组中出现对照组中没有的肿瘤类型，尽管从统计学上此种肿瘤的发生率很低，与对照组比较差别无显著差别（$P>0.05$），但还是有生物学意义的。

【本章小结】

食品毒理学是通过动物实验来研究外源化学物质对人体的有害作用及其机制。食品毒理学的动物实验可分为体内试验和体外试验。

食品毒理学试验的三个基本原则：外源化学物在实验动物产生的作用，可以外推于人；实验动物必须暴露于高剂量，这是发现对人潜在危害的必需的方法；毒理学试验中染毒途径的选择，应尽可能模拟人接触该受试物的方式。

食品毒理学实验的局限性是由动物实验的毒理学试验资料外推到人群接触的安全性时，会有很大的不确定性所造成的。

实验动物物种的选择遵循的基本原则：①选择对受试物在代谢、生物化学和毒理学特征与人最接近的动物；②选用结构简单又能反映研究指标的动物；③选择适龄的实验动物；④选择易获得、经济、易饲养管理的动物。

个体差异主要包括实验动物的年龄、体重、性别、生理状况、健康状况、遗传背景等。

食品毒理学试验常用的对照方法有空白对照、标准对照、同因素不同水平的对照、自身前后对照方法。

体内毒理学试验设计要考虑剂量分组、各组动物数、试验期限等因素；遗传毒理学体外试验要考虑受试物溶解性、试验最高剂量的推荐、代谢活化、阳性对照、重复等问题。

在分析毒理学试验数据时，要结合毒理学方面的知识全面考虑问题。t 检验用于量反应性毒理学资料，卡方检验用于质反应性毒理学资料。食品毒理学量反应资料的实验数据可通过测量数字的多少来表示，如血压、心率、血细胞数、血中毒物浓度等，均为量反应资料。质反应的数据是通过阳性反应动物的百分率来表示，如死亡与否、痊愈与否、惊厥与否等。

t 测验的基本公式为：$t=\dfrac{|\overline{x_1}-\overline{x_2}|}{S_{\overline{X}}}$；两组均数 t 测验计算公式：

$$t=\cfrac{\overline{x_1}-\overline{x_2}}{\sqrt{\cfrac{\sum x_1{}^2-\cfrac{(\sum x_1)^2}{n_1}+\sum x_2{}^2-\cfrac{(\sum x_2)^2}{n_2}}{n_1+n_2-2}\left(\cfrac{n_1+n_2}{n_1 n_2}\right)}}$$

$$\left[df=(n_1+n_2-2)\left(\frac{1}{2}+\frac{S_1{}^2 \cdot S_2{}^2}{S_1{}^4+S_2{}^4}\right)\right]$$

无论例数是否相等，方差是否相齐均可使用。在合理的实验设计下，两组例数相等，两组标准差相差不到一倍时，上式可简化为：

$$t=\frac{\overline{x_1}-\overline{x_2}}{\sqrt{S_{\overline{X_1}}{}^2+S_{\overline{X_2}}{}^2}} \qquad [df=(n_1+n_2-2)]$$

【复习思考题】

1. 食品毒理学实验的原则，局限性各包括有哪些内容？
2. 食品毒理学中选择实验动物时应遵循的原则？
3. 食品毒理学试验设计时遵循什么原则？
4. 食品毒理学试验中怎么处理量反应和质反应试验数据？

（达林其木格）

第十一章　食品安全性毒理学评价和危险度评价

教学目的与要求

　　1. 掌握安全性、危险性、可接受危险度、实际安全剂量、毒理学安全性评价以及危险度评价的基本概念。
　　2. 熟悉毒理学安全性评价程序的基本内容；危险度评价的基本过程。
　　3. 了解安全性评价程序的发展进程及意义；安全性评价中需注意的问题。

　　食品安全问题是关系到人民健康和国计民生的重大问题。而食品安全性评价则是针对某种食品的食用安全性展开的评价，其主要目的是评价某种食品是否可以安全食用，具体就是评价食品中有关危害成分或者危害物质的毒性以及相应的风险程度，利用足够的毒理学资料确认这些危害成分或物质的安全剂量，通过风险评估进行风险控制。随着食品工业的发展，食品种类和制作工艺技术日益丰富，特别是新的物质如食品添加剂、保健食品、新资源食品、转基因食品、食品用的容器和包装材料等的不断涌现所可能带来新的食品安全性问题，对这些食品进行科学的安全性评价，从而为国民提供健康、安全、营养的食品一直是包括我国在内各国政府努力的目标。食品安全性评价是保障食品安全和国民健康的重要基础和前提，在食品安全性研究、监控和管理上具有重要的意义。

第一节　毒理学安全性评价的概念和发展进程

　　20 世纪以来，随着工业科技特别是化学工业的迅猛发展，人类在日常生活和生产中接触和使用的新化学品与日俱增。但是，在目前已知的人类可能接触或销售的 500 万种化学物质中，进行了化学品毒性登记的只有 10 万余种，而其中人类经常使用或接触的化学品种类已逾 7 万种。此外，许多新化学品正以每年 1000 种的速度不断涌现。据不完全统计，我国生产的化学品约为 4000 多种。这些化学物质在影响生态环境的同时，对人类的健康也造成了严重的威胁。在品种繁多的化学品名单中，经过全面系统的毒理学安全性评价的化学物质只是沧海一粟，因而毒理学工作者面临着非常艰巨的安全性评价工作。

一、基本概念

1. 毒性与危险性

　　毒性（toxicity）指化学物质造成机体损害的固有能力。危险性（risk）即危险度，指在特定条件下，因接触某种水平的化学毒物而造成机体损伤，发生疾病，甚至死亡的预期概率。需要指出的是，化学毒物的毒性大小与其引起中毒的危险性大小并非同一概念，要注意二者的区别。有些物质的毒性极大，如肉毒杆菌毒素，极少量即可致死，但实际上人们接触它的机会很少，造成机体损伤，引起疾病或死亡的预期概率较小，故危险性小。而乙醇的毒性虽然较小，却有不少中毒病例，故危险性大。因此，一种化学毒物引起中毒危险度的大小不仅取决于它本身的化学结构和理化性质，还取决于人们与它接触的可能性、接触剂量、吸收量、吸收速率与频率等多方面因素。

2. 安全与安全性

在毒理学学科中，安全（safe）是指一种化学物质在规定的使用方式和用量条件下，对人体健康不产生任何损害，即不引起急性、慢性中毒，亦不至于对接触者（包括老、弱、病、幼和孕妇）及后代产生潜在的危害。安全性（safety）则是一种相对的、实用意义上的安全概念，是指在一定接触水平下，伴随的危险度很低，或其危险度水平在社会所能接受的范围之内的相对安全概念。

危险性和安全性都属于统计学概念，二者实际上是从不同的角度反映同一个问题，即化学毒物与机体接触的结果。前者指化学毒物在一定条件下造成机体损害的概率；后者与其相反，指化学毒物在特定条件下不引起机体出现损害效应的概率。从理论上讲，安全性是无危险度或危险度低至可以忽视的程度。可是人类在日常的生活或生产过程中从事的每一项活动都伴随一定的危险度，并不存在绝对安全或危险度为零的情况，故安全性只能是相对的。

3. 可接受危险度

化学物质在一定条件下都可以成为毒物，只要接触就存在中毒的可能性。只有接触剂量低于特定物质的阈剂量才没有危险。但实际上，在多数情况下，某些化学毒物的阈值难以精确确定，或是虽然能确定，但因为经济上的原因无法限制到绝对无危险度的程度。尤其是诱变剂和致癌物可能没有阈值，除了剂量为零时外，其他剂量均有引起损害的可能性，对于这样的化学毒物要求绝对安全是不可能的。霍巴特大学的罗林教授曾说过：所谓的安全是指判明的危险性不超过允许限度。这就是说安全是一种可以允许的危险。因此，对于具有实际应用价值，不能完全舍弃不用的化学毒物提出了"可接受危险度"（acceptable risk）的概念。可接受危险度是指公众及社会在精神及心理学方面对某种损害可以承受的危险度。

就特定的化学毒物引起的具体疾病而言，即使从未接触过该化学毒物的人群中也可以出现一定比例的患者。当接触人群中的发病率接近或略高于非接触人群，即可将该水平的发病率视为该化学毒物对人体健康产生危害的可接受危险度。如美国把 10^{-6} 的肿瘤发生率和 10^{-3} 的畸胎发生率分别作为致癌物和致畸物作用的可接受危险度。表 11-1 显示的是美国社会中致癌物的非接触人群可能引起死亡危险度增加 10^{-6} 倍的某些活动。

表 11-1　美国社会中致癌物的非接触人群可能引起死亡危险度增加 10^{-6} 倍的某些活动

活　动	死　因	活　动	死　因
吸烟(1.4 支/天)	肺癌	驾车旅游(240km)	车祸
饮酒(0.5L/天)	肝硬化	空中旅游(9600km)	飞机失事
煤矿井下劳动(1h/天)	煤尘肺	在纽约市居住(2 天)	大气污染

4. 实际安全剂量

实际安全剂量（virtual safe dose，VSD）是指与可接受危险度相对应的外源化学毒物的接触剂量。例如在终生致癌试验中，引起肿瘤发生率接近或相当于可接受危险度水平的化学毒物剂量即可作为这种化学毒物致癌作用的实际安全剂量。在美国，致癌物和致畸物在实际安全剂量下引起人群中的肿瘤发生率或畸胎发生率分别不会超过 10^{-6} 或 10^{-3}。

5. 毒理学安全性评价

通过动物实验和对人群的观察，阐明某种物质的毒性及潜在的危害，对该物质能否投放市场做出取舍的决定，或提出人类安全的接触条件，即对人类使用这种物质的安全性做出评价的研究过程称为毒理学安全性评价（toxicological safety evaluation）。它实际上是在了解某种物质的毒性及危害性的基础上，全面权衡其利弊和实际应用的可能性，从确保该物质的最大效益、对生态环境和人类健康最小危害性的角度，对该物质能否生产和使用做出判断或寻求人类的安全接触条件的过程。

二、安全性评价程序的发展进程

长期以来，人们就试图降低和限制有毒物质所致疾病的风险。最初有关管理部门都把注意力集中在食物和药物的掺假方面。第二次世界大战以后，随着化学工业的发展，污染环境的化学品日益增多，而且人类对于某些疾病与环境之间因果关系的认识逐渐明确。例如，在汞污染引起的"水俣病"、镉污染造成的"痛痛病"以及石棉导致的石棉沉着病、肺癌和间皮瘤等重大事件发生后，由于社会舆论强烈要求，迫使各国政府于 20 世纪 60 年代相继通过了有关有毒化学品的卫生管理法规，以保护人类免受化学品的毒害。

为了保证人类的健康、生态系统的平衡和良好的环境质量，早在几千年前人们就懂得运用法律手段来维护公共卫生以及人类的健康和安全。如公元前 18 世纪，古巴比伦王国第六代国王汉谟拉比颁布了著名的《汉谟拉比法典》，其中有涉及到水源、空气污染、食品清洁等方面的条文。自 20 世纪初叶以来，美国、法国、德国等一些国家开始了医疗卫生方面专门的立法，陆续制定和颁布了关于有毒化学品的管理法规。第二次世界大战后，随着社会经济的发展和科学技术的进步，卫生立法得到了世界各国的重视，许多国家和组织先后制定了有毒化学品的管理法。在这些卫生法规中，明确规定了化学品毒理学测试要求，有点还要求进行危险度评价。

卫生行政执法和处罚以法律法规为准绳，而毒理学安全性评价则是裁决的基础。1999年欧洲四国发生了二噁英（dioxin）食物污染事件，包括我国在内的许多国家做出拒绝进口可疑污染食品的决定，即是以毒理学安全性评价资料为依据做出的裁决。尽管世界各国由于政治、经济、历史、文化传统的差异，所寻求的安全性和对毒理学安全性评价的要求会有所不同，各国根据各自不同时期的任务和存在的问题来制订相应的卫生法律法规进行管理，但对化学毒物进行安全性评价却是各国相应的卫生法律法规中的基本要求。

如何进行毒理学测试和研究，必须有严格规范的规定与评价准绳。关于毒理学试验中使用的动物，国家颁布了规范化管理的标准，规定必须使用经权威部门认证合格的实验动物。同时，为了保证毒性鉴定的质量符合科学实验的要求，试验结果在国内和国际上具有可比性，世界上一些组织和国家发展制定了良好实验室规范（GLP）准则，如美国、英国、日本、OECD 对药品安全性试验的质量均以 GLP 进行监督。当今世界各国的实验室主要参照美国食品和药品管理局（FDA）或环境保护局（EPA）的 GLP 准则。我国已规定对新开发的药物、食品的生产实施 GMP（good manufacturing practice）管理，对安全性试验也开始逐步要求对试验操作及资料记录实施 GLP 准则。

从各类国家标准、规定或管理法中可见，我国和世界各国一样，对药品、食品（食品添加剂、食品污染物等）、农药、工业化学品、化妆品等人们在日常生活和生产中广泛接触的化学物质要求必须经过安全性评价，才能被允许投产、进入市场或进出口贸易。随着高科技时代的到来，可以预料在不久的将来，列入毒理学安全性评价的物质范围并不只限于化学毒物，它将大大拓宽，涉及各种与人类生活、生产有关的新物质，如基因工程产品、新的生物物质。还需注意，各类法律法规随着社会的发展将不断得到修订，因此进行毒理学安全性评价必须严格遵照最新的法律法规来进行评价和管理。

我国虽然在有害物质的安全性管理工作中制定和颁布了许多相应的管理法规，但是与发达国家相比仍然存在相当的差距。

三、食品安全性评价及意义

1. 食品安全性评价的产生及发展

　　食品安全性评价是在人体试验和判断识别的基础上发展起来的。早期的科学家们缺少有关食品中物质对人体是否有害的确定的方法手段。随着观察流行病学和毒理学的发展，人们进行了大量的工作，如在罗马 Hippocrates 和他的学生对空气、水、食品和与公众有关的环境进行了描述，认为纯水和纯食品是良好健康的保证。Hippocrates 把所有健康和疾病的关系与自然结合起来，认识到有用的技术可减轻自然产生的毒物和一些掺假物质对人体的危害。在那时食品安全性评价基本仍保留了观察的特点，但观察过程限制了急性毒性试验的评价，因为要对事物进行几年的直接观察是困难的，只有完善观察法以及发展专门的技术方法，才能使食品安全性评价得到进步。

　　2. 食品安全性评价的范围

　　食品安全性评价技术发展经历了从观察到科学分析的转变，包括：①剂量反应；②分析化学及其在食品上的应用；③靶物质预测试验（动物研究）；④微生物学的应用。另外还要进行危险评价和应用统计学。应用毒理学试验进行从现象到作用机理的具体阐述；应用统计学进行剂量-效应的人体危险评估。

　　人们在对食品安全性化学和生物影响的进一步了解认识中发现，单从观察得出正确的结论存在一定的困难，表 11-2 是传统的毒理学试验类型，研究者试图通过毒理试验评价食品安全性的结论，但它只能从急性试验到慢性（暴露）试验，从定性到定量解决化学物质的安全性评价，这也是早期的食品中化学污染物的定量评价，同时又是一个费时费力的投入，却解决不了食品安全性评价所要求的全部问题。随着现代基因工程技术应用于食品上以及新动植物食品物种的发展，人们开始认识到非定量现象对评价的应用，如行为、情感等。因此，建立一种有别于添加剂等化学物质评价的评价食品安全性的方法显得更为重要。一种可能区别于化学物质评价的途径随之提出（表 11-3）。与表 11-2 毒理学试验相比较，其主要的区别和特点是：①增加了对化学分析的应用；②物质进入市场前需作人体研究；③强调了代谢和毒性预测知识。

表 11-2　传统的毒理学试验类型

试　验　类　型	试　验　内　容
急性试验（一次暴露或剂量）	①测定半数致死量（LD_{50}） ②急性生理学变化（血压、瞳孔扩大等）
亚急性试验（连续暴露或每日剂量）	①3 个月持续时间 ②2 个或 2 个以上的实验动物（一种非啮齿动物类） ③3 个剂量水平（至少） ④按预期或类似途径处理（受试物） ⑤健康评价，包括体重、全面身体检查、血常规检验、尿分析和功能试验等
慢性试验（连续暴露或每日剂量）	①2 年持续时间（至少） ②从预试验筛选两种敏感实验动物 ③2 个剂量水平（至少） ④类似接触（暴露）途径处理（受试物） ⑤健康评价，包括体重、全面身体检查、血常规检验、尿分析和功能试验 ⑥所有动物全面的尸检和组织病理学检查
特殊试验	①致癌性 ②致突变性 ③致畸胎性 ④繁殖试验 ⑤潜在毒性 ⑥皮肤和眼睛刺激试验 ⑦行为反应

　　注：Sanford A. Miller，1992。

表 11-3　食品安全性试验策略

试　验　策　略	研　究　内　容
化学分析	①识别化合物 ②类型确认
体外模型	①非哺乳动物系统（即致突变试验） ②哺乳动物组织模型，包括标准物质的代谢改变
计算机模拟	①活性-结构关系（SAR） ②动力学模型
传统的安全性试验	①对标准试验物质的影响 ②对应激（stressed）系统的影响
人体研究	①比较分子学、药物动力学和药物动态学模型 ②对标准试验物质的影响 ③对应激系统（stressed systems）的影响

注：Sanford A. Miller, 1992。

　　食品安全性评价的范围是指直接加入食品中的化学物质（如食品添加剂），或间接与食品接触的化学物质（如农药），食品加工、销售、运输、贮存等过程中的污染物，也包括一些由于食品容器、管道、传送带等中的有害物质对食品的污染。

　　要对一种食品或应用于食品的化学物质进行安全性评价，必须掌握被研究化学物质的各种结构和成分、理化性质和纯度、使用量和人的可能摄入量、人体所接触的反应资料及动物试验资料等来进行综合分析评价。通过食品安全性评价，可以确定一种或多种化学物质能否直接或间接加入食品中，同时，经过毒性试验，制定出被研究的化学物质每人每日允许摄入量（ADI 值）。各种食品添加剂及包装材料等的卫生指标也必须通过食品安全性评价才能确定。

　　3. 食品安全性评价的内容

　　食品安全性评价包括以下四个方面的内容。

　　① 审查配方：在用于食品或接触食品的是一种由许多化学物质组成的复合成分时，必须对配方中每一种物质进行逐个的审查，已进行过毒性试验而被确认可以使用于食品的物质，方可在配方中保留，若试验结果有明显的毒性物质，则从配方中删除。在配方审查中，还要注意的是各种化学物质所起的协同作用。

　　② 审查生产工艺：从生产工艺流程线审查可推测是否有中间体或副产物产生，因为中间体或副产物的毒性有时比合成后物质的毒性更高，因此，这一环节应加以控制。生产工艺审查还应包括从生产设备有否将污染物带到产品中去的可能。

　　③ 卫生检测：卫生检测项目和指标是根据配方及生产工艺经过审查后定的。检验方法一般按照国家有关标准执行。特殊项目或无国家标准方法的，再选择适用于企业及基层的方法，但应考虑检验方法的灵敏、准确及可行性等方面的因素。

　　④ 毒理试验：毒理试验是食品安全性评价中很重要的部分。通过毒性试验可制定出食品添加剂使用限量标准和食品中污染物及其有毒有害物质的允许含量标准，并为评价目前迅速开拓发展的新食物资源，新的食品加工、生产等方法，提供科学依据。外来化合物进行毒理学评价主要包括两部分内容。首先是在不同接触条件下，确定外来化合物对各种生物系统的毒性；然后是对人群在一定条件下接触该化学物的安全性或危险度进行评定。

　　4. 食品安全性评价的意义

食品安全性评价的意义在于利用毒理学的基本手段，通过动物实验和对人的观察，阐明某一化学物的毒性及其潜在危害，以便为人类使用这些化学物质的安全性做出评价，为制定预防措施特别是卫生标准提供理论依据。

四、风险分析在食品安全性评价中的应用

风险分析是针对国际食品安全性应运而生的保证食品安全的一种新宏观管理模式，同时也是一门正在发展中的新兴学科。早在 1991 年，联合国粮农组织（FAO）、世界卫生组织（WHO）和关贸总协定（GATT）联合召开了"食品标准、食品中的化学物质与食品贸易会议"，建议相关国际法典委员会及所属技术咨询委员会在制定决定时应基于适当的科学原则并遵循风险评估的决定。1991 年举行的国际食品法典委员会（Codex Alimentarius Commission，CAC）第 19 次大会同意采纳这一工作程序。随后在 1993 年，CAC 第 20 次大会针对有关"CAC 及其下属和顾问机构实施风险评估的程序"的议题进行了讨论，提出在 CAC 框架下，各分委员会及其专家咨询机构（如 JECFA 和 JMPR）应在各自的化学品安全性评估中采纳风险分析的方法。1994 年，第 41 届 CAC 执行委员会会议建议 FAO 与 WHO 就风险分析问题联合召开会议。根据这一建议，1995 年 3 月 13～17 日，在日内瓦 WHO 总部召开了 FAO/WHO 联合专家咨询会议，会议最终形成了一份题为"风险分析在食品标准问题上的应用"的报告。1997 年 1 月 27～31 日，FAO/WHO 联合专家咨询会议在罗马 FAO 总部召开，会议提交了题为"风险管理与食品安全"的报告，该报告规定了风险管理的框架和基本原理。1998 年 2 月 2～6 日，在罗马召开了 FAO/WHO 联合专家咨询会议，会议提交了题为"风险情况交流在食品标准和安全问题上的应用"的报告，对风险情况交流的要素和原则进行了规定，同时对进行有效风险情况交流的障碍和策略进行了讨论。至此，有关食品风险分析原理的基本理论框架已经形成。CAC 于 1997 年正式决定采用与食品安全有关的风险分析术语的基本定义，并把它们包含在新的 CAC 工作程序手册中。

对于食品安全有关的风险分析及其相关术语，世界卫生组织（WHO）和联合国粮农组织（FAO）、食品营养法典委员会（CAC）、美国农业部（USDA）等都有自己的定义，这些定义大同小异，一般而言，风险分析（risk analysis）包括风险评估也称危险度评价（risk assessment）、风险管理（risk management）和风险交流（risk communication）三个方面的内容，见图 11-1。

图 11-1 危险分析模式

1. 风险评估

风险评估就是通过使用毒理数据、污染物残留数据分析、统计手段、暴露量及相关参数的评估等系统科学的步骤，利用现有的科学资料，对食品中某种生物、化学或物理因素的暴露对人体健康产生的不良后果进行识别、确认和定量，是一种系统地组织科学技术信息的方法，用以回答有关健康风险的特定问题，决定某种食品有害物质的风险。它要求对相关信息进行评价，并且选择模型根据信息做出推论。其过程可以分为四个明显不同的阶段：危害识别（hazard identification）、危害描述或危害鉴定（hazard characterization）或剂量-反应评定（dose-response assessment）、暴露评估（exposure assessment）以及风险描述或风险鉴定（risk characterization）（见本章第三节）。

2. 风险管理

风险管理是依据风险评估的结果，同时考虑社会、经济等方面的有关因素，对各种管理措施的方案进行权衡，并在必要时，选择实施适当的控制措施的过程，其产生的结果就是制定食品安全标准、准则和其他建议性措施。

风险管理的首要目标是通过选择和实施适当的措施，尽可能有效地控制食品风险，从而保障公众健康，保证我国进出口食品贸易在公平的竞争环境下顺利进行。其措施包括制定最高限量，制定食品标签标准，实施公众教育计划，通过使用其他物质、或者改善农业或生产规范以减少某些化学物质的使用等。风险管理可以分为四个部分：风险评价（risk evaluation）、风险管理选择评估（option assessment）、执行管理决定（implementation assessment）以及监控和审查（monitoring and review）。

为了做出风险管理决定，风险评价过程的结果应当与现有风险管理选项的评价相结合。保护人体健康应当是首先考虑的因素，同时，可适当考虑其他因素（如经济费用、效益、技术可行性、对风险的认知程度等），可以进行费用-效益分析。执行管理决定之后，应当对控制措施的有效性以及对暴露消费者人群的风险的影响进行监控，以确保食品安全目标的实现。

3. 风险交流

风险交流是指在风险评估人员、风险管理人员、消费者和其他有关的团体之间就与风险有关的信息和意见进行相互交流。交流的组织和人员应当包括国际组织（包括 CAC、FAO和 WHO、WTO）、政府机构、企业、消费者和消费者组织、学术界和研究机构以及大众传播媒介（媒体）。其中一个特别重要的方面，就是将专家进行风险评估的结果以及政府采取的有关管理措施告知公众或某些特定人群（如老人、儿童以及免疫缺陷症、过敏症、营养缺乏症患者），以及建议消费者可以采取的自愿性和保护措施等。风险交流的根本目标是用清晰、易懂的术语向具体的交流对象提供有意义的、相关的和准确的信息，这也许不能解决各方面存在的所有分歧，但有助于更好地理解各种分歧，也可以更广泛地理解和接受风险管理的决定。有效的风险交流应该具有建议和维护义务以及相互信任的目标，使之推进风险管理措施在所有各方之间达到更高程度的和谐一致，并得到各方的支持。风险交流的要素包括：风险的性质、利益的性质、风险评估的不确定性、风险管理的选择。

食品安全风险分析就是通过对影响食品安全质量的各种化学、生物和物理危害进行评估，定性或定量地描述风险的特征，在参考有关因素的前提下，提出和实施风险管理措施，并对有关情况进行交流，它是制定食品安全标准的基础。风险评估是整个风险分析体系的核心和基础，也是有关国际组织今后工作的重点。

食品安全的最大挑战在于提供科学基础和采取适宜行动。食品中的风险主要来自于化学毒物、微生物、食品中营养/功能性成分或食品自身；广义上，食品的营养缺乏和不均衡也属于食品风险范畴。风险分析是通过使用毒理数据、污染物残留数据分析、统计手段、接触量及相关参数的评估等系统科学的步骤，以决定某种食品毒害物的风险并建议其安全限以供风险管理者综合社会、经济、政治及法规等各方面因素，在科学基础上决策以制定管理法规。

需要指出的是，在进行一个风险分析的实际项目时，并非风险分析的所有具体步骤都必须包括在内，但是某些步骤的省略必须建立在合理的前提之上，而且整个风险分析的总体框架结构应当是完整的。

食品风险分析代表了现代科学技术最新成果在食品安全性管理方面实际应用的发展方向，它是制定食品安全标准和解决国际食品贸易争端的依据，它将成为制定食品安全政策，解决一切食品安全事件的总模式。

在进行整体的食品安全性评价过程中，要进行食品中某危害成分的单项评价、某食品综合评价、膳食结构的综合评价以及最终的风险评价，同时要把化学物质评价、毒理学评价、微生物学评价和营养学评价统一起来得出结论，这也是目前食品安全性评价的发展趋势。

必须强调的是，食品安全性评价工作是一个新兴的领域，因此，有许多观点彼此不同，甚至相差较大。

第二节　毒理学安全性评价程序

各类危害人体健康的化学物质，其暴露作用的定性定量分析是一个复杂的过程，涉及到毒理学、流行病学、临床医学、化学（分析化学、有机化学、生物化学）和生物统计等，其中毒理学和流行病学是较为重要的部分。从毒理试验获得的数据有限时，就要运用流行病学进行分析。

食品中危害物质的毒理学数据主要从动物毒理学研究中获得，和流行病学相比毒理学研究具有实验设计优点，所有条件均可保持连续性。进行确定物质的暴露分析、暴露过程和暴露条件（如饮食、气候等）能被仔细监测和控制，并用组织病理学和生物化学方法提供可能的高敏感性的副作用反应研究。

目前，毒理学家对物质间相互作用的影响极为关注。因为在大部分的实验中，实验动物只是用于对某一种毒性物质同一时间暴露的反应，而人则一般暴露在不同的化学物中，由于成分的相互作用，混合或合并的不同物质的暴露可能没有预期（和不可能预期）的健康影响。虽然它已成为科学家关注的问题，但是一直还没有满意的答案如何解决健康危险评价中物质的相互作用。

和毒理学相比，流行病学是一门观察科学，这是它的强项也是它的弱点。它存在暴露和反应的时间差问题，也许当人们已暴露于某一危害物时流行病学还未能观察出结果，这样来看对于新化学物，流行病学观察是无用的工作，人们还要依靠毒理学研究。

一、毒理学安全性评价程序的选用原则

在毒理学安全性评价时，需根据受试物质的种类来选择相应的程序，不同的化学物质所选择的程序不同，一般根据化学物质的种类和用途来选择国家标准、部委和各级政府发布的法规、规定和行业规范中相应的程序。

毒理学评价采用分阶段进行的原则，即各种毒性试验按一定顺序进行，明确先进行哪项试验，再进行哪项试验。目的是以最短的时间、用最经济的办法取得最可靠的结果。实际工作中常常是先安排试验周期短、费用低、预测价值高的试验。

不同的评价程序对毒性试验划分的阶段性有不同的要求，有些程序要求进行人体或人群试验。如《食品安全性毒理学评价程序》（GB 15193.1—2003）明确指出毒性试验分四个阶

段。我国《食品安全性毒理学评价程序》（GB 15193.1—2003）中对不同受试物进行几个阶段试验原则规定如下。

① 凡属我国创新的物质一般要求进行四个阶段的试验，特别是对其中化学结构提示有慢性毒性、遗传毒性或致癌性可能者或产量大、使用范围广、摄入机会多者，必须进行全部四个阶段的毒性试验。

② 凡属与已知物质（指经过安全性评价并允许使用者）的化学结构基本相同的衍生物或类似物，则根据一、二、三阶段毒性试验结果判断是否需要进行第四阶段试验。

③ 凡属已知的化学物质，世界卫生组织对其已公布每人每日容许摄入量（ADI）的，同时申请单位又有资料证明我国产品的质量规格与国外产品一致，则可先进行第一、第二阶段试验。如果产品质量或试验结果与国外资料一致，一般不要求进行进一步的毒性试验，否则应进行第三阶段试验。

④ 农药、食品添加剂、食品新资源和新资源食品、辐照食品、食品工具及设备用清洗消毒剂的安全性毒理学评价试验的选择。

二、试验前的准备工作

人们经常接触的化学物质有环境污染物、工业污染物、食品（包括食品添加剂、食品化学污染物）、化妆品、药物和农药等，无论对哪类化学物质进行毒理学毒性鉴定，都必须做好充分的准备工作。试验前应了解化学物质的基本数据，如化学物质名称、化学结构式、分子量；理化性质如熔点或沸点、蒸气压、溶解度、pH 值、纯度、杂质等理化数据和有关的参数；也应了解受检样品的成分、规格、用途、使用范围、使用方式，以了解人类可能接触的途径和剂量、过度接触以及滥用或误用的可能性等，以便预测毒性和进行合理的试验设计。

1. 收集化学物质有关的基本资料

（1）化学结构　根据结构式有时可以预测一些化学物质的毒性大小和致癌活性，对其毒性做出初步估计。如西方和我国学者运用量子力学原理，提出几种致癌活性与化学结构关系的理论，有助于推算多环芳烃的致癌活性。

（2）组成成分和杂质　化学物中的杂质，有时可能导致错误的评价，特别是对于低毒化学物，在动物试验中可因其中所含的杂质而增加毒性。有时还需了解在配制、贮存时组成成分及性质有无变化，或在环境中可形成哪些转化产物等。例如，金属汞在环境中因微生物的作用而转化为毒性更大的甲基汞。

（3）理化性质　主要了解其外观、密度、沸点、熔点、水溶性或脂溶性、蒸气压、在常见溶剂中的溶解度、乳化性或混悬性、贮存稳定性等。如可以对混合物测定其比较挥发度（与乙醚比较），以便考虑是否需要进行经呼吸道染毒。如果混合物的挥发量很小，从呼吸道吸入的可能性很小，若其经口急性毒性不大，可以暂不考虑经呼吸道接触途径的急性能毒性试验。

（4）化学物的定量分析方法　这些资料可通过向有关部门了解，或查阅有关文献资料获得，必要时需由实验室测定而获得。

（5）原料和中间体　了解化学物质生产流程、生产过程所用的原料和中间体，可以帮助估测化学物质的毒性。

2. 了解化学物质的使用情况

包括化学物的用途、使用范围、使用量、使用方式及与人体接触途径、人体可能摄入量，化学物质所产生的社会效益、经济效益和人群健康效益等，这些将为毒性试验的设计和对试验结果进行综合评价等提供参考。例如，对食品添加剂应掌握其加入食品中的数量；农药应掌握施用剂量和在食物中的可能残留量；如为环境污染物，应了解其在水、空气或土壤中的含量；工业毒物则应考虑其在空气中的最大浓度。因此在进行毒理学评价时，应对该种物质通过各种途径进入人体的实际可能接触的最大剂量做出估计，除一般人群的可能最大接触剂量外，还应考虑特殊和易感人群（如儿童、孕妇）的接触量。例如每人每日平均摄入量或某些特殊人群的最高摄入量。获得这些资料后，根据动物试验结果推测平均受试物对人体的可能危害。如果动物实验的无作用水平（NOEL）比较高，而最高摄入量很小，也就是摄入量远小于无作用水平，那么，这类受试物就可能被允许使用。反之，如最高摄入量甚至平均摄入量接近无作用水平，则这类受试物就难以被接受了。

3. 选用人类实际接触和应用的产品形式进行试验

作为毒性试验的样品，应是实际生产使用的或人类实际接触的产品。要求生产工艺流程和产品成分规格必须稳定。必要时，对受试样品须用紫外或红外分光光度法、气相色谱法、薄层层析等方法进行分析，取得吸收光谱或色谱测试的资料，以控制样品的纯度一致性。在一般情况下，应采用工业品或市售商品，而不是纯品，以反映人体实际接触的情况。如果需确定毒作用是来自该化合物本身还是所含杂质，则可采用纯品和工业品分别试验，进行比较。我国农药登记条件规定，测定农药急性（包括经口、经皮和经呼吸道）毒性试验应包括工业品和纯品，必要时还应包括其主要制剂。应当注意的是，在整个实验过程中所使用的受试物必须是规格、纯度完全一致的产品。

4. 收集代谢试验资料

代谢试验是对化学物进行毒理学评价的一个重要方面。不同的化学物质在代谢方面的差别，往往对毒性作用的影响很大。虽然在毒性试验中一般不可能要求用与人具有完全相同代谢途径的动物种系来进行试验，但是研究受试物在实验动物和人体内的吸收、分布、排泄和转化方面的差别，对于将动物试验的结果比较正确的推论到人具有重要的意义。

5. 收集人体资料

由于存在着动物和人之间的物种差异，在将动物试验结果推论到人时有很多困难。所以，应尽可能地收集与人体接触该化学物后的反应相关的资料，如有关职业性接触和意外事故接触等资料。志愿受试者体内代谢资料对动物试验结果推论到人具有重要意义。

6. 收集动物毒性试验和体外试验资料

本程序所列的各项动物毒性试验和体外试验系统虽然仍有待完善，却是目前水平下所得到的最重要的资料，也是进行评价的主要依据。

7. 选择实验动物的要求

所选择的实验动物种类对受试化学物的代谢方式尽可能与人类相近。在外来化学物的毒理学评价的动物试验中，应优先考虑的是哺乳类的杂食动物。大鼠是杂食动物，而且食性和代谢过程与人类接近，对许多化学物质也比较敏感，且体形较小，自然寿命不太长，价格便宜，比较容易饲养，故在毒理学试验中，除特殊情况外一般多采用大鼠。些外，小鼠、仓鼠（地鼠）、豚鼠、家兔、狗或猴也可供使用。对种属相同但品系不同的动物，同一种化学物质有时可以引发程度不同甚至性质完全不同的反应。因此，为了减少同种动物不同品系造成的差异，最好采用纯系动物（指来自同一祖先，经同窝近亲交配繁殖至少 20 代以上的动物）或内部杂交动物（指来源于同一部门同一品系经多代繁殖所得的动物）和第一代杂交动物（指两种纯品系动物杂交后所得的第一代杂交动物）进行实验。这些动物具有稳定的遗传特性，动物生理常数、营养需要和应激反应都比较稳定，所以对外来化合物的反应较为一致，个体差异小，重复性好。

8. 对受试物进行处理

对受试物进行不同的试验时应针对试验的特点和受试物的理化性质进行相应的样品处理。

人体推荐量较大的受试物的处理：如受试物推荐量较大，在按其推荐量设计试验剂量时，往往会超过动物的最大灌胃剂量或超过掺入饲料中的规定限量（10%，质量分数），此时可允许去除既无功效作用又无安全问题的辅料部分（如淀粉、糊精等）后进行试验。

袋泡茶类受试物的处理：可用该受试物的水提取物进行试验，提取方法应与产品推荐饮用的方法相同。如产品无特殊推荐饮用方法，可采用以下提取条件进行：常压、温度80～90℃，浸泡时间30 min，水量为受试物重量的10倍或以上，提取2次，将提取液合并浓缩至所需浓度，并标明该浓缩液与原料的比例关系。

液体产品需要进行浓缩处理时，应采用不破坏其中有效成分的方法。可使用温度60～70℃减压或常压蒸发浓缩、冷冻干燥等方法。

含有毒性较大的人体必需营养素（如维生素A、硒等）的保健食品的处理：如产品配方中含有某一毒性较大的人体必需营养素，在按其推荐量设计试验剂量时，如该物质的剂量达到已知的毒作用剂量，在原有剂量设计的基础上，则应考虑增加去除该物质或降低该物质剂量（如降至无可见不良作用剂量水平，NOAEL）的受试物剂量组，以便对保健食品中其他成分的毒性作用及该物质与其他成分的联合毒性作用做出评价。

三、不同阶段安全性评价的毒理学项目

安全性评价首先是对化学物质进行毒性鉴定，通过一系列的毒理学试验测试该化学物对实验动物的毒作用和其他特殊毒性作用，从而评价和预测对人体可能造成的危害。我国对农药、食品、化妆品、日用化学品、消毒产品等健康相关产品的毒理学安全性评价一般要求分阶段进行，各类物质依照的法规不同，因而各阶段的试验名称有所不同（表11-4），但完整的毒理学评价通常可划分为四个阶段的试验研究，即第一阶段，急性毒性试验、皮肤黏膜试验；第二阶段，亚急性毒性试验、蓄积毒性试验、遗传毒性试验；第三阶段，亚慢性毒性试验、生殖毒性试验、代谢试验；第四阶段，慢性毒性试验、致癌试验。

表11-4　健康相关产品毒理学评价阶段与试验项目

评价阶段	农药	食品	化妆品	日用化学品	消毒产品
法规名称	《农药安全性毒理学评价程序》,《农药登记毒理学试验方法》GB 15670—1995	《食品安全性毒理学评价程序和方法》GB 15193.1—2003	《化妆品安全性评价程序和方法》GB 7919—87	《化学物质毒性鉴定规范》(卫生部, 2000)	《消毒技术规范》第8章:消毒剂毒理试验的程序和方法
第一阶段	急性毒性试验,皮肤与眼黏膜试验(皮肤刺激、致敏试验、眼刺激试验)	急性毒性试验	急性毒性试验,皮肤、黏膜试验(皮肤刺激、致敏、光毒、眼刺激)	急性毒性试验、眼刺激试验和皮肤刺激试验	急性毒性试验,皮肤、黏膜试验
第二阶段	蓄积毒性试验,致突变试验	遗传毒性试验,致畸试验,30天喂养试验	亚慢性毒性试验,致畸试验	亚急性毒性试验和致突变试验	遗传毒性试验,蓄积试验
第三阶段	亚慢性毒性试验,繁殖试验,代谢试验	亚慢性毒性试验,繁殖试验,代谢试验	致突变、致癌短期生物筛选试验	亚慢性毒性试验,致畸试验、繁殖试验	亚慢性毒性试验,致畸试验
第四阶段	慢性代谢试验,致癌试验	慢性毒性试验,致癌试验	慢性毒性试验,致癌试验	慢性毒性试验和致癌试验	慢性毒性试验,致癌试验
第五阶段			人体试验(激发斑贴试验、试用试验)		

注：食品包括添加剂、新资源食品、保健食品、食品包装材料、消毒剂。

四、食品安全性毒理学评价具体规定

我国从 1980 年开始，提出了食品安全性评价的程序问题。1983 年我国卫生部颁布《食品安全性毒理学评价程序（试行）》，直到 1994 年由卫生部颁发了《食品安全性毒理学评价程序和方法》标准（GB 15193—94），并于 2003 年作了修订（GB 15193—2003）。目前我国现行的对食品安全性评价的方法和程序分四阶段进行：急性毒性试验→遗传毒理学试验→亚慢性毒性试验（90 天喂养试验、繁殖试验、代谢试验）→慢性毒性试验（包括致癌试验）（GB 15193.1—2003）。

下面是我国食品安全性评价的毒理学评价程序四阶段工作内容。

（一）评价程序四个阶段的内容和目的

1. 第一阶段——急性毒性试验

测试受试物经口急性毒性，包括 LD_{50} 和联合急性毒性。急性毒性试验一般均分别用两种性别的成年小鼠和大鼠进行试验，若对黄曲霉毒素选择雏鸭，对氰化物选择鸟类，其原理是经口一次量给予或 24h 内多次给予受试物后，在短时间内动物所产生的毒性反应，包括致死的和非致死的指标参数，致死剂量通常用半数致死剂量 LD_{50} 来表示，即半数致死量或称致死中量，它是指受试动物经口一次或在 24h 内多次染毒后，使 50% 受试动物死亡的剂量，单位为 mg/kg 体重。LD_{50} 是衡量化学物质急性毒性大小的基本数据，可以用它的倒数对试验条件类似的许多化学物质的毒性强弱进行比较。我国《食品安全性毒理学评价程序和方法》（GB 15193.1—2003）颁布的急性毒性（LD_{50}）剂量分级标准表中将用于食品中化学物质依据 LD_{50} 分成六大类（表 11-5）。一般而言，对动物毒性很低的物质，对人的毒性往往也很低。食品毒理研究中测定 LD_{50} 不必像药物研究那样要求十分精确。

表 11-5　急性毒性（LD_{50}）剂量分级

毒性级别	大鼠口服 LD_{50} /(mg/kg 体重)	相当于人的致死剂量	
		/(mg/kg 体重)	/(g/人)
极　毒	<1	稍尝	0.05
剧　毒	1~50	500~4000	0.5
中等毒	51~500	4000~30 000	5
低　毒	501~5000	30 000~250 000	50
实际无毒	5001~15 000	250 000~500 000	500
无　毒	>15 000	>500 000	2500

急性毒性试验有其局限性，对人类潜在的危害的评价是不能以此为依据的，因为很多长期慢性危害通常很严重，而急性毒性试验却不能反映出来。特别是对那些急性毒性很小的致癌物质，长期少量摄入能诱发癌肿的产生。因此，在食品安全性毒理学评价中，急性毒性试验不能作为安全评价的依据，在进行下面的遗传毒理学试验和代谢试验后，一定条件下就可对受试物做出一定评价。

急性毒性试验目的是测定 LD_{50}，了解受试物的毒性强度、性质和可能的靶器官，为进一步进行毒性试验的剂量和毒性判定指标的选择提供依据。

2. 第二阶段——遗传毒性试验，传统致畸试验，短期喂养试验

（1）遗传毒性试验　遗传毒性试验主要是指对致突变作用进行测试的试验。在毒性试验中，如果食物中某种物质能引起某些动物或人体细胞发生突变，不论其性质如何，均认为是一种毒性表现，应在食品中严格限制。遗传毒性试验的组合应该考虑原核细胞与真核细胞、

体内试验与体外试验相结合的原则。遗传毒性试验主要试验如下。

① 鼠伤寒沙门菌/哺乳动物微粒体酶试验（Ames 试验）或 V79/HGPRT（次黄嘌呤鸟嘌呤转磷酸核糖基酶）基因突变试验。

② 骨髓细胞微核试验或哺乳动物骨髓细胞染色体畸变分析。

③ 小鼠精子畸形分析或睾丸染色体畸变分析。

④ 其他备选遗传毒性试验，包括显性致死试验、果蝇伴性隐性致死试验、非程序性 DNA 合成（UDS）试验。

遗传毒性试验目的是对受试物的遗传毒性以及是否具有潜在致癌作用进行筛选。

（2）传统致畸试验 传统致畸试验常用试验动物为大鼠、小鼠和家兔，其原理是母体在孕期受到可通过胎盘屏障的某种有害物质作用，影响胚胎的器官分化与发育，导致结构和机能的缺陷，出现胎儿畸形。因此，在受孕动物的胚胎着床后，并已开始进入细及器官分化期时投与受试物，可检出该物质对胎儿的致畸作用。

传统致畸试验目的是了解受试物对胎仔是否具有致畸作用。

（3）短期喂养试验 即 30 天喂养试验。选择急性毒性试验已证明为对受试物敏感的动物种属和品系，一般选用啮齿类动物、首选品种为大鼠，进行 30 天喂养试验。

短期喂养试验其目的是对只需进行第一、二阶段毒性试验的受试物，在急性毒性试验的基础上，通过 30 天喂养试验，进一步了解其毒性作用，并可初步估计最大无作用剂量。如受试物需要进行第三、四阶段毒性试验者，可不进行这项试验。

3. 第三阶段——亚慢性毒性试验

亚慢性毒性试验包括 90 天喂养试验、繁殖试验、代谢试验。根据这三项试验中所采用的最敏感指标所得的最大无作用剂量进行评价。

（1）90 天喂养试验 在了解受试物的纯度、溶解特性、稳定性等理化性质的前提下，并通过急性毒性试验及遗传毒性试验所取得有关毒性的初步资料之后，进行 90 天喂养试验。试验时至少应设三个剂量组和一个对照组，每个剂量组至少 20 只动物，雌、雄各 10 只。剂量的选择原则上高剂量组的动物在喂饲受试物期间应当出现明显中毒症状但不造成死亡。低剂量组不引起毒作用，确定出最大无作用剂量。在此二剂量间再设一个至几个剂量组，以期获得比较明确的剂量-反应关系。剂量的设计可参考以下原则：①以 LD_{50} 的 $10\%\sim25\%$ 为 90 天喂养试验的最高剂量组，此间 LD_{50} 百分比的选择主要参考 LD_{50} 剂量反应曲线的斜率，然后在此剂量下设几个剂量组，最低剂量组至少是人可能摄入量的 3 倍；②按可能摄入量的 300 倍作为 90 天喂养试验的最大无作用剂量，然后在此剂量以上设几个剂量组，必要时亦可在此剂量以下增设一个剂量组。

90 天喂养试验目的是观察受试物以不同剂量水平经较长期喂养后对动物的毒性作用性质和靶器官，并初步确定最大无作用剂量。

（2）繁殖试验 凡受试物能引起生殖机能障碍，干扰配子的形成或使生殖细胞受损，其结果除可影响受精卵着床而导致不孕外，尚可影响胚胎的发生及胎儿的发育，如胚胎死亡导致自然流产、胎儿发育迟缓以及胎儿畸形。如果对母体造成不良影响会出现妊娠、分娩和乳汁分泌的异常，亦可出现胎儿出生后发育可异常。

繁殖试验目的是了解受试物对动物繁殖及对仔代的致畸作用，为慢性毒性和致癌试验的剂量选择提供依据。

（3）代谢试验 代谢试验是一种阐明外来化学物质进入机体后在体内吸收、分布与排泄等生物转运过程和转变为代谢物的生物转化过程的试验。其目的是了解受试物在体内的吸收、分布和排泄速度以及蓄积性，寻找可能的靶器官，为选择慢性毒性试验的合适动物种系提供依据，并了解有无毒性代谢产物的形成。我国提出的《食品安全性毒理学评价程序和方法》中要求，对于我国创制的化学物质在进行最终评价时，至少应进行以下几项代谢方面的试验：①胃肠道吸收；②测定血浓度，计算生物半衰期（进入机体的外来化学物质由体内消除一半所需的时间）和其他动力学指标；③主要器官和组织中的分布；④排泄（尿、粪、胆汁）。有条件时，可进一步进行代谢产物的分离、鉴定。对于国际上许多国家已批准使用和毒性评价资料比较齐全的化学物质，可暂不要求进行代谢试验。对于属于人体正常成分的物质可不进行代谢研究。

代谢试验目的是为了了解受试物在体内的吸收、分布和排泄速度以及蓄积性，寻找可能的靶器官；为选择慢性毒性试验的合适动物种（species）、系（strain）提供依据；了解代谢产物的形成情况。

4. 第四阶段——慢性毒性试验（包括致癌试验）

慢性试验是观察试验动物长期摄入受试物所产生的毒性反应。所谓长期是指试验动物整个生命期的大部分或终生，有时可包括几代的试验。致癌试验是检验受试物或其代谢产物是否具有致癌或诱发肿瘤作用的慢性毒性试验方法。

慢性毒性试验目的是了解经长期接触受试物后出现的毒性作用，尤其是进行性或不可逆的毒性作用以及致癌作用；最后确定最大无作用剂量，为受试物能否应用于食品的最终评价提供依据。

（二）各项毒理学试验结果的判定

1. 急性毒性试验

如 LD_{50} 剂量小于人的可能摄入量的 10 倍，则放弃该受试物用于食品，不再继续其他毒理学试验。如大于 10 倍者，可进入下一阶段毒理学试验。

2. 遗传毒性试验

根据受试物的化学结构、理化性质以及对遗传物质作用终点的不同，并兼顾体外和体内试验以及体细胞和生殖细胞的原则选择试验，根据以下原则对结果进行判断：①如三项试验（Ames 试验或 V79/HGPRT 基因突变试验、骨髓细胞微核试验或哺乳动物骨髓细胞染色体畸变试验及 TK 基因突变试验或小鼠精子畸形分析或睾丸染色体畸变分析中的任一项）中，体内、体外各有一项或以上试验阳性，则表示该受试物很可能具有遗传毒性和致癌作用，一般应放弃该受试物用于食品。②如三项试验中一项体内试验为阳性或两项体外试验阳性，则再选两项备选试验（至少一项为体内试验）。如再选的试验均为阴性，则可继续进行下一步的毒性试验；如其中有一项试验阳性，则结合其他试验结果，经专家讨论决定，再做其他备选试验或进入下一步的毒性试验。③如三项试验均为阴性，则可继续进行下一步的毒性试验。

3. 短期喂养试验

对只要求进行第一、二阶段毒理学试验的受试物，若短期喂养试验未发现有明显毒性作用，综合其他各项试验结果可做出初步评价；若试验中发现有明显毒性作用，尤其是有剂量-反应关系时，则考虑进行进一步的毒性试验。

4. 90 天喂养试验、繁殖试验、传统致畸试验

根据这三项试验中的最敏感指标所得最大未观察到有害作用剂量进行评价，原则是：①最大未观察到有害作用剂量小于或等于人的可能摄入量的 100 倍者表示毒性较强，应放弃该受试物用于食品；②最大未观察到有害作用剂量大于 100 倍而小于 300 倍者，应进行慢性毒

性试验；③大于或等于 300 倍者则不必进行慢性毒性试验，可进行安全性评价。

5. 慢性毒性试验和致癌试验

根据慢性毒性试验所得的最大未观察到有害作用剂量进行评价，原则是：①最大未观察到有害作用剂量小于或等于人的可能摄入量的 50 倍者，表示毒性较强，应放弃该受试物用于食品；②最大未观察到有害作用剂量大于 50 倍而小于 100 倍者，经安全性评价后，决定该受试物可否用于食品；③最大未观察到有害作用剂量大于或等于 100 倍者，则可考虑允许使用于食品。

根据致癌试验所得的肿瘤发生率、潜伏期和多发性等进行致癌试验结果判定的原则是如下。凡符合下列情况之一，并经统计学处理有显著性差异者，可认为致癌试验结果阳性，若存在剂量-反应关系，则判断阳性更可靠。①肿瘤只发生在试验组动物，对照组中无肿瘤发生。②试验组与对照组动物均发生肿瘤，但试验组发生率高。③试验组动物中多发性肿瘤明显，对照组中无多发性肿瘤，或只是少数动物有多发性肿瘤。④试验组与对照组动物肿瘤发生率虽无明显差异，但试验组中发生时间较早。

6. 新资源食品等

受试物在进行试验时，若受试物掺入饲料的最大加入量（一般不超过饲料的 5%）或液体受试物最大可能浓缩物加入量仍不能达到最大无作用剂量为人的可能摄入量的规定倍数时，可综合其他的毒性试验结果和实际食用或饮用量进行安全性评价。

五、安全性评价中需注意的问题

影响毒性鉴定和安全性评价的因素很多，进行安全性评价时需要考虑和消除多方面因素的干扰，尽可能做到科学、公正地做出评价结论。

1. 实验设计的科学性

化学物质安全性评价将毒理学知识应用于卫生科学，是科学性很强的工作，也是一项创造性的劳动，因此不能以模式化对待，必须根据受试化学物的具体情况，充分利用国内外现有的相关资料，讲求实效地进行科学的实验设计。

2. 试验方法的标准化

毒理学试验方法和操作技术的标准化是实现国际规范和实验室间数据比较的基础。化学物安全性评价结果是否可靠，取决于毒理学实验的科学性，它决定了对实验数据的科学分析和判断。如何进行毒理学科学的测试与研究，要求有严格规范的规定与评价标准。这些规范与基准必须既符合毒理科学的原理，又是良好的毒理与卫生科学研究实践的总结。因此，毒理学评价中各项试验方法力求标准化、规范化，并应有质量控制。现行有代表性的实验设计与操作规程是良好实验室规范（GLP）和标准操作程序（standard operation procedure，SOP）。

3. 熟悉毒理学试验方法的特点

对毒理学实验不仅要了解每项试验所能说明的问题，还应该了解试验的局限性或难以说明的问题，以便为安全性评价做出一个比较恰当的结论。

4. 评价结论的高度综合性

在考虑安全性评价结论时，对受试化学物的取舍或是否同意使用，不仅要根据毒理学试验的数据和结果，还应同时进行社会效益和经济效益的分析，并考虑其对环境质量和自然资源的影响，充分权衡利弊，做出合理的评价，提出禁用、限用或安全接触和使用的条件以及预防对策的建议，为政府管理部门的最后决策提供科学依据。

在进行最后评价时，必须在受试物可能对人体健康造成的危害以及其可能的有益作用之间进行权衡。评价的依据不仅是科学试验资料，而且与当时的科学水平、技术条件，以及社会因素有关。因此，随着时间的推移，很可能结论也不同。随着情况的不断改变，科学技术的进步和研究工作的不断进展，对已通过评价的化学物质需进行重新评价，做出新的结论。

第三节　食品安全性的风险评价

食品中危害成分的毒理学评价为风险评价提供了基础。食品安全性的风险评价的进行首先要确定食品中可能有哪些危害成分，即危害确定，然后根据毒理学评价、残留水平和暴露量或摄入量评价，得出供试食品某特定危害物导致风险的性质、大小及其某些不确定性的说明。危害鉴定是指对可能存在于食品中的生物、化学和物理性因素所造成的健康危害进行定性和定量评估，一般和毒理学评价、残留水平和膳食消费结构相联系。过量的食品营养物、食品添加剂、化学污染物、微生物等与食品安全性有关的危害成分均要进行风险评价。

一、安全摄入量的确定

通过毒理学试验获得的数据，外推到人，计算出人体的每日容许摄入量（ADI 值，对于食品），即以无作用水平除以安全系数（通常安全系数为 100）。值得一提的是，对于污染物，如铅，其安全摄入量值的确定是以暂时性每周允许摄入量（provisional tolerable weekly intake，PTWI）表示，而对于环境污染物则使用每日可忍受摄入量（tolerable daily intake，TDI）表示。

二、膳食暴露量评估

暴露评估是对可能通过一种或多种途径暴露到人体和/或环境的风险源的定量或定性评估，主要根据膳食调查和各种食品中化学物质暴露水平调查的数据进行的。一般可以采用总膳食研究、个别食品的选择性研究和双份饭研究，分析食物摄入量（或依据摄入量推算出的膳食结构）和食物中化学物质含量，进而估算出这些化学物质的膳食暴露量。短期及长期膳食暴露通用公式为：

$$膳食暴露量 = \frac{食品化学物质含量 \times 食品消费量}{人体体重}$$

然后，将这些暴露估计值同相关的某种食品化学物质参考水平（如 ADI、PTWI 和 RDI）相比较。现以农药残留膳食暴露评估为例加以说明。

膳食农药残留暴露评价应以农药残留水平和膳食消费结构为基础进行。农药残留水平主要通过监测分析得出食品中的具体残留量，膳食消费主要可通过全膳食研究获得数据。膳食暴露评价以 mg/kg 体重或 μg/kg 体重表示，它等于每种食品残留暴露之和。下面是三种农药残留摄入量的计算方法。

① 理论每日最大摄入量（theoretical maximum daily intake，TMDI）

$$TMDI = \sum (F_i \times MRL_i)/bw$$

F_i：代表膳食中每种食品消费量，kg/（人·天）；

MRL_i：食品中某种农药的最大残留限量，mg/kg；

bw：体重（body weight）。

② 每日最大摄入评估量（estimated maximum daily intake，EMDI）

$$EMDI = \sum F_i \times R_i \times P_i \times C_i$$

F_i：代表膳食中每种食品消费量，kg/（人·天）；

R_i：膳食成分的实际农药残留水平，mg/kg；

P_i：工业加工中农药残留量增减的校正因子；

C_i：食品处理（热漂、油炸等）中农药残留量增减的校正因子。

③ 每日摄入评估量（estimated daily intake，EDI）

EDI 是 EMDI 的改进，它根据足够多实际数据计算得出。

目前，进行暴露计算使用的全膳食研究（菜篮子残留数据）所得到的结果常低于 TMDI 方法计算的结果。一旦农药残留膳食暴露评价决定了，就要和 ADI 值进行比较以评价暴露的危害所在。

三、风险鉴定

风险鉴定是指在危害确定、危害鉴定和暴露评估的基础上，定量或定性估计（包括伴随的不确定性）在特定条件下相关人群发生不良影响的可能性和严重性。

对于有阈值的化学危害物，风险鉴定就是比较摄入量和 ADI 值（或者其他测量值）。如果所评价的物质的摄入量比 ADI 值小，则对人体健康产生不良作用的可能性为零，如果实际摄入量高于 ADI，则可评价为有潜在的危险，需要采取措施降低其在食品中的含量。即：

$$安全限值（margin\ of\ safety，MOS）=\frac{ADI}{暴露量}$$

MOS≤1，该危害物对食品安全影响的风险是可以接受的；

MOS＞1，该危害物对食品安全影响的风险超过了可以接受的限度，应当采取适当的风险管理措施。

对于无阈值化学危害物，对人群的风险是摄入量和危害程度的综合结果。即：

$$食品安全风险＝摄入量×危害程度$$

对于微生物危害而言，其风险鉴定依据危害确定、危害鉴定、暴露量评估等的考虑和数据，风险鉴定提供特定菌体对特定人群产生损害作用的能力的定性或定量估计。

同时，由于毒理试验、膳食农药残留和食品消费评估存在不确定性因素，因此在风险鉴定时必须说明风险评估过程中每一步所涉及的不确定性。不确定因素来源于两个假设：①试验动物的化学物暴露影响可能用于预测对人的影响。例如，喂养丁基羟基茴香醚（BHA）的大鼠发生前胃肿瘤和甜味素引发小鼠神经毒性作用可能并不适用于人；②高剂量水平影响能准确地与低剂量水平相关。在缺乏人体数据的情况下，这些假设对特殊化学物是没有效的。不确定因素的存在将严重影响到整个风险评价的结果。

风险鉴定中的不确定性反映了前几个阶段评价中的不确定性。在实际工作中依靠专家判断和额外的试验（特别是人体试验）以克服各种不确定性。人体试验可以在产品上市前或产品上市后进行。

综上，根据危险度评价的程序可知，危险度评价是一种系统地组织科学技术信息及其不确定度的方法，用以回答有关健康风险的特定问题。它要求对相关信息进行评价，并且选择模型根据信息做出推论。危险度评价过程中的不确定度来自资料和选择模型两个方面，前者源于可获得资料的有限性以及流行病学和毒理学研究实际资料的评价和解释；后者是当试图采用某一特定条件下发生的具体事件的资料来估计或预测另外一种条件下类似事件的发生时产生的。风险评估的毒理学试验应采用标准化规程，并且具备有关权威组织认可的最少数据量。有时，为了克服知识和资料的不足，在危险度评价中可以使用合理的假设。

【本章小结】

毒理学安全性评价是通过动物实验和对人群的观察，阐明某种物质的毒性及潜在的危害，对该物质能否投放市场做出取舍的决定，或提出人类安全的接触条件，即对人类使用这种物质的安全性做出评价的研究过程。

安全性是指在一定接触水平下，伴随的危险度很低，或其危险度水平在社会所能接受的范围之内的相对安全，即化学毒物在特定条件下不引起机体出现损害效应的概率。危险性是指化学毒物在一定条件下造成机体损害的概率。可接受危险度是指公众及社会在精神及心理学方面对某种损害可以承受的危险度。实际安全剂量是指与可接受危险度相对应的外源化学毒物的接触剂量。

目前我国现行的对食品安全性评价的方法和程序分四阶段进行：急性毒性试验→遗传毒理学试验→亚慢性毒性试验（90天喂养试验、繁殖试验、代谢试验)→慢性毒性试验（包括致癌试验）。

食品安全风险分析就是通过对影响食品安全质量的各种化学、生物和物理危害因素进行评估，定性或定量地描述风险的特征，在参考有关因素的前提下，提出和实施风险管理措施，并对有关情况进行交流，是制定食品安全标准的基础。它包括风险评估（也称危险度评价）、风险管理和风险交流三个方面的内容。危险度评价是整个风险分析体系的核心和基础，对食品中危害成分进行危险性管理是以危险性评估为依据，以危险性信息交流为保证。

危险度评价是通过使用毒理数据、污染物残留数据分析、统计手段、暴露量及相关参数的评估等系统科学的步骤，利用现有的科学资料，对食品中某种生物、化学或物理因素的暴露对人体健康产生的不良后果进行识别、确认和定量，是一种系统地组织科学技术信息及其不确定度的方法，用以回答有关健康风险的特定问题，决定某种食品有害物质的风险。它要求对相关信息进行评价，并且选择模型根据信息做出推论。其过程可以分为四个明显不同的阶段：危害识别、危害描述（或危害鉴定或剂量-反应评定）、暴露评估以及风险描述（或风险鉴定）。

【思考练习题】

1. 简述危险性、安全性、实际安全剂量和毒理学安全性评价的概念。
2. 如何进行危险度评价？
3. 简述食品安全性毒理学评价程序的内容。

（张泽英）

第十二章 食物中毒及其预防

教学目的与要求

1. 掌握食源性疾病的概念和三个基本要素；食物中毒的概念、分类及特点。

2. 掌握细菌性食物中毒的流行病学特点、发病原因及发病机制；掌握沙门菌、副溶血性弧菌、金黄色葡萄球菌、肉毒梭菌食物中毒的病原、流行病学特点、发病机制及预防措施；熟悉变形杆菌、大肠杆菌、李斯特菌食物中毒的病因、污染源、中毒机制、临床表现及预防措施；了解其他细菌的病原、流行病学特点、中毒机制及预防措施。

3. 掌握河豚鱼中毒、鱼类引起组胺中毒、麻痹性贝类中毒、含氰苷类食物中毒有毒成分、中毒机制及预防措施；熟悉毒蕈中毒有毒成分和中毒表现；了解其他有毒动植物中毒的有毒成分及预防措施。

4. 掌握亚硝酸盐中毒、有机磷农药中毒的原因、中毒机制、中毒表现及预防措施；熟悉砷中毒和铅中毒的原因、中毒表现及预防措施；了解各种化学性食物中毒的急救措施。

5. 掌握食物中毒调查的目的及调查程序与方法；熟悉食物中毒报告制度及处理的关键措施。

第一节 概 述

一、食源性疾病

食源性疾病一词是由传统的"食物中毒"逐渐发展而来的。食物中不仅存在可以引起人体毒性反应的化学性致病因子，也存在可以引起机体感染的生物致病因子，显然"食物中毒"一词并不能囊括食物中各种病原所致的疾病。1984 年世界卫生组织（WHO）将"食源性疾病"一词作为正式的专业术语，替代"食物中毒"一词，用现代食品卫生学观念更科学地概括食品中各类致病因子所引起的感染性疾病或中毒性疾病。WHO 对食源性疾病的定义是：指通过摄食进入人体内的各种致病因子引起的、通常具有感染性质或中毒性质的一类疾病。它既包括传统的食物中毒，还包括经食物而感染的肠道传染病、食源性寄生虫病以及由食物中有毒、有害污染物所引起的中毒性疾病。此外，由食物营养不平衡所造成的某些退行性疾病（心脑血管疾病、肿瘤、糖尿病等）、食源性变态反应性疾病、食物中某些污染物引起的慢性中毒性疾病等也属此范畴。食源性疾病包括三个基本要素，即传播疾病的媒介——食物；食源性疾病的致病因子——食物中的病原体；临床特征——急性中毒性或感染性表现。食源性疾病的病原物可分为生物性（细菌、真菌、病毒、寄生虫）、化学性和物理性。

食源性疾病是一个重大并不断扩大的公共卫生问题。全球食源性疾病不断增长的原因一方面是自然选择造成微生物的变异，产生了新的病原体，如在人和动物疾病治疗中使用抗生素药物以后，选择性存活的病原菌株产生了抗药性，对人类造成新的威胁；另一方面是由于知识水平的不断提高和新分析鉴定技术的建立，对已广泛分布多年的疾病及其病原体获得了新的认识。由于社会经济与技术的发展，更新生产系统或环境变化使得食物链变得更长更复杂，增加了食物受污染的机会，如饮食的社会化消费，个体或群体饮食习惯的改变，预包装方便食品、街头食品和食品餐饮连锁服务的增加等。

二、食物中毒

1. 食物中毒的概念

食物中毒系指摄入了含有生物性和化学性有毒有害物质的食品或把有毒有害物质当作食品摄入后所出现的非传染性急性、亚急性疾病。食物中毒属食源性疾病的范畴是食源性疾病中最为常见的疾病。食物中毒既不包括因暴饮暴食而引起的急性胃肠炎、食源性肠道传染病（如伤寒）和寄生虫（如旋毛虫、囊虫病），也不包括因一次大量或长期少量多次摄入某些有毒、有害物质而引起的以慢性毒害为主要特征（如致癌、致畸、致突变）的疾病。

2. 引起食物中毒的食品

① 被致病菌或毒素污染的食品。

② 被有毒化学品污染的食品。

③ 外观与食物相似而本身含有有毒成分的物质。

④ 本身含有有毒物质，而加工、烹调不当未能将毒物去除的食品。

⑤ 由于贮存条件不当，在贮存过程中产生有毒物质的食品。

3. 食物中毒特点

引起食物中毒的原因各种各样，但发病具有以下共同特点。

① 发病潜伏期短，来势急剧，呈现暴发性。短时间内可能有多数人发病，发病曲线呈突然上升的趋势。

② 中毒病人一般具有相似的临床表现。通常是恶心、呕吐、腹痛、腹泻等消化道症状。

③ 发病均与食物有关。发病者在近期内都食用过相同的食物；发病范围与污染食物或有毒食物供应范围相一致；停止食用该食物后，发病曲线在突然上升之后即呈突然下降趋势，流行既告终止。

④ 人与人之间不具有传染性。有些食物中毒还具有明显的地区性和季节性，例如，我国肉毒梭菌毒素中毒90%以上发生在新疆地区；副溶血性弧菌食物中毒多发生在沿海地区；而霉变甘蔗和酵米面食物中毒多发生在北方。食物中毒全年皆可发生，但第二季度和第三季度是高发季节，尤其是第三季度发病率最高。

4. 食物中毒分类

一般按病原物质，可将食物中毒分为四类。

(1) 细菌性食物中毒　指摄入含有细菌或细菌毒素的食品而引起的食物中毒，主要有沙门菌食物中毒、变形杆菌食物中毒、副溶血性弧菌、葡萄球菌肠毒素食物中毒、肉毒梭菌食物中毒、蜡样芽孢杆菌食物中毒、致病性大肠杆菌食物中毒、结肠炎耶尔森菌食物中毒、链球菌食物中毒、志贺菌食物中毒等。

(2) 真菌及其毒素食物中毒　指摄入被真菌及其毒素污染的食物而引起的食物中毒，如赤霉病麦、霉变甘蔗等中毒。

(3) 有毒动植物中毒　指误食有毒动植物或摄入因加工、烹调不当未除去有毒成分的动植物食物而引起的中毒。有毒动物中毒如河豚鱼、有毒贝类中毒等；有毒植物中毒如苦杏仁、木薯、四季豆等。

（4）化学性食物中毒　指误食有毒化学物质或食入被其污染的食物而引起的中毒，如汞、镉、铅等重金属或类金属化合物、农药、兽药、过量添加剂等引起的食物中毒。

5. 引起食物中毒的原因

① 生产经营者疏于食品卫生管理，对食品加工、运输、贮藏、销售环节中的卫生安全问题注意不够。此类中毒发生率最高，出现在学校食堂和饮食服务单位的食物中毒多属此类。

② 滥用食品添加剂或使用非食品原料。

③ 误食。主要是食用亚硝酸盐、河豚鱼、毒蘑菇和农药、鼠药污染的食物引起的中毒。

④ 投毒。近年来，卫生部已收到多起投毒引起的食物中毒报告，投毒物质常为剧毒鼠药或亚硝酸盐等。

第二节　细菌性食物中毒

一、概述

细菌性食物中毒是最为常见的食物中毒。近些年来统计资料表明，我国发生的细菌性食物中毒以沙门菌、变形杆菌和金黄色葡萄球菌食物中毒最为常见，其次为副溶血性弧菌、蜡样芽孢杆菌食物中毒等。

1. 流行病学特点

（1）发病率及病死率　细菌性食物中毒在国内外都是最常见的一类食物中毒。常见的细菌性食物中毒的发病特点是病程短、恢复快、预后好、病死率低。但李斯特菌、小肠结肠炎耶尔森菌、肉毒梭菌等食物中毒病程长，病情重，恢复慢。

（2）发病季节性明显　细菌性食物中毒全年都可发生，但以5～10月发生较多，尤其在7～9月更易发生，这与夏季气温高、细菌易于大量生长繁殖密切相关。

（3）引起细菌性食物中毒的主要食品　引起细菌性食物中毒的食品主要是动物性食品，其中畜肉类及其制品居首位，其次是禽肉、鱼、乳、蛋类。植物性食物如剩饭、米糕、米粉则易出现金黄色葡萄球菌、蜡样芽孢杆菌等引起的食物中毒。

2. 细菌性食物中毒发生的基本条件

① 食物被细菌污染。

② 细菌在适宜的温度、水分、pH及营养条件下大量生长繁殖或产毒。

③ 食用前，食物加热不充分，未能杀灭细菌或破坏其毒素。

3. 细菌性食物中毒发病机制

细菌性食物中毒发病机制可分为感染型、毒素型和混合型三种。

（1）感染型　病原菌随食物进入肠道，在肠道内继续生长繁殖，靠其侵袭力附着肠黏膜或侵入黏膜及黏膜下层，引起肠黏膜的充血、白细胞浸润、水肿、渗出等炎性病理变化。某些病原菌如沙门菌进入黏膜固有层后可被吞噬或杀灭，病原菌菌体裂解后释放出内毒素（革兰阴性菌细胞壁中的脂多糖成分），内毒素可作为致热源刺激体温调节中枢引起体温升高，亦可协同致病菌作用于肠黏膜，引起腹泻等胃肠道症状。

（2）毒素型　大多数细菌都能产生外毒素，尽管其分子量、结构和生物学性状不尽相同，但致病作用基本相似。外毒素刺激肠壁上皮细胞，激活其腺苷酸环化酶，在活性腺苷酸环化酶的作用下，使细胞浆中的三磷酸腺苷脱去两分子磷酸，而成为环磷酸腺苷（cAMP），cAMP浓度增高可促进胞浆内蛋白质磷酸化过程并激活细胞有关酶系统，改变细胞分泌功能，使 Cl^- 的分泌亢进，并抑制肠壁上皮细胞对 Na^+ 和水的吸收，导致腹泻。

（3）混合型　副溶血性弧菌等病原菌进入肠道，除侵入黏膜引起肠黏膜的炎性反应外，还可以产生肠毒素引起急性胃肠道症状。这类病原菌引起的食物中毒是致病菌对肠道的侵入及其产生的肠毒素的协同作用，因此其发病机制为混合型。

4. 细菌性食物中毒临床表现

细菌性食物中毒临床表现以急性胃肠炎为主，如恶心、呕吐、腹痛、腹泻等。葡萄球菌食物中毒呕吐较明显，呕吐物含胆汁，有时带血和黏液。腹痛以上腹部及脐周多见。腹泻频繁，多为黄色稀便和水样便。侵袭性细菌引起的食物中毒，可有发热、腹部阵发性绞痛和黏液脓血便。

5. 细菌性食物中毒的诊断

细菌性食物中毒的诊断主要依据以下几方面资料。

（1）流行病学调查资料　根据中毒者发病急，短时间内同时发病，发病范围局限于食用同一种有毒食物等特点，找出引起中毒的食品并查明引起中毒的具体病原体。

（2）病人的潜伏期和特有的中毒表现　符合食物中毒的临床特征。

（3）实验室诊断资料　对中毒食品或与中毒食品有关的物品及病人的样品进行检验的资料称为实验室诊断资料。细菌学和血清学检查是对可疑食物、患者呕吐物及粪便进行细菌学培养，分离鉴定菌型，作血清凝集试验。有条件时，应取患者吐泻物及可疑的残存食物进行细菌培养，留取早期及病后 2 周的双份血清与培养分离所得可疑细菌进行血清凝集试验，双份血清凝集效价递增者有诊断价值。可疑时，尤其是怀疑细菌毒素中毒时，可做动物试验，以检测细菌毒素的存在。

6. 细菌性食物中毒的预防和处理原则

尽可能减少细菌性食物中毒对人们造成危害应坚持预防为主和及时处理相结合的总原则，具体如下。

① 加强食品卫生质量检查和监督管理，严格遵守牲畜、家禽宰前、宰中和宰后的卫生要求，防止污染。

② 食品加工、贮存、运输和销售过程中要严格遵守卫生制度，做好食具、容器和工具的消毒，避免生熟交叉污染；食品食用前加热充分，以杀灭病原体和破坏毒素；在低温或通风阴凉处存放食品，以控制细菌繁殖和毒素的形成。

③ 食品加工人员、医院、托幼机构人员和炊事员应认真执行就业前体检和录用后定期体检制度，应经常接受食品卫生教育，养成良好的个人卫生习惯。

④ 暴发流行时，做好思想工作和准备工作，进行分类治疗和对症治疗，必要时进行特殊治疗，并及时收集资料，进行流行病学调查及细菌学的检验工作以明确病因。

二、沙门菌食物中毒

沙门菌主要存在于动物肠道，如禽类、鸟类、牲畜、昆虫的肠道中，也存在于人类的肠道中。沙门菌属种类繁多，目前国际上已发现 2300 多个血清型，我国发现 200 多个。其中引起食物中毒的主要有鼠伤寒沙门菌、肠炎沙门菌、猪霍乱沙门菌、婴儿沙门菌等，致病性最强的是猪霍乱沙门菌，其次是鼠伤寒沙门菌和肠炎沙门菌。

1. 生物学特性

沙门菌呈杆状，多数具有运动性，不产生芽孢，革兰染色呈阴性，需氧或兼性厌氧。沙门菌属在外界的生活力较强，生长繁殖最适温度为 $20\sim30℃$，在水中可生存 $2\sim3$ 周，在病人的粪便中可生存 $1\sim2$ 月，在土壤中可过冬，在咸肉、鸡蛋、鸭蛋及蛋粉中也可存活很长时间。水经氯化物处理或煮沸 5min 可将其杀灭，乳及乳制品中的沙门菌经巴氏消毒或煮沸后迅速死亡。相对而言，沙门菌属不耐热，55℃ 1h、60℃ 15～30min、100℃ 数分钟即被杀死。此外，由于沙门菌属不分解蛋白质，不产生靛基质，污染食物后无感官性状的变化，易引起食物中毒。

2. 流行病学特点

（1）季节性特点　全年都可发生中毒，但多发生于夏、秋两季。5～10 月发病起数和发病人数可达全年发病总起数和总人数的 80%。

（2）相关的食品　引起沙门菌食物中毒的食品主要是动物性食品，对人类来说，畜肉类及其制品、蛋类、禽肉、乳类及其制品是传播沙门菌最常见的食物，植物性食品引起中毒者很少。

（3）中毒原因　加工食品用具、容器不卫生；食品存储场所生熟不分、交叉污染；食物食用前未加热处理或加热不彻底引起的。

3. 中毒机制

大多数沙门菌食物中毒是沙门菌活菌侵袭肠黏膜而导致的感染型中毒。食品中细菌数一般需要 10^4～10^8 个才会引起发病，沙门菌随同食物进入人体内，在肠道内繁殖，经淋巴系统进入血液，引起全身感染。部分沙门菌在小肠淋巴结和网状内皮系统中裂解而释放出内毒素，内毒素和活菌共同作用于胃肠道，使黏膜发炎、水肿、充血或出血，使消化道蠕动增强而吐泻，内毒素还是一种致热原，使体温升高。此外，肠炎沙门菌、鼠伤寒沙门菌可产生肠毒素。

4. 中毒表现

沙门菌食物中毒潜伏期短，一般 4～48h，长都可达 72h，潜伏期越短，病情越重。中毒初期表现为头疼、恶心、食欲不振，然后出现呕吐、腹泻、腹痛。腹泻一日可数次至十余次，主要为水样便，少数带有黏液或血。发烧，一般 38～40℃，轻者 3～4 天症状消失，重者可出现神经系统症状，还可出现尿少、无尿、呼吸困难等症状，如不及时抢救可导致死亡。按其临床特点可分为胃肠炎型、类霍乱型、类伤寒型和败血症型等类型，其中胃肠炎型最为常见。

5. 预防措施

（1）防止沙门菌对肉类食品的污染

① 加强对肉类食品生产企业的卫生监督及家畜、家禽宰前的卫生检验，并按有关规定处理。

② 加强对家畜、家禽屠宰后的肉尸和内脏进行检验。防止被沙门菌感染或污染的畜、禽肉进入市场。

③ 加强肉类食品在贮藏、运输、加工、烹调或销售等各个环节的卫生管理。特别是要防止熟肉类制品被食品从业人员带菌者、带菌容器及带菌的生食物交叉污染。

（2）控制食品中沙门菌的繁殖　影响沙门菌繁殖的主要因素是温度和贮存时间，低温贮存是控制沙门菌繁殖的重要措施。食品工业、副食品商店、集体食堂、食品销售网点均应配置冷藏设备，低温贮藏肉类食品。此外，加工后的熟肉制品应尽快食用或低温贮存并尽可能缩短贮存时间。

（3）加热以彻底杀灭病原菌　加热杀死病原菌是防止食物中毒的关键措施。为此，经高温处理后可供食用的肉块，其重量应不超过 1kg，持续煮沸 2.5～3.0h，或应使肉块的深部温度至少达到 80℃，并持续 12min，即肉中心部位变为灰色而无血水，以便彻底杀灭肉中可能存在的各种沙门菌并灭活其毒素。

三、大肠杆菌食物中毒

大肠杆菌为人类和动物肠道的正常菌群，多不致病。当宿主免疫力下降或细菌侵入肠外组织和器官时，可引起肠外感染。大肠杆菌中只有少数菌株能直接引起肠道感染，称致病性大肠杆菌，已知的致病性大肠杆菌包括 4 个型，即肠产毒性大肠杆菌、肠侵袭性大肠杆菌、肠致病性大肠杆菌和肠出血性大肠杆菌。

1. 生物学特性

大肠杆菌为革兰染色阴性杆菌，多数菌株有周身鞭毛，能发酵乳糖及多种糖类，产酸产气。生长温度为 15～45℃，最适生长温度为 37℃，有的菌株对热有抵抗力，可抵抗 60℃ 15min 或 55℃ 60min。在自然界生活力强，土壤、水中可存活数月，其繁殖的最低水分活性为 0.935～0.96。

2. 流行病学特点

(1) 区域性特点　流行地区以欧、美、日等发达国家多见，北方较南方多见，提示感染流行与饮食习惯有关。

(2) 季节性和易感性特点　中毒多发生在夏秋季，尤以 6～9 月更多见。人类对此菌普遍易感，其中小儿和老人更易感。

(3) 相关的食品　常见中毒食品和饮品是肉及肉制品、汉堡包、生牛奶、奶制品、蔬菜、鲜榨果汁、饮水等，传播途径以通过污染食物经口感染较为多见，直接传播较罕见。

(4) 食品中大肠杆菌的来源　由于大肠杆菌存在于人和动物的肠道中，健康人肠道致病性大肠杆菌带菌率为 2%～8%，高者达 44%；而成人患肠炎、婴儿患腹泻时，致病性大肠杆菌带菌率较健康人高，可达 29%～52%。饮食行业的餐具易被大肠杆菌污染，其检出率高达 50%。大肠杆菌随粪便排出而污染水源和土壤，进而直接或间接污染食物。

3. 中毒机制

大肠杆菌食物中毒的发病机制与致病性大肠杆菌的类型有关。肠产毒性大肠杆菌、肠出血性大肠杆菌引起毒素型中毒；肠致病性大肠杆菌和肠侵袭性大肠杆菌引起感染型中毒。

4. 中毒表现

大肠杆菌食物中毒主要有以下三种不同的表现。

(1) 急性胃肠炎型　主要由肠产毒性大肠杆菌引起，易感人群主要是婴幼儿和旅游者。潜伏期一般 10～15h，短者 6h，长者 72h。临床症状为水样腹泻、腹痛、恶心、发热 38～40℃。

(2) 急性菌痢型　主要由肠侵袭性大肠杆菌引起。潜伏期一般 48～72h，主要表现为血便、脓黏液血便、里急后重、腹痛、发热。病程 1～2 周。

(3) 出血性肠炎　主要由肠出血性大肠杆菌引起。潜伏期一般 3～4h，主要表现为突发性剧烈腹痛、腹泻，先水便后血便。病程 10 左右，病死率为 3%～5%，老人儿童多见。

5. 预防措施

大肠杆菌食物中毒的预防与沙门菌食物中毒预防类似。

四、副溶血性弧菌食物中毒

副溶血性弧菌主要存在于近海的海水、海底沉积物和鱼类、贝类等海产品中，因此副溶血性弧菌引起的食物中毒是我国沿海地区最常见的一种食物中毒。

1. 生物学特性

副溶血性弧菌为革兰阴性杆菌，呈弧状、杆状、丝状等多种形态，无芽孢，兼性厌氧菌，菌体偏端有单生鞭毛。副溶血性弧菌在 30～37℃、pH 7.4～8.2、含盐 3％～4％培养基上和食物中生长良好，无盐条件下不生长，故也称为嗜盐菌。对盐浓度的耐受量一般为 7％，对酸敏感，在 1％醋酸和 50％食醋中 1min 即可死亡。该菌不耐热，50℃加热 20min，或 65℃加热 5min，或 80℃加热 1min 即可被杀死。

2. 流行病学特点

（1）区域性特点　日本及我国沿海地区为副溶血性弧菌食物中毒的高发区。据调查，我国沿海水域、海产品中副溶血性弧菌检出率高，尤其是气温较高的夏秋两季。

（2）季节性及易感性特点　7～9 月通常是副溶血性弧菌食物中毒的高发季节。男女老幼均可患病，但以青壮年为多，病后免疫力不强，可重复感染。

（3）相关的食品　引起中毒的食品主要是海产品，其中以墨鱼、带鱼、虾、蟹最为多见，如墨鱼的带菌率可达 93％，其次为盐渍食品。

（4）中毒原因　主要是烹调时未烧熟、煮透，或熟制品污染后未再彻底加热。食品中副溶血性弧菌的来源一方面是人群带菌者对食品的直接污染；另一方面是沿海地区炊具带菌、熟制品受到带菌者、带菌生食品、带菌容器及工具等的间接污染。

3. 中毒机制

副溶血性弧菌食物中毒发生的机制主要是由大量的副溶血性活菌侵入肠道所致的感染性中毒；少数为副溶血性弧菌产生的溶血毒素所致的毒素性中毒。

4. 中毒表现

副溶血性弧菌食物中毒潜伏期为 2～40h，多为 14～20h。发病初期为腹部不适，尤其是上腹部疼痛或胃痉挛。恶心呕吐、腹泻，体温一般为 37.7～39.5℃。发病 5～6h 后腹痛加剧，以脐部阵发性绞痛为本病特点。粪便多为水样、血水样、黏液或浓血便，里急后重不明显。重症病人可出现脱水及意识障碍、血压下降等，病程 3～4 天，恢复期短，预后良好。近年来国内报道的副溶血性弧菌食物中毒临床表现不一，可呈典型胃肠炎型、菌痢型、中毒性休克或少见的慢性肠炎型症状。

5. 预防措施

副溶血性弧菌食物中毒的预防也要抓住防止污染、控制繁殖和杀灭病原菌三个主要环节，其中控制繁殖和杀灭病原菌尤为重要。应采用低温贮藏各种食品，尤其是海产食品及各种熟制品。鱼、虾、蟹、贝类等海产品应煮透，蒸煮时需加热至 100℃并持续 30min。对凉拌食物要清洗干净后置于食醋中浸泡 10min 或在 100℃沸水中漂烫数分钟以杀灭副溶血性弧菌。

五、志贺菌食物中毒

志贺菌属即通称的痢疾杆菌，依据其 O 抗原性质分为 4 个血清组：A 群（痢疾志贺菌）、B 群（福氏志贺菌）、C 群（鲍氏志贺菌群）和 D 群（宋内志贺菌群）。痢疾志贺菌是导致典型细菌性痢疾的病原菌，在敏感人群中很少数量的个体就可以致病，虽然这种病菌可以由食物传播，但它们并不像其他 3 种志贺菌一样被认为是导致食物中毒的病原菌。

1. 生物学特性

志贺菌为革兰染色阴性短小杆菌、无芽孢、无鞭毛。适宜生长温度 10～48℃，最适生长 pH 6～8，有的菌株可在 pH 5.0 条件下生长。志贺菌在人体外生活力弱，在 10～37℃水中可生存 20 天，于牛乳、水果、蔬菜中也可生存 1～2 周，粪便中（15～25℃）可生存 10 天。阳光下照射 30min 可被杀死，加热 58～60℃经 10～30min 即死亡。志贺菌耐寒，在冰块中能生存 3 个月。在志贺菌中，宋内志贺菌和福氏志贺菌在体外的生存力相对较强，志贺菌食物中毒主要是由这两种志贺菌引起的。

2. 流行病学特点

（1）季节性特点　多发生于7～10月。

（2）相关的食品　相关的食品有色拉、海产品、水果、蔬菜、禽肉等，主要是凉拌菜。

（3）食品被污染和中毒发生的原因　志贺菌携带者或食品加工、集体食堂、饮食行业的从业人员患有痢疾时，其手是污染食品的主要因素。熟食品被志贺菌污染后，存放在较高的温度下，经过较长时间，志贺菌大量繁殖，食后引起中毒。

3. 中毒机制

人类对志贺菌易感，少至200个菌就可发病，痢疾志贺菌10个就可导致发病。志贺菌引起的食物中毒机制不甚清楚，一般认为是大量活菌侵入肠道引起的感染型食物中毒。

4. 中毒表现

潜伏期一般为10～20h，短者6h，长者24h，病人会突然出现腹痛、呕吐及频繁的腹泻，并伴有水样便，便中混有血液和黏液、里急后重、恶寒、发热，体温高者可达40℃以上，有的病人出现痉挛。

5. 预防措施

预防措施重点在于加强从业人员和食品的卫生管理，具体同沙门菌食物中毒。

六、金黄色葡萄球菌食物中毒

葡萄球菌广泛分布于自然界，如空气、水、土壤、饲料和一些物品上，还常见于人和动物的皮肤及与外界相通的腔道中。根据色素、生化反应等不同表型可分为3种，腐生葡萄球菌一般不致病，表皮葡萄球菌有时可致病，金黄色葡萄球菌多为致病菌。

1. 生物学特性

金黄色葡萄球菌为革兰染色阳性菌，呈葡萄串状排列，无芽孢，无鞭毛，不能运动，兼性厌氧或需氧。生长繁殖的最适pH为7.4，最适生长温度为30～37℃，可以耐受较低的水分活性，因此能在10%～15%氯化钠培养基或高糖浓度的食品中繁殖。金黄色葡萄球菌是引起食物中毒的常见菌种，对热具有较强的抵抗力，70℃需1h才被灭活。50%以上的金黄色葡萄球菌可产生肠毒素，并且一个菌株能产生两种以上的肠毒素。多数金黄色葡萄球菌肠毒素在100℃条件下30min不破坏，并能抵抗胃肠道中蛋白酶的水解作用。因此，若破坏食物中存在的金黄色葡萄球菌肠毒素需在100℃加热食物2h。

2. 流行病学特点

（1）季节性特点　全年皆可发生，但多见于夏秋季。

（2）相关的食品　主要是蛋白质丰富的食品，如肉和肉制品、奶和奶制品、禽肉、鱼及其制品、奶油沙司、剩饭等。

（3）食物中金黄色葡萄球菌来源　金黄色葡萄球菌通常存在于人和动物的鼻腔、咽喉、头发、消化道等。据报道，上呼吸道被金黄色葡萄球菌感染的患者，其鼻腔带菌率为83.3%，而健康人带菌率也达到20%～30%。金黄色葡萄球菌是常见的化脓性球菌之一，人和动物的化脓性感染部位常成为污染源，如奶牛患化脓性乳腺炎时，乳汁中可能带有金黄色葡萄球菌；带菌人员对各种食物的污染；畜、禽肉体局部患化脓性感染时，感染部位的金黄色葡萄球菌对体内其他部位的污染。

（4）肠毒素的形成　肠毒素的形成与温度、食品受污染的程度和食品的种类及性状有密切关系。一般说来，食物存放的温度越高，产生肠毒素需要的时间越短，在20～37℃经4～8h即可产生肠毒素，而在5～6℃的温度下需经18天才能产生毒素。食物受金黄色葡萄球菌污染的程度越严重，繁殖越快亦越易形成毒素。此外，含蛋白质丰富、含水分较多、同时含一定量淀粉的食物，如奶油糕点、冰淇淋、冰棒等或含油脂较多的食物，如油煎荷包蛋等受金黄色葡萄球菌污染后易形成毒素。

3. 中毒机制

金黄色葡萄球菌食物中毒是由葡萄球菌肠毒素引起的毒素型食物中毒。摄入金黄色葡萄球菌活菌而无葡萄球菌肠毒素的食物不会引起食物中毒，只有摄入达到中等剂量的该菌肠毒素才会中毒。

4. 中毒表现

金黄色葡萄球菌食物中毒潜伏期短，一般为 2～5h，极少超过 6h。起病急骤，有恶心、呕吐、中上腹痛和腹泻，以呕吐最为显著。呕吐物可呈胆汁性，或含血及黏液。剧烈吐泻要导致虚脱、肌痉挛及严重失水等现象。体温大多正常或略高。一般在数小时至 1～2 天内迅速恢复。儿童对肠毒素比成人更为敏感，故其发病率较成人高，病情也较成人重。

5. 预防措施

（1）防止食物受到金黄色葡萄球菌的污染

① 避免带菌人群对食物的污染：要定期对食品加工人员、饮食从业人员、保育员进行健康检查，患手指化脓、化脓性咽炎、口腔疾病的工作人员应暂时调换其工作。

② 避免葡萄球菌对乳类食品的污染：奶牛患化脓性乳腺炎时，其乳不能食用。在挤乳过程中要严格遵守卫生要求，避免污染。健康奶牛的乳挤出来后，除应防止金黄色葡萄球菌污染外，还应迅速冷却至 10℃ 以下，防止在较高温度下，该菌的繁殖和毒素的形成。此外，乳制品应以消毒乳为原料。

（2）防止肠毒素的形成　食物应冷藏或置阴凉通风的地方，其放置时间亦不应超过 6h，尤其是气温较高的夏、秋季节。食用前还应彻底加热。

七、肉毒梭菌食物中毒

肉毒梭状芽孢杆菌简称肉毒梭菌，在自然界广泛分布，可引起严重的毒素型食物中毒。

1. 生物学特性

肉毒梭菌为革兰阳性粗短杆菌，厌氧，在 20～25℃ 可形成椭圆形的芽孢。当 pH 低于 4.5 或大于 9.0 时，或当环境温度低于 15℃ 或高于 55℃ 时，肉毒梭菌芽孢不能繁殖，也不能产生毒素。食盐能抑制肉毒梭菌芽孢的形成和毒素的产生，但不能破坏已形成的毒素。提高食品中的酸度也能抑制肉毒梭菌的生长和毒素的形成。肉毒梭菌繁殖体对热的抵抗力与其他不产生芽孢的细菌相似，易于杀灭；但其芽孢抵抗力强，需经干热 180℃ 5～15min 或高压蒸汽 121℃ 30min，或湿热 100℃ 5h 方可致死。肉毒梭菌是引起食物中毒病原菌中对热抵抗力非常强的菌种之一，所以罐头的杀菌效果一般以肉毒梭菌为指示菌。

2. 流行病学特点

（1）季节性特点　肉毒梭菌食物中毒主要发生在 4～5 月。

（2）地区分布特点　肉毒梭菌广泛分布于土壤、水及海洋中，且不同的菌型其分布地区不同。A 型肉毒梭菌主要分布于山区和未开垦的荒地，如新疆察布查尔地区是我国肉毒梭菌中毒多发地区，未开垦荒地该菌检出率为 28.25%，土壤中为 22.2%；B 型多分布于草原区耕地；E 型多分布于土壤、湖海淤泥和鱼类肠道中，我国青海省发生肉毒梭菌中毒主要为 E 型；F 型分布于欧、亚、美洲海洋沿岸及鱼体中。

（3）相关食品　引起中毒食品种类与不同地区食品制作方式、食品保藏和食用习惯有关。在国外，日本 90% 以上的肉毒梭菌食物中毒是由家庭自制鱼和鱼类制品引起；欧洲各国肉毒梭菌中毒的食物多为火腿、腊肠及其他肉类制品；美国主要为家庭自制的蔬菜、水果罐头、水产品及乳制品。国内以家庭自制植物性发酵品为多见，如臭豆腐、豆酱、面酱等，其他罐头瓶装食品、腊肉、酱菜和凉拌菜等引起中毒也有报道。

（4）食物中毒原因 受到肉毒毒素污染的食品在食用前未进行彻底的加热处理，或被污染的食品原料在家庭自制发酵食品和罐头食品的生产过程中，加热的温度或压力不足以杀死肉毒梭菌的芽孢，且为肉毒梭菌芽孢的萌发与形成并产生毒素提供了条件，尤其是食品制成后有不经加热食用的习惯，更易引起中毒的发生。食品中肉毒梭菌主要来源于带菌土壤、尘埃及粪便，尤其是带菌土壤可污染各类食品原料。

3. 中毒机制

肉毒梭菌食物中毒是由肉毒梭菌产生的肉毒毒素所引起的，肉毒毒素是一种强烈的神经毒素，是目前已知的化学毒物和生物毒物中毒性最强的一种，对人的致死剂量为 10^{-9} mg/kg 体重。随食物进入肠道的肉毒毒素在小肠内被胰蛋白酶活化并释放出神经毒素，后者被小肠黏膜细胞吸收进入血液后主要作用于中枢神经系统的脑神经核、神经肌肉连接部位和自主神经末梢，抑制神经末梢乙酰胆碱的释放，导致肌肉麻痹和神经功能的障碍。在成人中毒事件中摄入的是有活性的毒素，因成人肠道的环境不利于芽孢的发芽，而婴儿中毒往往是摄入了肉毒梭菌的芽孢，当芽孢到达肠道中发芽时即有毒素产生，1 岁以上的儿童一般未有这种症状发生，因为他们的肠道内已经建立了正常的肠道菌群。

4. 中毒表现

肉毒梭菌食物中毒主要表现为运动神经麻痹，胃肠道症状少见。潜伏期数小时至数天，一般为 12～48h，短者 6h，长者 8～10h，潜伏期越短，病死率越高。早期表现为头痛、头晕、乏力、走路不稳、以后逐渐出现视力模糊、眼睑下垂、瞳孔散大等神经麻痹症状；重症患者则首先出现对光反射迟钝，逐渐发展为语言不清、吞咽困难、声音嘶哑等，严重时出现呼吸困难，呼吸衰竭而死亡。病死率为 30%～70%，多发生在中毒后的 4～8 天。国内由于广泛采用多价抗肉毒毒素血清治疗本病，病死率已降至 10% 以下。病人经治疗可于 4～10 天后恢复，一般无后遗症。婴儿肉毒中毒主要症状为便秘，头颈部肌肉软弱，吮吸无力，吞咽困难，眼睑下垂，全身肌张力减退，可持续 8 周以上。大多数 1～3 个月自然恢复，重症者可因呼吸麻痹致婴儿猝死。

5. 预防措施

① 进行卫生宣传和教育，建议牧民改变肉类的贮藏方式或生吃牛肉的饮食习惯。

② 对食品原料进行彻底清洁处理，以除去泥土和粪便。家庭制作发酵食品时还应彻底蒸煮原料，一般加热温度为 100℃，10～20min，以破坏各型肉毒梭菌毒素。

③ 加工后的食品应迅速冷却并在低温环境贮存，避免再污染和在较高温度或缺氧条件下存放，以防止毒素产生。

④ 食用前对可疑食物进行彻底加热是破坏毒素预防中毒发生的可靠措施。

⑤ 生产罐头食品时，要严格执行卫生规范，彻底灭菌。

八、空肠弯曲菌食物中毒

空肠弯曲菌属于弯曲菌属，该属有 14 个种，广泛分布于动物界，可引起动物和人类的腹泻、肠炎和肠道外感染。对人类致病的有空肠弯曲菌、大肠弯曲菌和胎儿弯曲菌亚种，其中与食物中毒最密切相关的是空肠弯曲菌空肠亚种。

1. 生物学特性

空肠弯曲菌形态细长，呈弧形、螺旋形或 S 形，革兰染色阴性，无芽孢，无荚膜。该菌微好氧，生长需少量的 O_2（3%～6%），在水中可存活 5 周，在人或动物排出的粪便中可存活 4 周。空肠杆菌在所有肉食动物粪便中的出现比例都很高，其中以家禽粪便中的含量最高。空肠杆菌中有一些菌株可以产生热敏型肠毒素，这些毒素与霍乱弧菌毒素和大肠杆菌肠毒素有一些相同的性质。

空肠弯曲菌和其他弯曲菌在食品中不能生长，而且对环境的抵抗力差，对干燥、正常的大气氧浓度、室温、酸、消毒剂和热敏感，即在宿主的消化道以外的环境下非常敏感，因此对经过巴氏消毒处理或脱水加工的食品弯曲菌不会产生毒作用。

2. 流行病学特点

（1）季节性特点　多发生在 5～10 月，尤以夏季更多。

（2）相关食品　弯曲菌是许多野生动物和家畜胃肠道中的无害细菌，所以弯曲菌常出现于未加工的动物源性食品，主要有牛乳及肉制品等。

3. 中毒机制

空肠弯曲菌食物中毒的发生，部分是由于大量活菌侵入肠道引起的感染型食物中毒，部分与其产生的热敏型肠毒素有关。

4. 中毒表现

潜伏期一般为 3～5 天，短者 1 天，长者 10 天。临床表现以胃肠道症状为主，具体表现为突然发生腹痛和腹泻，腹痛可呈绞痛，腹泻一般为水样便或黏液便，重病人有血便，腹泻数次至 10 余次，腹泻带有腐臭味。发热，38～40℃，特别是当有菌血症时出现发热，也有仅腹泻而无发热者。此外，还有头痛、倦怠、呕吐等，重者可致死亡。集体爆发时，各年龄组均可发生，而在散发病例中，小儿较成人多。

5. 预防措施

空肠弯曲菌是不耐热的细菌，可以在乳品巴氏灭菌的条件下被致死。预防弯曲菌病要避免食用未煮透或灭菌不充分的食品，尤其是乳品。

九、变形杆菌食物中毒

变形杆菌食物中毒是我国常见的食物中毒之一，引起食物中毒的变形杆菌主要是普通变形杆菌和奇异变形杆菌。

1. 生物学特性

变形杆菌属腐败菌，一般不致病，需氧或兼性厌氧，其生长繁殖对营养要求不高，在 4～7℃即可繁殖，属低温菌。因此，此菌可以在低温贮存的食品中繁殖。变形杆菌在自然界分布广泛，在土壤、污水和垃圾中可检测出该菌。据报道，健康人肠道带菌率为 1.3%～10.4%，腹泻病人肠道带菌率更高，达 13.3%～52.0%。人和食品中变形杆菌带菌率因季节而异，夏秋季较高，冬春季下降。变形杆菌对热抵抗力不强，加热 55℃持续 1h 即可将其杀灭。

2. 流行病学特点

（1）季节性特点　变形杆菌食物中毒全年均可发生，大多发生在 5～10 月，7～9 月最多见。

（2）相关的食品　主要是动物性食品，特别是熟肉以及内脏的熟制品。变形杆菌常与其他腐败菌共同污染生食品，使生食品发生感官上的改变，但熟制品被变形杆菌污染通常无感官性状的变化，极易被忽视而引起食物中毒。

（3）食物中变形杆菌的来源　变形杆菌广泛分布于自然界，亦可寄生于人和动物的肠道，食品受其污染的机会很多。生的肉类食品，尤其动物内脏变形杆菌带菌率较高。在食品烹调加工过程中，处理生和熟食品的工具、容器未严格分开，被污染的食品工具、容器可污染熟制品。受变形杆菌污染的食品在较高温度下存放较长的时间，细菌大量生长繁殖，食用前未加热或加热不彻底，食后即可引起食物中毒。

3. 中毒机制

变形杆菌食物中毒的发生主要是大量活菌侵入肠道引起的感染型食物中毒。

4. 中毒表现

潜伏期一般 12~16h，短者 1~3h，长者 60h。主要表现为恶心、呕吐、发冷、发热，头晕、头痛、乏力、脐周阵发性剧烈绞痛。腹泻为水样便，常伴有黏液、恶臭，一日数次。体温一般在 37.8~40℃左右，多在 39℃以下。发病率较高，一般为 50%~80%。病程较短，多为 1~3 天。多数在 24h 内恢复，预后一般良好。

5. 预防措施

同沙门菌食物中毒。

十、李斯特菌食物中毒

李斯特菌属包括格氏李斯特菌、单核细胞增生李斯特菌、默氏李斯特菌等 8 种。引起食物中毒的主要是单核细胞增生李斯特菌。

1. 生物学特性

李斯特菌属为革兰阳性菌，有鞭毛、无芽孢、产生荚膜，需氧或兼性厌氧。李斯特菌在 5~45℃均可生长，经 58~59℃10min 可杀死，在 -20℃可存活一年；耐碱不耐酸，在 pH 9.6 中仍能生长，在 NaCl 溶液中可生长。李斯特菌分布广泛，在土壤、人和动物粪便、江河水、污水、蔬菜、青贮饲料及多种食品中可分离出该菌，并且它在土壤、污水、粪便、牛乳中存活的时间比沙门菌长。

2. 流行病学特点

(1) 季节性特点　春季可发生，但发病率在夏、秋季呈季节性增长。

(2) 相关的食品　任何来源于动物和植物的新鲜食品都可含有不同的单核细胞李斯特菌。引起李斯特菌食物中毒的主要食品有乳及乳制品、肉类制品、水产品、蔬菜及水果。尤以在冰箱中保存时间过长的乳制品、肉制品最为多见。

(3) 中毒的原因　饮用未彻底杀死李斯特菌的消毒牛奶以及直接食用冰箱内受到交叉污染的冷藏熟食品、乳制品等均可引起食物中毒。

(4) 食品中污染来源　牛乳中李斯特菌的污染主要来自粪便，人类粪便、哺乳动物和鸟类粪便均可携带李斯特菌，如人粪便带菌率为 0.6%~6%，人群中短期带菌者占 70%，即使是消毒牛乳，其污染率也在 21%左右。此外，由于肉尸在屠宰过程易被污染，在销售过程中食品从业人员的手也可造成污染，以致在生的和直接入口的肉制品中该菌污染率高达 30%。

3. 中毒机制

李斯特菌引起的食物中毒机制主要是大量李斯特菌的活菌侵入肠道所致，此外，也与李斯特菌溶血素 O 有关。

4. 中毒表现

李斯特菌引起的食物中毒有两种类型：侵袭型和腹泻型。

(1) 侵袭型　潜伏期在 2~6 周，病人开始常有胃肠炎的症状，最明显的表现是败血症、脑膜炎、脑脊膜炎、发热，有时可引起心内膜炎。孕妇、新生儿、免疫缺陷的人为易感人群。对于孕妇可导致流产、死胎等后果，对于幸存的婴儿则易患脑膜炎，导致智力缺陷或死亡；对于免疫系统有缺陷的人易出现败血症、脑膜炎。少数轻症病人仅有流感样表现。

（2）腹泻型　潜伏期一般为 8～24h，主要症状为腹泻、腹痛、发热。

5. 预防措施

① 在冰箱冷藏的熟肉制品及直接入口的方便食品、牛乳等，食用前要彻底加热。

② 采取严格措施，控制食品生产加工过程中各个可能受到李斯特菌污染的环节。

十一、其他细菌性食物中毒

其他细菌性食物中毒见表 12-1。

表 12-1　其他细菌性食物中毒

中毒名称	病原体	中毒表现	相关食物	预防措施
链球菌食物中毒	D 族链球菌中的粪链球菌	感染型、毒素型或混合型，潜伏期6～24h，急性胃肠炎症状，体温略高，偶有头痛、头晕等	动物性食品，尤其是熟肉制品	防止对熟肉制品再污染
产气荚膜梭菌食物中毒	产气荚膜梭菌产生的肠毒素	毒素型，潜伏期多为 10～20h，多呈急性胃肠炎症状，以腹泻、腹痛为多见，每日腹泻次数达 10 余次，一般为稀便和水样便，很少恶心、呕吐	主要是鱼、肉、禽等动物性食品	防止对鱼、肉、禽等动物性食品的污染及食用前加热
小肠结肠炎耶尔森菌食物中毒	小肠结肠炎耶尔森菌	感染型、毒素型或混合型，潜伏期多为 3～7 天，多见于 1～5 岁的幼儿，以腹痛、腹泻和发热为主要表现，体温 38～39.5℃，病程 1～2 天	猪肉、牛肉、羊肉等，其次为生牛乳	特别注意冷藏食品被污染

第三节　有毒动植物中毒

有毒动植物中毒是指一些动植物本身含有某种天然有毒成分或由于贮存条件不当形成某种有毒物质，被人食用后所引起的中毒。

一、河豚鱼中毒

河豚又名河鲀，是无鳞鱼的一种，在淡水、海水中均能生活，全球有 200 多种，我国有 70 多种。河豚具有"天下第一鲜"的美称，但含有剧毒物质，因此江浙一带又有"拼死吃河豚"之说。河豚鱼中毒是指食用了含有河豚毒素的河豚鱼引起的食物中毒，在我国主要发生在沿海地区及长江、珠江等河流入海口处。

1. 毒性成分及其性质

河豚鱼体内有毒成分为河豚毒素，是一种毒性强烈的非蛋类神经毒素。河豚毒素系无色针状结晶，难溶于水，易溶于稀酸，在碱性溶液中易分解；对热相当稳定，100℃ 7h、120℃ 60min、220℃ 10min 的加热才被破坏；盐腌或日晒、烧煮等方法均不能破坏毒素。用 4%NaOH 溶液处理 20min 或 2%Na_2CO_3 溶液浸泡 24h 可去毒。

2. 中毒机制

河豚毒素主要作用于神经系统，它对神经细胞膜的 Na^+ 通道具有高度专一性作用，即在很低浓度下能选择性地抑制 Na^+ 通过神经细胞膜，从而阻断神经与肌肉间的传导，使神经末梢和中枢神经发生麻痹。初为感觉麻痹，继而运动神经麻痹，同时使血管神经麻痹，因外周血管扩张而血压急剧下降，最后出现呼吸中枢麻痹而死亡。河豚毒素对胃肠道也有局部刺激作用。由于极易从胃肠道与口腔黏膜吸收，故重患者可于发病后 30min 内死亡。0.5mg

的河豚毒素就可毒死一个体重为 70kg 的人。对人经口的致死剂量为 7μg/kg。

3. 中毒症状

发病急速而剧烈，潜伏期一般 10min～5h。起初先感觉手指、唇、舌尖等部位刺痛发麻，并出现呕吐、腹泻等胃肠道症状，随后感觉消失而四肢肌肉麻痹，失去运动功能。而后言语不清、紫绀、血压和体温下降，最后常因呼吸麻痹、循环衰竭而于 4～6h 内死亡，最快者发病后 10min 死亡。

4. 中毒原因

主要是由于未能识别河豚而误食。亦有少数国家，如日本的居民因喜食河豚肉而又未将其毒素去除干净，食入后中毒死亡。此外，我国一些沿海地区曾发生因食麦螺而引起河豚毒素中毒。由于河豚产卵时需硬物磨破肚皮，卵籽和毒液一起破口而出。而麦螺是一种海洋生物，可吸吞河豚毒液和软体卵籽。因此人们在食用麦螺的同时，亦摄入了河豚毒素。故在河豚产卵繁殖季节不能食麦螺。

5. 抢救与治疗

河豚毒素中毒尚无特效解毒药，一般以排出毒物和对症处理为主。排出毒物的方法主要是催吐、洗胃和泻下。催吐可用 1% 硫酸铜口服或灌下；洗胃用 1∶(2000～4000) 高锰酸钾溶液反复洗胃；导泻用硫酸钠。对症处理时，如出现呼吸困难则可用山梗菜碱、尼可刹米（别名：可拉明、二乙烟酰胺、尼可拉明）等药物注射；肌肉麻痹可用番木鳖碱；另外，可用高渗葡萄糖液保护肝脏，并促进排毒。

6. 预防措施

① 严格执行《水产品卫生管理办法》，严禁河豚鱼流入市场销售，餐饮店将河豚作为菜肴经营。

② 加强宣传教育，让人们能识别河豚鱼，了解河豚鱼的毒性及其危害，不擅自吃河豚鱼。

③ 因特殊情况需进行加工食用者，应在有条件的地方集中加工。在加工处理前必须先去除内脏、头、皮等含毒部位，洗净血污，经盐腌、晒干后，安全无毒方可出售，其加工废弃物应妥善销毁。

二、鱼类引起的组胺中毒

引起此类中毒的鱼大多是含组胺高的鱼类，主要是海产鱼中青皮红肉类，如金枪鱼、秋刀鱼、竹荚鱼、沙丁鱼、青鳞鱼、金线鱼、鲐鱼等。

1. 组胺的产生及中毒机制

组胺是鱼体中的游离组胺酸在组胺酸脱羧酶催化下，发生脱羧反应而形成的一种胺类。这一过程受很多因素的影响，鱼类在存放过程中，产生自溶作用，先由组织蛋白酶将组胺酸释放出来，然后由微生物产生的组胺酸脱羧酶将组胺酸脱去羧基，形成组胺，反应如下：

组胺酸脱羧酶的来源是污染鱼类的微生物，如链球菌、沙门菌、摩氏摩根菌等。来自污染鱼类微生物的蛋白质分解酶也可将游离组氨酸由蛋白质中释放出来，但肌肉本身的蛋白酶更为重要。

2. 中毒原因

大多是由于食用不新鲜或腐败变质的鱼类而引起，国内外均有报道。

3. 中毒症状

组胺中毒的特点是发病快、症状轻、恢复迅速，偶有死亡病例报道。潜伏期一般为 0.5～1h，最短可为数分钟，最长可达数小时，以局部或全身毛细血管扩张、通透性增强、支气管收缩为主，主要症状为脸红、头晕、头痛、心慌、脉快、呼吸窘迫等，部分病人出现眼结膜充血、瞳孔散大、视物模糊、脸发胀、唇水肿、口和舌及四肢发麻、恶心、呕吐、腹痛、荨麻疹、全身潮红、血压下降等。

4. 治疗

一般可采用组胺药物和对症治疗的方法。常用药物为口服盐酸苯海拉明，或静脉注射 10％葡萄酸钙盐，同时口服维生素 C。

5. 预防措施

① 防止鱼类腐败变质，禁止出售腐败变质的鱼类。市售鲜鲐鱼等应冷藏或冷冻，要有较高的鲜度，其组胺含量应符合 GB 2733 的规定。

② 对于易产生组胺的鱼类，烹调前要采取一些去毒措施，首先应彻底刷洗鱼体，去除鱼头、内脏和血块，然后将鱼切成两寸段，用水浸泡 4～6h，可使组胺下降 44％，烹调时加入适量雪里蕻或红果，组胺可下降 65％，不宜油煎或油炸。

③ 有过敏疾患者，以不吃此类鱼为宜。

三、麻痹性贝类中毒

贝类是人类动物性蛋白食品的来源之一，世界上可作为食品的贝类约有几十种，但已知的大多数贝类都含有一定数量的有毒物质，人们食用这些贝类后可造成食物中毒。导致中毒的常见贝类有蛤类、螺类、蚌类、扇贝、牡蛎、蚶子和贻贝等。麻痹性贝类中毒是由摄入了含有麻痹性贝类毒素的贝类引起的中毒，其中毒特点为神经麻痹。

1. 毒素来源及其性质

麻痹性贝类毒素是山膝沟藻属的涡鞭藻所产生的一组毒素，在蓝藻和叉珊藻中也有检出。当贝类食入有毒的藻类后，其所含的有毒物质即进入贝体内并在贝体内呈结合状态，但对贝类本身没有毒性。当人食用这种贝类后，毒素可迅速从贝肉中释放出来并对人体呈现毒性作用。石房蛤毒素是被首先确定的麻痹性贝类毒素，是一种白色、溶于水、耐热、分子量较小的非蛋白质毒素，很容易被胃肠道吸收。该毒素耐热，一般烹调温度很难将其破坏。

2. 中毒机制

在各种麻痹性贝类毒素中，只对石房蛤毒素毒理学效应做过详细研究。石房蛤毒素为强神经阻断剂，即能阻断神经和肌肉间的神经冲动的传导。其作用机理与河豚毒素相似。石房蛤毒素毒性很强，对人经口的致死剂量为 0.54～0.90mg。

3. 中毒症状

潜伏期短，仅几分钟至 20min，最长不超过 4h。初期为唇、舌、指尖麻木，随后四肢、颈部麻木，运动失调，伴有头晕、恶心、胸闷乏力，重症者昏迷，呼吸困难，最终因呼吸衰竭窒息而死亡。病死率为 5％～18％。如果 24h 免于死亡者，则愈后良好。

4. 治疗

目前麻痹性蛤类中毒尚无有效解毒剂，应尽早采取催吐、洗胃、导泻，设法排除毒素，并对症治疗。

5. 预防措施

① 加强卫生和安全教育，使沿海地区居民认识到贝类中毒的危险性。

② 做好预防性的监测工作，定期对贝类生长的水域取样检查有无藻类，如有毒藻类大量增多，即有中毒危险，应对当时捕捞的贝类做毒素含量的测定。

③ 科学地处理和加工，由于石房蛤毒素主要积聚于肝脏和胰腺等内脏中，因此食用贝类前应清洗漂养，制作时先除去其内脏和周围的暗色部分，并采取水煮捞肉弃汤的烹调方法，使毒素摄入量降至最低程度。

四、毒蕈中毒

毒蕈即为毒蘑菇，是指食用后可引起中毒的蕈类。在我国目前已鉴定的蕈类中，可食用蕈 300 多种，有毒类约 80 多种，其中含剧毒能对人致死的有 10 多种。毒蕈虽然所占比例较少，但因蕈类品种繁多，形态特征复杂以致毒蕈与可食用蕈不易区别，常因误食而中毒。

1. 有毒成分

毒蕈所含的有毒成分十分复杂，往往一种毒素可在多种毒蕈中检出，而一种毒蕈又可能含有多种毒素。根据其化学性质，可分为生物碱、肽类（毒环肽）及其他化合物（如有机酸等）。

2. 中毒症状

目前，一般将毒蕈中毒临床表现分为 5 种类型。

（1）胃肠炎型　引起此类型中毒的毒蕈多见于红菇属、乳菇属、粉褶蕈属、黑伞蕈属、白菇属和牛肝蕈属中的一些毒蕈，其中以红菇属报道最多。潜伏期一般为 0.5～6h，多在食后 2h 左右发病，最短仅 10min。主要症状为剧烈恶心、呕吐、阵发性腹痛，有的呈绞痛，以上腹部和脐部为主，剧烈腹泻，水样便，每日可多达 10 余次，不发热。该型中毒病程较短，经过适当对症处理可迅速恢复，一般病程 2～3 天，愈后良好，死亡率低。

（2）神经精神型　引起该型中毒的毒蕈约有 30 种，所含毒性成分多种多样，多为混合并存。潜伏期一般为 0.5～4h，最短仅 10min。临床表现最为复杂多变，以精神兴奋、精神抑制、精神错乱、矮小幻觉或以上表现交互出现为特点。病人常狂笑、手舞足蹈、行动不稳、共济失调，可出现"小人国幻觉症"，闭眼时幻觉更明显，还可有迫害妄想，类似精神分裂症。病程 1～2 天，病死率低。

（3）溶血型　引起该型中毒的多为鹿花蕈、褐鹿花蕈、赭鹿花蕈等。潜伏期 6～12h，最长可达 2 天，初始表现为恶心、呕吐、腹泻等胃肠道症状，发病 3～4 天后出现溶血性黄疸、肝脾肿大、肝区疼痛，少数病人出现血红蛋白尿。严重者出现心律不齐、谵妄、抽搐或昏迷。也可引起急性肾功能衰竭，导致愈后不良。给予肾上腺皮质激素治疗可很快控制病情，病程 2～6 天，一般死亡率不高。

（4）脏器损害型　此型最为严重，多由毒伞属、褐鳞小伞及秋生盔孢伞蕈引起。按病情发展可分为 6 期：①潜伏期，大多数在食毒蕈后 10～24h 发病，短者 6～7h；②胃肠炎期，患者出现恶心、呕吐、脐周围腹痛、水样便腹泻，多在 1～2h 后缓解；③假愈期，胃肠炎症缓解后病人暂时无症状或仅有轻微乏力、不思饮食，而实际上毒素已逐渐进入内脏，肝脏损害已开始，轻度中毒病人肝损害不严重可进入恢复期；④内脏损害期，严重中毒病人在发病 2～3 天后出现肝、肾、脑、心等内脏损害的症状，如可出现肝肿大、黄疸、转氨酶升高，甚至出现肝坏死、肝昏迷，肾损害症状可出现少尿、无尿或血尿，严重时可出现肾功能衰竭、尿毒症；⑤精神症状期，此期的症状主要是由于肝脏的严重损害出现肝昏迷所引起，病人主要表现烦躁不安、表情淡漠、思睡，继而出现惊厥、昏迷，甚至死亡，某些病人在胃肠炎期后很快出现精神症状，但见不到肝损害明显症状，此种情况属于中毒性脑病；⑥恢复期，经过积极治疗的病人，一般在 2～3 天进入恢复期，各项症状体征逐渐消失而痊愈。

（5）日光性皮炎型 引起该型中毒的毒蕈是胶陀螺，潜伏期一般为24h左右，开始多为颜面肌肉震颤，继而手指和脚趾疼痛，上肢和面部可出现皮疹。暴露于日光部位的皮肤，可出现肿胀，指甲部剧痛、指甲根部出血，病人的嘴唇肿胀外翻、形似猪嘴。少有胃肠炎症状。

3. 预防措施

① 加强宣传教育，使人们掌握毒蘑菇与普通蘑菇的形态特征，提高辨别毒蘑菇的能力。

② 不随意采集野外蘑菇食用，尤其对一些色泽鲜艳，形态可疑的蘑菇应避免食用。

③ 已经确认的毒蘑菇，也不要将其用来喂饲畜禽，以免引起食物中毒。

五、含氰苷类食物中毒

含氰苷类食物中毒是指因食用一些核仁和木薯等含氰苷类食物引起的中毒。与食物中毒有关的氰苷类化合物主要是苦杏仁苷和亚麻苦苷，苦杏仁苷主要存在于果仁中，亚麻苦苷主要存在于木薯、亚麻籽及其幼苗，以及玉米、高粱、燕麦、水稻等农作物的幼苗中。

1. 中毒机制

果仁或木薯的氰苷被人体摄入后，在果仁或木薯自身存在的氰苷酶（如苦杏仁酶）的作用下，以及经胃酸、肠道中微生物的分解作用，产生两分子的葡萄糖和苦杏仁腈，后者又分解为苯甲醛和游离的氢氰酸。氢氰酸被胃黏膜吸收后，氰离子与细胞色素氧化酶的铁离子结合，使呼吸酶失去活性，氧不能被机体组织细胞利用，导致机体组织缺氧而陷于窒息状态。氢氰酸还可损害呼吸中枢神经系统和血管运动中枢，使之先兴奋后抑制与麻痹，最后导致死亡。

2. 中毒原因

苦杏仁中毒原因是误食或生食水果核仁，特别是苦杏仁和苦桃仁。儿童吃6粒苦杏仁即可中毒，也有自用苦杏仁治疗小儿咳嗽（祛痰止咳）而引起中毒。在某些国家杏仁蛋白奶糖和杏仁糊已成为食品中苦杏仁苷的主要来源。此外，某些地区的居民死于该中毒的原因是食用了高粱糖浆和野生黑樱桃的叶子或其他部位。

木薯中毒原因是生食或食入未煮熟的木薯或喝煮木薯的汤所致。在一些国家木薯作为膳食中主要热量的来源，如果食用前未去毒或去毒效果不好，则有中毒的危险。一般食用150～300g生木薯即能引起严重中毒或死亡。

3. 中毒症状

苦杏仁中毒的潜伏期一般1.0～2.0h，短者0.5h，长者12h。先有口中苦涩、流涎、头晕、头痛、恶心、呕吐、心悸、脉频及四肢乏力等症状，重症者胸闷、呼吸困难，严重者意识不清、昏迷、四肢冰冷，最后因呼吸麻痹或心跳停止而死亡。

木薯中毒的潜伏期一般6.0～9.0h，短者2.0h，长者12.0h。早期症状为胃肠炎，严重者出现呼吸困难，躁动不安、瞳孔散大，甚至昏迷。最后可因抽搐、缺氧、休克或呼吸衰竭而死亡。

4. 急救与治疗

（1）催吐 用5%硫代硫酸钠溶液洗胃。

（2）解毒治疗 首先吸入亚硝胺异戊酯，接着缓慢静脉注射3%亚硝酸钠溶液，然后静脉注射新配制的50%硫代硫酸钠溶液。

（3）对症治疗

5. 预防措施

（1）加强宣传教育 向广大群众，尤其是儿童宣传教育不要生食各种核仁，特别是苦杏仁和苦桃仁；不要生食或未煮熟的木薯及喝煮木薯的汤。

（2）采取措施去毒　加工杏仁食品时，应反复用水浸泡，炒熟或煮透，充分加热，并敞开锅盖使苦杏仁苷经加热水解形成的氢氰酸充分挥发而除去毒性；加工木薯时应去皮（亚麻苦苷90％存在于皮内），水浸薯肉，可溶解亚麻苦苷，如将其浸泡6天可去除70％以上的亚麻苦苷，再经加热煮熟时，将锅盖打开，使氢氰酸逸出，即可食用。

六、其他有毒动植物食物中毒

其他有毒动植物食物中毒见表12-2。

表 12-2　其他有毒动植物食物中毒

中毒名称	有毒成分	临床表现	预防措施
甲状腺中毒	甲状腺素	潜伏期10～24h,头痛、乏力、抽搐、四肢肌肉痛，重者狂躁、昏迷	屠宰时去除甲状腺
有毒蜂蜜中毒	雷公藤碱及其他生物碱	潜伏期1～2天,口干、舌麻、恶心、呕吐、心慌,腹痛,肝肿大,肾区痛	加强蜂蜜检验
四季豆中毒	皂素、植物血凝素	潜伏期2～4h,恶心、呕吐等胃肠症状、四肢麻木	充分煮熟至失去原有生绿色
发芽马铃薯中毒	龙葵素	潜伏期数十分钟至数小时,咽喉瘙痒烧灼感,胃肠炎,重者有溶血性黄疸	马铃薯应贮存于干燥阴凉处,食用前削皮去芽,烹调时加醋
鲜黄花菜中毒	类秋水仙碱	潜伏期0.5～4h,以胃肠症状为主	食鲜黄花菜应用水浸泡或用开水烫后弃水炒煮食用
贝类中毒	石房蛤毒素	潜伏期数分钟至数小时,开始唇、舌、指尖麻,继而腿、臂和颈部麻木,运动失调	在贝类生长的水域采取藻类检查

第四节　化学性食物中毒

化学性食物中毒是指由于食用了被有毒有害化学物质污染的食品、被误认为是食品及食品添加剂或营养强化剂的有毒有害化学物质、添加了非食品级的或伪造的或禁止使用的食品添加剂和营养强化剂的食品、超量使用了食品添加剂的食品或营养素发生了化学变化的食品（如油脂酸败）等所引起的食物中毒。

一、亚硝酸盐食物中毒

亚硝酸盐食物中毒是指食用了含硝酸盐及亚硝酸盐的蔬菜或误食亚硝酸盐后引起的一种高铁血红蛋白血症，也称肠源性青紫病。

1. 亚硝酸盐的来源

（1）蔬菜及其腌制品　新鲜的叶菜类，如菠菜、韭菜、白菜、生菜等随着氮肥施用量的普遍增加，机体中的硝酸盐明显蓄积，人体摄食后，硝酸盐可在肠道内还原菌的作用下转化为亚硝酸盐；蔬菜在腌制过程中，亚硝酸盐含量会明显增高，例如腌制过程中青菜的亚硝酸盐含量可达78mg/kg，远超过我国对腌肉制品的亚硝酸盐标准（30mg/kg），腌制过程中亚硝酸盐的浓度随时间的延长发生相应的变化，最初2～4天亚硝酸盐含量有所增加，7～8天时，含量最高，9天后则趋于下降。

（2）苦井水　某些地区的井水含硝酸盐较多，当用该水煮食物，再中不洁的锅内放置过夜后，则硝酸盐在细菌作用下可还原成亚硝酸盐。

（3）腌肉制品　肉制品中硝酸盐和亚硝酸盐作为护色剂使用了增加了其在食品中的含量。

（4）体内形成　当胃肠道功能紊乱、贫血、患肠道寄生虫病及胃酸浓度降低时，可使胃肠道硝酸盐还原菌大量繁殖，如再大量食用硝酸盐含量较高的蔬菜，即可使肠道内亚硝酸盐形成速度过快或数量过多以致机体不能及时将亚硝酸盐分解为氨类物质，从而使亚硝酸盐大量吸收入血导致中毒。

2. 中毒机制

亚硝酸盐为强氧化剂，进入血液后可使血中低铁血红蛋白氧化成高铁血红蛋白，从而失去输送氧的功能，致使组织缺氧，出现青紫症状而中毒。亚硝酸盐的中毒剂量为 0.3～0.5g，致死剂量为 1.0～3.0g。

3. 中毒症状

误食亚硝酸盐纯品引起的中毒潜伏期很短，一般为 10～15min，大量食用蔬菜等引起的中毒潜伏期一般为 1～3h，甚至可长达 20h。中毒的主要症状为口唇、指甲以及全身皮肤出现青紫等组织缺氧表现，有头晕、头痛、嗜睡或烦躁不安、呼吸急促、呕吐、腹痛、腹泻等症状，严重者昏迷、惊厥、大小便失禁，可因呼吸衰竭导致死亡。

4. 急救与治疗

轻度中毒一般不需治疗，重度中毒要及时抢救和治疗。

① 采取催吐、洗胃和导泻的措施消除毒物。

② 及时口服或注射特效解毒剂亚甲蓝，氧化型亚甲蓝可使高铁血红蛋白还原为低铁血红蛋白，恢复携氧功能，剂量为 1～2mg/kg，加入 60％葡萄糖液 20～40mL 中，缓慢静脉注射，一般 30min 后症状即可缓解，1～2h 后可重复半量或全量，以后根据病情适当延长用药间隔或减少用量，直至青紫消失，需特别注意用量，否则不但起不到解毒的作用，反而会加重中毒。此外，维生素 C 也可还原高铁血红蛋白。

③ 出现严重发绀应吸氧，若经亚甲蓝、维生素 C 及输液治疗后，症状仍明显存在者，可输入适量新鲜血液。

5. 预防措施

① 保持蔬菜新鲜，禁食腐烂变质蔬菜。短时间不要进食大量含硝酸盐较多的蔬菜；勿食大量刚腌的菜，腌菜时盐应稍多，至少待腌制 15 天以上再食用。

② 肉制品中硝酸盐和亚硝酸盐的用量应严格按国家卫生标准的规定，不可多加。

③ 不喝苦井水，不用苦井水煮饭、煮粥，尤其勿存放过夜。

④ 妥善保管好亚硝酸盐，防止错把其当成食盐或碱而误食中毒。

二、有机磷农药中毒

有机磷农药由于具有高效、易分解、低残留的优点，因而在农业生产上得到广泛的应用。但有机磷农药具有一定的毒性，在使用过程中如不注意防护，或者由于误食均可引起食物中毒。

1. 中毒原因

① 职业性（生产和使用）中毒、自杀或他杀。

② 误食农药拌过的种子或把盛装过农药的容器再盛油、酒及其他食物等引起中毒。

③ 食用喷洒农药不久、未经安全间隔期的瓜果和蔬菜。

④ 误食家药毒杀的家禽和水产品。

2. 中毒机制

有机磷农药经皮肤、黏膜、呼吸道或随食物进入人体后，分布于全身组织，以肝脏最多，其次为肾脏、骨骼、肌肉和脑组织。有机磷属于神经毒物，主要抑制血液和组织中乙酰胆碱酯酶的活性，导致神经递质——乙酰胆碱大量蓄积，从而阻断了神经传导，引起中枢神经系统中毒。

3. 中毒表现

中毒的潜伏期一般 2h 以内，误服农药纯品都可立即发病，根据临床表现及胆碱酯酶活力降低程度，可将有机磷中毒大致分为 4 级。

(1) 潜在性中毒　此时无临床表现。血液胆碱酯酶活性下降至正常值的 70%～90%。一般不需要治疗，但由于病情可能进展，需继续观察 12h 以上。

(2) 轻度中毒　表现为无力、头痛、头晕、恶心、呕吐、多汗、流涎、腹痛、视物模糊、瞳孔缩小、四肢麻木。血液胆碱酯酶活性下降至正常值的 50%～70%。

(3) 中度中毒　轻度中毒症状进一步加重，出现肌束震颤、轻度呼吸困难、共济失调等。血液胆碱酯酶活性下降至正常值的 30%～50%。

(4) 重度中毒　发病后很快昏迷、心跳加快、血压上升、发热、瞳孔极度缩小、对光反射消失、呼吸困难、肺水肿、青紫、抽搐、大小便失禁等。血液胆碱酯酶活性下降至正常值的 30% 以下。

4. 急救与治疗

(1) 排除毒物　迅速给予中毒者催吐、洗胃，并反复多次，直至洗出液中无有机磷农药臭味为止。洗胃液一般可用 2% 苏打水或清水，但误服敌百虫者不能用苏打水等碱性溶液，可有 1:5000 高锰酸钾溶液或 1% 氯化钠。对硫磷、内吸磷、甲拌磷及乐果等中毒时不能用高锰酸钾溶液，以免这类农药被氧化而增强毒性。

(2) 应用特效解毒药　轻度中毒者可单独给予阿托品，以拮抗乙酰胆碱对副交感神经的作用。解除支气管痉挛，防止肺水肿和呼吸衰竭。中度或重度中毒者需要阿托品和胆碱酯酶复能剂（如解磷定、氯磷定）两者并用。胆碱酯酶复能剂可迅速恢复胆碱酯酶活力，对于解除肌束震颤、恢复病人神态有明显的疗效。敌敌畏、敌百虫、乐果、马拉硫磷中毒时，由于胆碱酯酶复能剂的疗效差，治疗应阿托品为主。

(3) 对症治疗

5. 预防措施

① 严格遵守《农药安全使用标准》，科学施药。

② 有机磷农药必须专人保管，单独贮存，拌种和喷药用容器专用。

③ 禁止使用高效、剧毒农药喷洒果蔬及治疗牲畜、家禽疾病。

④ 不食用没有达到安全间隔期的果蔬和因剧毒农药致死的各种畜禽。

⑤ 喷洒农药必须穿工作服，戴手套、口罩，并在上风向喷洒，喷药后必须用肥皂洗净手、脸，方可吸烟、饮水和进食。

三、砷中毒

砷和无机砷化物一般都有剧毒，常见的有三氧化砷（又名砒霜、白砷或信石）、砷酸钙、亚砷酸钠、砷酸铅等。由于这些化合物广泛应用于工业、农业、医药等领域，使人类接触的机会增多。地方性砷中毒（地砷病）是一种生物地球化学性疾病，是居住在特定地理环境下的居民长期通过饮水、空气、食物摄入过多的砷而引起的以皮肤损害为主的全身性的慢性中毒，现正威胁着至少 22 个国家和地区，其中多数为亚洲国家，以中国最为严重。我国地砷病不但有饮水型砷中毒病区，还有燃煤污染型病区，地砷病现已成为全世界以及我国农村严重的公共卫生问题。

1. 引起中毒的原因

① 职业性接触，如在矿石冶炼过程中产生的三氧化二砷、砷化氢、砷化铜等剧毒物质；在矿粉的高温冶炼过程中，这些有毒物质以蒸气、烟尘、粉尘的形式散布在空气中，经呼吸道进入人体。

② 食品工业用原料或添加剂的砷含量超过卫生标准。

③ 误食含砷农药农药拌过的种粮或喷洒过含砷农药不久的水果和蔬菜，或滥用含砷农药喷洒果树和蔬菜，造成水果、蔬菜中砷的残留量过高。

④ 盛装过含砷化合物的容器、用具，不经清洗直接盛装或运送食物，致使食品受到污染。

2. 中毒表现

（1）急性砷中毒表现　主要为胃肠炎型症状，具体表现出恶心、呕吐、腹痛、腹泻、大便呈水样且带血、四肢疼痛、痉挛，严重者会出现少尿、溶血、微循环衰竭等危险症状；重症患者出现神经系统症状，如头痛、狂躁、抽搐、昏迷等，抢救不及时可因呼吸中枢麻痹于发病1~2天内死亡。

（2）慢性砷中毒表现　吸收的砷容易积蓄在肝、脾、肾、骨骼及皮肤内，尤以指甲、毛发中含量最高。砷中毒后会有金属异味，指甲失去光泽，变得扁平且有白纹，脆薄、易损。慢性中毒患者最早出现的症状是神经系统损害，表现为头晕、乏力、烦躁、易怒、易激动、忧郁、失眠、记忆减退、四肢疼痛、痉挛、神经麻痹、运动功能受损等。消化系统会出现食欲不振、腹痛、腹泻、消化不良，易发生牙龈炎、口腔炎和结肠炎、肝脾肿大等症状。

3. 急救与治疗

砷中毒急救的原则是尽可能快速地将有毒物排出，及时采用特效解毒剂和对症处理。

① 采用催吐、洗胃的方法排出毒物，然后立即口服氢氧化铁，其与三氧化二砷结合形成不溶性的砷酸盐，从而保护胃肠黏膜并防止砷化合物的吸收。方法是将硫酸亚铁水溶液（1∶3）和20%氢氧化镁水溶液分别配制保存，临用时将两种溶液等量混合，每5~10分钟喂服一汤匙，直至呕吐停止。

② 采用特效解毒剂如二巯基丙硫黄、二巯丙醇等，此类药物的巯基与砷有很强的结合力，能夺取已与组织中酶结合的砷，从而释放组织酶系统中的巯基，使酶重新恢复活性，反应所形成的无毒物质，随同尿液排出而解毒。

③ 对症治疗。

4. 预防措施

① 建立健全砷化物和砷制剂农药的管理制度，实行专人专库，领用登记，不得与食品、食品原料或食品添加剂存放在一起。

② 盛装过砷化物或农药的容器不得再用于盛装食品、粮食及调料。

③ 水果和蔬菜收获前至少半个月内停止使用含砷农药，防止农药残留量过高。

④ 食品加工过程中使用的原料、添加剂、酸、碱等要符合国家标准的要求。

四、铅中毒

铅是一种具有神经毒性的重金属元素，儿童对铅毒性尤为敏感。由于铅及其化合物被很多行业如采矿、冶炼、蓄电池、交通运输、印刷、塑料、涂料、焊接、陶瓷、橡胶、农药等使用，且只有1/4被重新利用，其余大部分以各种形式排放到环境中造成污染，致使铅进入人体的机会增加。

1. 引起中毒的原因

① 蓄电池、五金等行业工作中引起的职业性中毒，其中大多为轻度中毒。

② 工业排放物引起食品原料受到铅污染。

③ 食品加工中接触管道、盛装容器、包装材料、器具、涂料等中的铅转移到食品中。

④ 皮蛋加工中使用的黄丹粉使禽蛋受到铅污染，打猎时使用的铅子弹留在猎物体内，使猎物含有大量的铅。

⑤ 母源性中毒

2. 中毒的表现

（1）急性铅中毒　摄取 5mg/kg 体重的铅即可引起人的急性中毒，最主要的症状是食欲不振、口有金属味、流涎、失眠、头痛、头昏、肌肉关节酸痛、腹痛便秘或腹泻、贫血等，严重时出现痉挛、抽搐、瘫痪、循环衰竭。

（2）慢性铅中毒　对人体造血系统产生损害，主要表现为贫血和溶血；对人体中枢神经与周围神经系统造成损伤，引起脑病与周围神经病，其特征是迅速发生大脑水肿，相继出现惊厥、麻痹、昏迷，甚至引起心、肺衰竭而死亡；铅对胃黏膜有直接作用，可使胃黏膜再生能力受损，影响消化系统。

儿童铅中毒的临床表现为多动、注意力不集中、脾气急躁、行为异常、易冲动、便秘、学习困难、夜多汗、易感冒等。

3. 治疗及预防

（1）治疗　对中毒患者主要进行驱铅治疗，可选用的药物有二巯基丁二酸、依地酸二钠钙、青霉胺等。血铅水平≥700mg/L，应立即复查静脉血铅，确认后住院治疗，如经口摄入的，要清除消化道内大量铅污染物残留，必要时给予灌肠、洗胃等办法。

（2）预防

① 加强健康教育和行为指导，通过知识讲座、发放宣传资料、媒体传播铅对儿童毒性作用的相关科学知识，改变人们的态度和行为，预防和减少铅对儿童的危害。

② 加强环境及食品卫生监督，防止空气、水源、食品被大量铅污染。

③ 职业性接触人员定期进行体检。

④ 不吃皮蛋、爆米花、猎物等含铅量高的食品。

第五节　食物中毒调查处理

一、食物中毒调查处理的程序

发生食物中毒事件或疑似食物中毒事件时，卫生行政部门应按照《食物中毒事故处理办法》、《食物中毒诊断标准及处理总则》、《食品卫生监督程序》、《突发公共卫生事件应急条例》的要求及时组织和开展对病人的紧急抢救、调查和处理等工作，其基本程序见图12-1～图 12-3。

二、报告登记

1. 一般报告制度

① 发生食物中毒或者疑似食物中毒事故的单位和接收食物中毒或者疑似食物中毒病人进行治疗的单位，应当及时向所在地人民政府卫生行政部门报告食物中毒事故的单位、地址、时间、中毒人数、可疑食物等内容。

图 12-1 食物中毒调查处理程序——准备工作

图 12-2 食物中毒调查处理程序——现场调查

图 12-3 食物中毒调查处理程序——现场处理

发生食物中毒的单位在报告的同时，应立即停止其生产经营活动；协助卫生机构救治病人；保留造成食物中毒或者可能导致食物中毒的食品及其原料、工具、设备和现场；配合卫生行政部门进行调查，按卫生行政部门的要求如实提供有关材料和样品；落实卫生行政部门要求采取和其他措施。

② 县级以上地方人民政府卫生行政部门接到食物中毒或者疑似食物中毒的报告，应当及时填写《食物中毒报告登记表》，并报告同级人民政府和上级卫生行政部门。

③ 每起食物中毒都应在接到食物中毒报告后一个月内填报卫生部《食物中毒调查报告表》，分别上报上级、省级卫生行政部门和卫生部指定机构。

2. 紧急报告制度

县级以上地方人民政府卫生行政部门对发生在管辖范围内的下列食物中毒或者疑似食物中毒事故，实施紧急报告制度。

① 中毒人数超过 30 人的，应当于 6h 内报告同级人民政府和上级人民政府卫生行政部门。

② 中毒人数超过 100 人或者死亡 1 人以上的，应当于 6h 内上报卫生部，并同时报告同级人民政府和上级人民政府卫生行政部门。

③ 中毒事故发生在学校、地区性或者全国性重要活动期间的应当于 6h 内上报卫生部，并同时报告同级人民政府和上级人民政府卫生行政部门。

④ 其他需要实施紧急报告制度的食物中毒事故。

3. 报告登记

地方卫生行政部门接到疑似食物中毒事件的报告时，应按以下要求做好报告登记和报告处理工作。

① 对报告食物中毒的发病情况应详细进行登记。登记内容应尽可能包括发生食物中毒的单位、地点、时间（日、时、分）、发病人数、可疑中毒食品、临床表现及病人就诊地点、交通情况、诊断和治疗情况等。食物中毒报告登记表有全国统一的专门表格。

② 通知报告人采取保护现场、留存病人粪便和呕吐物及可疑中毒食物以备取样送验。

③ 将食物中毒报告登记立即向主管领导汇报。

三、调查前的准备

1. 人员的准备

一般要指派 2 名以上专业人员赶赴现场调查，必要时还应配备检验人员和其他部门有关人员协作前往。

2. 交通工具准备

卫生行政部门应备有食物中毒专用车，实行 24h 待命。在接到疑似食物中毒报告后在城区 1h、郊区 2h 内到达现场。

3. 物质准备

属常用的物品，应提前准备，定期检查，及时补充。

（1）采样物品　包括刀、剪、勺、镊、吸管、以及盛装食物的无菌容器、塑料袋、75％酒精、酒精灯、记号笔、白大褂、帽、消毒口罩、生理盐水试管（5mL，至少 20 支）、棉拭子（若干包）、培养基、采便管、无菌平皿、采样棉球、一次性注射器、灭菌试管等。

（2）法律文书　现场卫生检查笔录、询问笔录、采样单、卫生监督意见书、卫生行政控制决定书等。

（3）取证工具　采样机、照相机、摄像机等。

（4）现场快速检测装备　食物中毒快速检测箱、便携式红外固-液分析仪等。

（5）解毒药　有条件可备一些化学性、动物性食物中毒的特效解毒药，如二巯基丙磺酸钠、二巯基丙醇、美蓝（亚甲蓝）等。

四、现场调查

1. 现场调查的目的

① 确定是不是食物中毒及食物中毒的类型。

② 对病人的急救治疗提供可靠依据，并对以采取的急救治疗措施给予补充或纠正。

③ 查明食物中毒发生原因，采取控制措施防止其蔓延。

2. 现场调查步骤

① 参与组织抢救病人研究

② 中毒患者的调查

当中毒患者病情稳定后，调查人员在医院或现场要对患者逐一进行调查，按统一制定的"食物中毒事故个案调查登记表"逐项填写。

① 首先调查中毒病人的身份：包括姓名、性别、年龄、地址、工作单位等。

② 病人的发病情况：如发病日前、时间、临床症状和体征，治疗和服药情况以及临床医生的诊断等，注意收集患者的病例及化验结果等，这是医疗机构制作的记录，更有客观性。同时，尽可能采集患者吐泻物和血、尿等样品（微生物最好是未用药的）。

③ 进餐史：对患者发病前 24～48h（或 72h）的进餐情况进行调查，以便确定可疑中毒食物，调查同时，需对部分同单位或同生活的健康人进行膳食调查，作为对照。

④ 填写完毕，请患者签字认可，如中毒患者是未成年的或重症病人不能自己签字，则由法定监护人签字。

⑤ 要重视首例病人的调查。

3. 可疑中毒食物调查

根据食物中毒患者进餐情况调查分析，应追踪可疑中毒食物的制售单位，对其生产经营现场的调查

① 对单位一般食品卫生状况调查：单位名称、地址、法人代表人，有无卫生许可证等。

② 对可疑中毒食物的调查：原料名称、来源（新购的还是经常用的）、质量、数量、流向进行了解。

③ 对该食物加工过程、贮存条件和时间，生产加工场所等卫生状况等进行调查。

4. 食品从业人员的健康状况调查

① 有无健康证及个人卫生。

② 近期有无到医疗单位就诊。

③ 近期有无请病假或服药。

④ 近期有无出现咳嗽、发热、腹痛、腹泻、上呼吸道炎症、皮肤化脓感染等，必要时进行现场体检、采便或咽部涂抹。

五、样品的采集和检验

1. 样品的采集

（1）采样的品种　一般应包括病人的大便、呕吐物、血液、尿液、剩余的食品、食品容器和加工用具表面涂抹等，可能条件下还应采集厨师和直接接触食品人员的手、肛拭等。

（2）采样的方法　按照无菌采样方法采集，备检样品应置冰箱内保存。

（3）采样的数量　食物中毒采样数量见表 12-3，样品采集完毕后及时送检。

表 12-3　食物中毒采样数量

样 品 名 称	采 样 数 量	样 品 名 称	采 样 数 量
肉及肉制品	500g(不同部位)	尿液	100～200mL(每人)
流体及半流体食品	200g(充分搅拌后)	血液	5～10mL(每人)
呕吐物	50～100g(每人)	容器洗涤水	100～200mL(每件)
粪便	50～100g(每人)	尸体标本	10～20g(每种脏器)

2. 样品检验

① 样品需立即送检，如条件不允许时，也要在 4h 内送至实验室，夏秋季送样要冷藏。

② 结合病人临床表现和流行病学特征，推断中毒原因和毒物的性质，选择检验项目。

③ 对食物中毒样品检验要求 5 日内出具报告，特殊情况需延长的应报卫生行政部门

决定。

④ 为检验样品的毒力，可在检验同时进行动物试验。

六、控制和处理

1. 中毒患者的处理

对中毒患者要采取紧急处理，并及时报告当地卫生行政部门，具体的处理包括：①停止食用有毒食品；②采集病人的标本，以备送检；③对病人的急救治疗，主要包括急救（催吐、洗胃和灌肠）、对症治疗和特殊治疗。

2. 有毒食品的处理

认定食物中毒后，对中毒食物由卫生行政部门直接销毁或卫生行政部门监督之下由肇事者自行销毁。对已售出的中毒食物要查清去向，责令肇事者追回后销毁。

对细菌性、真菌性中毒食物，固态的应煮沸 15min 后掩埋或焚烧，液态的可加消毒剂杀菌后排放；对动物性、化学性食物中毒的食物应焚烧或深埋，不得作为食品工业原料或饲料。

3. 中毒场所的处理

根据不同的性质，食品卫生监督人员指导中毒单位采取相应的消毒处理：细菌性、真菌性中毒食物的餐具、工（用）具、容器、设备等物品用 $1\%\sim2\%$ 碱水煮沸或用有效氯 100mg /L 进行擦拭、浸泡消毒；对接触化学性中毒食物的工（用）具、容器、设备等物品用碱水进行彻底清洗消毒，来清除污染或销毁。

4. 责任处理

食物中毒，尤其是造成重大人员伤残死亡的食物中毒事件，要进行严肃的法律责任追究，对造成食物中毒的个人或单位进行食品卫生监督及依法进行行政处罚，必要时追究民事、刑事责任。

【本章小结】

食源性疾病是指通过摄食进入人体内的各种致病因子引起的、通常具有感染性质或中毒性质的一类疾病。它既包括传统的食物中毒，还包括经食物而感染的肠道传染病、食源性寄生虫病以及由食物中有毒、有害污染物所引起的中毒性疾病。包括三个基本要素，即传播疾病的媒介——食物；食源性疾病的致病因子——食物中的病原体；临床特征——急性中毒性或感染性表现。

食物中毒系指摄入了含有生物性和化学性有毒有害物质的食品或把有毒有害物质当作食品摄入后所出现的非传染性急性、亚急性疾病。食物中毒属食源性疾病的范畴，是食源性疾病中最为常见的疾病。具有四个特点：①发病潜伏期短，来势急剧，呈现暴发性；②中毒病人一般具有相似的临床表现；③发病均与食物有关；④人与人之间不具有传染性。

通常发生的细菌性食物中毒有沙门菌、大肠杆菌、副溶血性弧菌、志贺菌、金黄色葡萄球菌、肉毒梭菌、李斯特菌等；有毒动植物中毒有河豚鱼中毒、鱼类引起的组胺中毒、麻痹性贝类、毒蕈、含氰苷类中毒；化学性食物中毒有亚硝酸盐、有机磷农药、砷、铅等。

食物中毒发生后应及时报告登记、现场调查、进行样品采集和检验及控制和处理。

【思考练习题】

1. 什么是食源性疾病？发生的三要素是什么？
2. 食物中毒分为哪几类？其流行病学特点如何？
3. 细菌性食物中毒与化学性食物中毒有何区别？
4. 沙门菌污染食品的途径有哪些？如何预防？

5. 肉毒梭菌引起的食物中毒特点是什么？

6. 金黄色葡萄球菌引起的食物中毒特点是什么？

7. 食品中亚硝酸盐的来源有哪些？如何预防亚硝酸盐食物中毒？

8. 河豚鱼中毒的机制如何？去毒的方法有哪些？

9. 引起砷中毒、铅中毒的原因有哪些？

10. 有机磷农药中毒的原因有哪些？中毒机制是什么？

11. 为什么吃腐败变质的鱼会引起中毒？

12. 食物中毒调查的步骤是什么？

【实训题】

1. 某家庭共 5 人，吃了自制的腌菜后，出现头痛、头晕、胸闷、恶心、呕吐、腹泻，口唇、指甲及皮肤青紫等。结合所学知识分析产生这种现象可能的原因。

2. 2007 年 7 月，某厂 44 名员工由于吃了食堂的四季豆，出现了口干、呕吐和头晕等症状。结合所学知识分析产生这些症状的可能原因，应如何预防此类事件发生？

3. 春夏之季，到野外去采蘑菇，注意毒蘑菇的鉴别。

（刘爱红）

第十三章　食品中常见化学毒物毒性及其检测

教学目的与要求

　　1. 掌握食品中常见化学毒物氰化物、龙葵碱、组胺、河豚毒素、黄曲霉毒素、铅、汞、镉、有机磷农药、抗生素类兽药、瘦肉精、亚硝胺的毒性及检测方法；常用食品添加剂苯甲酸、山梨酸、叔丁基羟基茴香醚、2,6-二叔丁基对甲酚、甜蜜素的检测方法。

　　2. 熟悉植物类食品中致甲状腺肿物、动物肝脏中毒素、贝类毒素的种类、来源及毒性；氨基甲酸酯农药、拟除虫菊酯农药、兽药、食品添加剂的毒性。

　　3. 了解食品中常见化学毒性的来源及性质；秋水仙碱、有机氯农药、赭曲霉毒素、单端孢霉烯族化合物、岛青霉毒素、食品添加剂的毒性。

　　目前，已知的化学物质有一千多万种，在全世界广泛使用的大约有几十万种，其中绝大多数化学物质对人体的毒性，尤其是对人体长期的慢性毒性作用并没有完全了解。化学污染可能发生在食物链——食品原料生产（种植或养殖）、加工、贮藏、运输、消费过程中的任何一个阶段。因此，学习食品中常见化学毒物毒性及其检测具有特别重要的意义。

第一节　植物类食品中的天然毒素及其检测

　　植物类食品中的天然毒素是指植物类食品中存在的或者因贮存方法不当在一定条件下产生的，对食用者有毒害作用的成分，不包括那些污染和吸收入植物体内的外源化合物，如农药残留和重金属污染物等。

一、致甲状腺肿物

　　地方性甲状腺肿大多起因于碘缺乏和某种食物成分的共同作用，以十字花科的甘蓝属植物为主要膳食成分就是一个重要的致病因素。甘蓝属植物含有一些致甲状腺肿的物质。这些物质的前体是黑芥子硫苷，黑芥子硫苷有 100 多种，主要分布在甘蓝属植物的种子中，含量约为 $2\sim5mg/g$。该物质对昆虫、动物和人均具有某种毒性。

　　甘蓝属食品中抑制甲状腺功能的物质可分为两类——致甲状腺肿大素和硫氰酸酯。致甲状腺肿大素主要抑制甲状腺素的合成，硫氰酸酯和腈类化合物却抑制甲状腺对碘的吸收。硫氰酸盐也是黑芥子硫苷和异硫氰酸酯的裂解产物。该物质可抑制甲状腺对碘的吸收，降低了甲状腺素过氧化物酶（将碘氧化的酶类）的活性，并阻碍需要游离碘的反应。碘缺乏反过来又会增强硫氰酸盐对甲状腺肿大的作用，从而造成甲状腺肿大。

二、生氰糖苷

　　生氰糖苷是由氰醇衍生物的羟基和 D-葡萄糖缩合形成的糖苷，广泛存在于豆科、蔷薇科、稻科的 10 000 余种植物中。生氰糖苷物质可水解生成高毒性的氰氢酸，从而对人体造成危害。含有生氰糖苷的食源性植物有木薯、杏仁、枇杷和豆类等，主要是苦杏仁苷和亚麻仁苷。

1. 氰化物的毒性

生氰糖苷的毒性很强，对人的致死量为 18mg/kg 体重。生氰糖苷的毒性主要是氰氢酸和醛类化合物的毒性。氰氢酸被吸收后，随血液循环进入组织细胞，并透过细胞膜进入线粒体，氰化物通过与线粒体中细胞色素氧化酶的铁离子结合，导致细胞的呼吸链中断。生氰糖苷的急性中毒症状包括心律紊乱、肌肉麻痹和呼吸窘迫。氰氢酸的最小致死口服剂量为 0.5～3.5mg/kg 体重。

生氰糖苷引起的慢性氰化物中毒现象也比较常见。在一些以木薯为主食的非洲和南美洲地区，至少有两种疾病是由生氰糖苷引起的：一种疾病称之为热带神经性共济失调症；另一种是热带性弱视。

2. 氰化物的检测

（1）定性检验

① 原理：氰化物在酸性条件下生成氰化氢气体，与苦味酸试纸作用，生成红色的异氰紫酸钠，可作定性鉴定。

② 检验方法：称取样品 10.0g 放入 150mL 锥形瓶烧瓶中，加水 20mL、酒石酸 2g 和氯仿 1 滴，塞上预先装好苦味酸试纸（用 1 滴 5%碳酸钠溶液将其滴湿）的软木塞，在 80～90℃水浴中加热 0.5h。观察苦味酸试纸的变化，若由淡黄色变为橘红色时，说明样品中可能含有氰化物，应定量测定之。

（2）定量检验：氰化物在酸性溶液中蒸出后被吸收于碱性溶液中。在 pH7.0 溶液中，用氯胺 T 将氰化物转变为氯化氰，再与异烟酸-吡唑酮作用生成蓝色染料，于波长 638nm 处测定吸光度，与标准系列比较并定量。

三、生物碱

生物碱是一类具有复杂环状结构的含氮有机化合物，在植物中至少有 120 多个属的植物含有生物碱。已知的生物碱有 2000 种以上。存在于食用植物中的主要是龙葵碱、秋水仙碱及吡咯烷生物碱。

（一）龙葵碱

1. 毒性与危害

龙葵碱又名茄碱，是一类胆甾烷类生物碱，由葡萄糖残基和茄啶组成的生物碱苷，广泛存在于马铃薯、西红柿及茄子等茄科植物中。龙葵碱对胃肠道黏膜有较强的刺激性和腐蚀性，对中枢神经有麻痹作用，尤其对呼吸和运动中枢作用显著。对红细胞有溶血作用，可引起急性脑水肿、胃肠炎等。

2. 检测

（1）原理 龙葵碱在稀硫酸中与甲醛溶液作用生成橙红色化合物，于 520nm 波长下比色测定。

（2）测定

① 样品提取：称取捣碎的马铃薯样品 20g 于匀浆器中，加 100mL 95%乙醇，匀浆 3min。将匀浆离心 10min（4000r/min），取上清液，残渣用 20mL 乙醇洗涤两次，并入上清液。将上清液于旋转蒸发仪上浓缩至干。用 5%硫酸溶液溶解残渣，过滤后将滤液用浓氨水调至中性，再加 1～2 滴浓氨水调至 pH 10～10.4，再于 80℃水浴中加热 5min，冷却后置冰箱中过夜，使龙葵碱沉淀完全。离心，倾去上清液，以 1%氨水洗至无色透明，将残渣用 1%硫酸溶液溶解并定容至 10mL，此为龙葵碱提取液。

② 标准曲线制作：用龙葵碱标准溶液配成 $100\mu g/mL$ 浓度的标准使用液。分别吸取 $0mL$、$0.1mL$、$0.2mL$、$0.3mL$、$0.4mL$、$0.5mL$ 龙葵碱标准使用液，相当于 $0\mu g$、$10\mu g$、$20\mu g$、$30\mu g$、$40\mu g$、$50\mu g$ 龙葵碱于 $10mL$ 比色管中，用 1‰硫酸溶液补足至 $2mL$，在冰浴中各滴加浓硫酸至 $5mL$（滴加速度要慢，时间应不少于 $3min$），摇匀。静置 $3min$，然后在冰浴中滴加 1‰甲醛溶液 $2.5mL$。静置 $90min$，于 $520nm$ 波长下测吸光度，绘制标准曲线。

③ 样品测定：吸取样品龙葵碱提取液 $2mL$ 于 $10mL$ 比色管中，按标准曲线制作方法，测定其吸光度。

（3）计算　每 $100g$ 样品龙葵碱含量。

$$龙葵碱含量（mg/100g）=\frac{m_1\times\dfrac{1}{1000}}{m_2\times\dfrac{V_1}{V_2}}\times100$$

式中　m_1——由标准曲线查得的龙葵碱的量，μg；

m_2——样品质量，g；

V_1——测定时吸取样品提取液的体积，mL；

V_2——样品提取后定容总体积，mL。

（二）秋水仙碱

秋水仙碱是不含杂环的生物碱，主要存在于黄花菜（金针菜）等植物中。秋水仙碱本身无毒性，但当其进入人体并在组织间被氧化后，迅速生成毒性较大的二秋水仙碱，对人体胃肠道、泌尿系统具有毒性，才可引起中毒；进食鲜黄花菜后，一般在 $4h$ 内出现中毒症状，轻者口渴、喉干、心慌胸闷、头痛、腹泻（水样变）；重者出现血尿、血变与昏迷等。成年人如果一次食入 $0.1\sim0.2mg$ 秋水仙碱，（相当于 $50\sim100g$ 鲜黄花菜）即可引起中毒。对人经口的致死剂量为 $3\sim20mg$。

第二节　动物类食品中的天然毒素及其检测

动物性食品由于其营养丰富、味道鲜美，很受人们欢迎。但是某些动物性食品中含有天然毒素，若处理不当会引起食用者中毒。

一、动物肝脏中的毒素

动物肝脏含有丰富的蛋白质、维生素、微量元素等营养物质而常作为食品。此外，肝脏还具有防治某些疾病的作用，因而常将其加工制成肝精、肝粉、肝组织液等，用于治疗肝病、贫血、营养不良等症而作为药品。但是，肝脏是动物的最大解毒器官，动物体内的各种毒素，大多要经过肝脏来处理、排泄、转化、结合。事实上，肝脏是动物重要的代谢废物和外源毒物的处理工厂。

1. 胆酸

熊、牛、羊、山羊和兔等动物肝中主要的毒素是胆酸、脱氧胆酸和牛磺胆酸的混合物，以牛磺胆酸的毒性最强，脱氧胆酸次之。当大量摄入动物肝，特别是处理不当时，可能会引起中毒症状。除此之外，许多动物研究发现，胆酸的代谢物——脱氧胆酸对人类的肠道上皮细胞癌如结肠、直肠癌有促进作用。实际上，人类肠道内的微生物菌丛可将胆酸代谢为脱氧胆酸。

2. 维生素 A

维生素 A 主要存在于动物的肝脏和脂肪中，尤其是鱼类的肝脏中含量最多。维生素 A 对动物上皮组织的生长和发育具有十分重要的影响。维生素 A 也可提高人体的免疫功能。人类缺乏维生素 A 可引起夜盲症及鼻、喉和眼等上皮组织疾病，婴幼儿缺乏维生素 A 会影响骨骼的正常生长。但当人摄入量超过 2 000 000～5 000 000IU 时，就可引起中毒。大剂量服用维生素 A 会引起视力模糊、失明和损害肝脏。维生素 A 在人体血液中的正常水平为 5～15IU/L。普遍认为，人每天摄入 100mg（约 3000IU/kg 体重）维生素 A 可引起慢性中毒。

二、鱼类的毒素

1. 鱼类的毒素

鱼类毒素主要有组胺、雪卡鱼毒素、鱼卵毒素和鱼胆毒素。组胺是鱼组织中的游离组氨酸在链球菌、沙门菌等细菌中的组氨酸脱羧酶作用下产生的，其毒性见第十二章。雪卡鱼毒素存在于雪卡鱼中，目前已从雪卡鱼中分离到至少有 4 种毒性物质，它们的分子量和化学性质都不同，其中包括雪卡毒素、刺尾鱼毒素和鹦嘴鱼毒素。雪卡毒素对小鼠的 LD_{50} 为 $0.45\mu g/kg$ 体重，毒性比河豚毒素强 20 倍。刺尾鱼毒素对小鼠的 LD_{50} 为 $0.17\mu g/kg$ 体重。雪卡鱼中毒主要影响人类的胃肠道和神经系统。鱼卵毒素为一类毒性球蛋白，具有较强的耐热性，100℃约 30min 的条件使毒性部分被破坏，120℃约 30min 的条件能使毒性全部消失。一般而言，耐热性强的鱼卵蛋白毒性也强，其毒性反应包括恶心、呕吐、腹泻和肝脏损伤，严重者可见吞咽困难、全身抽搐甚至休克等现象。鱼胆毒素存在于鱼的胆汁中，是一种细胞毒和神经毒，可引起胃肠道的剧烈反应、肝肾损伤及神经系统异常。

2. 组胺的检测

（1）定性检测　取经过处理的鱼肉样品，加 9 倍的水，用玻璃棒搅碎，加入等量 5% 三氯乙酸溶液，搅拌均匀，过滤。取滤液 2mL，滴加 0.5% 氢氧化钠溶液中和，加入 1mL 4% 碳酸钠溶液，移入冰浴中冷却 5min。加入 1mL 重氮试剂，在冰浴中放 5min，加入乙酸乙酯 10mL，剧烈振摇 0.5mL。静置，观察结果。如乙酸乙酯层呈现红色，则表示鱼肉中有组胺存在。

（2）定量检验

① 原理：鱼体中的组胺经正戊醇提取后，与偶氮试剂在弱碱性溶液中进行偶氮反应产生橙色化合物，与标准比较定量。

② 测定：称取 5～10g 切碎样品置于具塞三角瓶中，加 10% 三氯醋酸溶液 15.0～20.0mL，浸泡 2～3h，过滤。吸取 1.0mL 滤液置于分液漏斗中，加入 25% 氢氧化钠溶液使呈碱性，每次加入 3mL 正戊醇，振摇 5min，提取 3 次，合并正戊醇并稀释至 10.0mL。吸取 1.0mL 正戊醇提取液于分液漏斗中，每次加 3mL 1mol/L 盐酸振摇提取 3 次，合并盐酸提取液并稀释至 10.0mL，备用。

吸取 1.0mL 盐酸提取液于 10mL 比色管中。另吸取 0.0mL，0.2mL，0.4mL，0.6mL，0.8mL，1.0mL 组胺标准溶液（相当于 $0\mu g$，$4\mu g$，$8\mu g$，$12\mu g$，$16\mu g$，$20\mu g$ 组胺），分别置于比色管中，各加 1mol/L 盐酸 1mL。样品与标准管各加 3mL 5% 碳酸钠溶液，3mL 偶氮试剂，加水至刻度，混匀，放置 10min 后，于波长 480nm 处测吸光度，绘制标准曲线。

（3）计算

$$组胺含量(mg/100g) = \frac{\dfrac{A}{1000} \times 100}{m \times \dfrac{1}{V} \times \dfrac{1}{10} \times \dfrac{1}{10}}$$

式中　V——加入 10％三氯乙酸的体积，mL；

　　　A——测定时样品组胺的含量，μg；

　　　m——样品质量，g。

三、河豚毒素

1. 河豚毒素的来源与毒性

河豚毒素来源于河豚鱼，在大多数河豚鱼的品种中，毒素的浓度由高到低依次为卵巢、鱼卵、肝脏、肾脏、眼睛和皮肤，肌肉和血液中含量较少。河豚毒素的毒性见第十二章。

2. 河豚毒素的检测

利用 HPLC-MS 测定河豚鱼中河豚鱼毒素。

（1）前处理　将河豚鱼肉或皮中的河豚鱼毒素用乙醇-乙酸-水 (75：1：14) 提取，过滤后，提取液经旋转蒸发浓缩，用离子交换树脂净化，用 10％乙酸溶液洗脱。洗脱液经浓缩后用活性炭净化，用乙醇-乙酸-水 (20：1：79) 洗脱。洗脱液经浓缩后用水定容后供HPLC-MS 测定。

（2）测定 HPLC-MS 条件　色谱柱，Shimpack CLC-ODS 柱；流动相，0.06mol/L 七氟丁酸-0.001mol/L 乙酸铵 (pH 5.0)；流速，0.5mL/min，样品不经柱前衍生；加速电压，20kV。

四、贝类毒素

贝类是人类动物性蛋白质食品的来源之一。全世界可作食品的贝类约有 28 种，已知的大多数贝类均含有一定数量的有毒物质。贝类自身并不产生毒物，当它们通过食物链摄取海藻或与藻类共生时就变得有毒了，足以引起人类食物中毒。直接累及贝类使其变得有毒的藻类包括原膝沟藻、涡鞭毛藻、裸甲藻及其他一些未知的海藻。这些海藻主要感染蚝、牡蛎、蛤、油蛤、扇贝、紫鲐贝和海扇等贝类软体动物。主要的贝类毒素包括麻痹性贝类毒素和腹泻性贝类毒素两类。

1. 岩蛤毒素和膝沟藻毒素

岩蛤毒素和膝沟藻毒素是麻痹性贝类毒素，专指摄食有毒的涡鞭毛藻、莲状原膝沟藻、塔马尔原膝沟藻被毒化的双壳贝类所产生的生物毒素。麻痹性贝类毒素毒性与河豚毒素相似，主要表现为摄取有毒贝类后 15min 到 2～3h，人出现唇、手、足和面部的麻痹，接着出现行走困难、呕吐和昏迷，严重者常在 2～12h 之内死亡，死亡率一般为 5％～18％。1mg岩蛤毒素即可使人中度中毒，岩蛤毒素对人的最小经口致死剂量为 1.4～4.0mg/kg 体重，对小鼠的经口 LD_{50} 为 0.263mg/kg 体重，腹腔注射的 LD_{50} 为 10mg/kg 体重。岩蛤毒素不会因洗涤而被冲走，热对其也不起作用，而且没有已知的解毒药。

2. 蟹类毒素和螺类毒素

全世界可供食用的蟹类超过 20 多个品种，所有的蟹或多或少的都含有有毒物质。蛾螺科贝类（接缝香螺、间肋香螺和油螺）唾液腺毒素的主要成分是四甲胺。四甲胺为箭毒样神经毒，其中毒的症状是后脑部头痛、眩晕、平衡失调、眼痛、呕吐和荨麻疹，通常几小时后可恢复正常。一般香螺的唾液腺中每克腺体含 7～9mg 四甲胺。乌贼和章鱼的唾液腺是其捕食工具和防御性武器，含有一种神经性蛋白毒素——头足毒素，对神经有阻断和麻痹作用。

3. 鲍鱼毒素

鲍鱼的内脏器官含有的一种毒素，是海草叶绿素的衍生物，一般在春季聚集在鲍鱼的肝脏中。这种毒素具有光化活性，是一种光敏剂。如果有人吃了含有这种化合物的鲍鱼（如日本北部居民有吃盐腌鲍鱼的习惯），然后又暴露于阳光中的话，该物质会促使人体内的组氨酸、酪氨酸和丝氨酸等胺化合物的产生，从而引起皮肤的炎症和毒性反应。鲍鱼毒素的中毒症状为脸和手出现红色水肿，但不致死。

4. 海兔

海兔体内的毒腺又叫蛋白眼，能分泌一种略带酸性的乳状液体，具有令人恶心的气味，从中提取出的海兔毒素是一种芳香异环溴化合物。在海兔皮肤组织中所含的有毒物质是一种挥发油，对神经系统有麻痹作用。所以，误食其有毒部位，或皮肤有伤口时接触海兔，都会引起中毒。

第三节　食品中的生物毒素及其检测

生物毒素是一大类生物活性物质的总称，包括动物毒素、植物毒素和微生物毒素。本节重点介绍微生物毒素的重点内容。

一、黄曲霉毒素

（一）黄曲霉毒素毒性与危害

黄曲霉毒素（aflatoxin，AF）是黄曲霉菌和寄生菌的代谢产物，是一类化学结构相似的二呋喃香豆素的衍生物。根据其在紫外线下可发出蓝色或绿色荧光的特性，分为 AFB_1、AFB_2、AFG_1 和 AFG_2。其中以 AFB_1 的毒性最强。黄曲霉毒素微溶于水，易溶于油脂和一些有机溶剂，耐高温（280℃下裂解），故在通常的烹调条件下不易被破坏。黄曲霉毒素在碱性条件下或在紫外线辐射时容易降解。主要污染花生、玉米、大米、小麦、大麦、棉籽和大豆等多种谷物，其中又以花生和玉米的污染最为严重。

1993 年，WHO 的癌症研究机构将黄曲霉毒素划定为 I 类致癌物。在动物实验中，大剂量摄入会造成死亡；亚致死剂量产生慢性中毒；长期接受低剂量则导致癌症，主要是肝癌。急性毒性是氰化钾的 10 倍，幼年动物比同种老年动物更不敏感。急性中毒时动物主要病变在肝脏，表现为肝细胞变性、坏死、出血、胆小管增生等，人也能引起急性中毒。

（二）黄曲霉毒素的检测——薄层色谱法（TLC）

1. 原理

试样经提取、浓缩、薄层分离后，在 365nm 紫外线下，AFB_1、AFB_2 产生蓝紫色荧光，AFG_1、AFG_2 产生黄绿色荧光，根据其在薄层板上显示的荧光的最低检出量来定量。

2. 测定方法

（1）提取

① 玉米、大米、小麦及其制品：称取 20.00g 粉碎过筛样品于 250mL 具塞锥形瓶中，用滴管滴加约 6mL 水，使样品湿润，准确加入 60mL 三氯甲烷，振荡 30min，加入 12g 无水硫酸钠，振摇后，静置 30min，用叠成折叠式的快速定性滤纸过滤于 100mL 具塞锥形瓶中。取 12mL 滤液于蒸发皿中，在 65℃水浴上通风挥干，准确加入 1mL 苯-乙腈混合液，用带橡胶头的滴管的管尖将残渣充分混合。若有苯的结晶析出，将蒸发皿从冰盒上取出，继续溶解、混合，晶体即消失，再用此滴管吸取上清液转移于 2mL 具塞试管中。

② 花生油、香油、菜油等：称取 4.00g 样品置于小烧杯中，用 20mL 正己烷或石油醚将样品移于 125mL 分液漏斗中，用 20mL 甲醇水溶液分次洗烧杯，洗液一并移入分液漏斗中，振摇 2min，静置分层后，将下层甲醇水溶液移入第二个分液漏斗中，再用 5mL 甲醇水溶液重复振摇提取一次，提取液一并移入第二个分液漏斗中，在第二个分液漏斗中加入 20mL 三氯甲烷，振摇 2min，静置分层，如出现乳化现象可滴加甲醇促使分层。放出三氯甲

烷层，经盛有约 10g 预先用三氯甲烷湿润的无水硫酸钠的定量慢速滤纸过滤于 50mL 蒸发皿中，再加 5mL 三氯甲烷于分液漏斗中，重复振摇提取，三氯甲烷层一并滤于蒸发皿中，最后用少量三氯甲烷洗过滤器，洗液并于蒸发皿中。将蒸发皿放在通风柜，于 65℃ 水浴上通风挥干，然后放在冰盒上冷却 2～3min 后，准确加入 1mL 苯-乙腈混合液，用带橡胶头的滴管尖将残渣充分混合，若有苯的结晶析出，将蒸发皿从冰盒上取出，继续溶解、混合，晶体即消失，再用此滴管吸取上清液转移于 2mL 具塞试管中。

③ 酱油、醋：称取 10.00g 样品于小烧杯中，为防止提取时乳化，加 0.4g 氯化钠，移入分液漏斗中，用 15mL 三氯甲烷分次洗涤烧杯，洗液并入分液漏斗中。以下按步骤②中自"振摇 2min，静置分层"起依法操作，最后加入 2.5mL 苯-乙腈混合液，此溶液每毫升相当于 4g 样品。

（2）测定

① 薄层板的制备：称取约 3g 硅胶 G，加相当于硅胶 2～3 倍左右的水，用力研磨 1～2min 至成糊状后立即倒于涂布器内，推成 5cm×20cm，厚度约 0.25mm 的薄层板三块。在空气中干燥约 15min 后，在 100℃ 活化 2h，取出，放于干燥器中保存。

② 点样：在距薄层板下端 3cm 的基线上用微量注射器滴加样液。一块板可滴加 4 个点，点距边缘和点距约为 1cm，点直径约 3mm。在同一板上滴加点的大小应一致，滴加时可用吹风机用冷风边吹边加，滴加式样如下。

第一点：10μL 黄曲霉毒素混合标准液 Ⅱ（每毫升相当于 0.04μg AFB$_1$、AFG$_1$ 及 0.02μg AFB$_2$、AFG$_2$）。

第二点：20μL 样液。

第三点：20μL 样液＋10μL 黄曲霉毒素混合标准液 Ⅱ。

第四点：20μL 样液＋10μL 黄曲霉毒素混合标准液 Ⅰ（每毫升相当于 0.2μg AFB$_1$、AFG$_1$ 及 0.1μg AFB$_2$、AFG$_2$）。

③ 展开与观察：AFB$_1$、AFB$_2$、AFG$_1$、AFG$_2$ 的比值依次排列为 AFB$_1$＞AFB$_2$＞AFG$_1$＞AFG$_2$。在展开槽内加 10mL 无水乙醚，预展 12cm，取出。在紫外灯下观察结果，方法如下。

由于样液点上加滴黄曲霉毒素混合标准溶液 Ⅰ 或 Ⅱ，可使 AFB$_1$、AFB$_2$、AFG$_1$、AFG$_2$ 分别与样液中 AFB$_1$、AFB$_2$、AFG$_1$、AFG$_2$ 荧光点重叠。如样液为阴性，薄层板上的第三点中 AFB$_1$、AFB$_2$、AFG$_1$、AFG$_2$ 依次为 0.0004μg、0.0002μg、0.0004μg、0.0002μg，可用做检查在样液内 AFB$_1$、AFB$_2$、AFG$_1$、AFG$_2$ 的最低检出量是否正常出现。如为阳性，则起定位作用。薄层板上的第四点中 AFB$_1$、AFB$_2$、AFG$_1$、AFG$_2$ 依次为 0.002μg、0.001μg、0.002μg、0.001μg，主要起定位作用。

若第二点在与 AFB$_1$、AFB$_2$ 相应位置上无蓝色荧光点；或在与 AFG$_1$、AFG$_2$ 的相应位置上无黄绿色荧光点，表示样品中 AFB$_1$、ABG$_1$ 含量在 5μg/kg 以下；AFB$_2$、AFG$_2$ 含量在 2.5μg/kg 以下；如在相应位置上有以上荧光点，则需要进行确证试验。

④ 确证试验：黄曲霉毒素与三氟乙酸反应产物产生衍生物，只限于黄曲霉毒素 B$_1$ 和黄曲霉毒素 G$_1$；黄曲霉毒素 B$_2$ 与黄曲霉毒素 G$_2$ 与三氟乙酸不起反应。黄曲霉毒素 B$_1$ 和黄曲霉毒素 G$_1$ 的衍生物比值为黄曲霉毒素 B$_1$＞黄曲霉毒素 G$_1$，于薄层板左边依次滴加两个点。

第一点：10μL 黄曲霉毒素混合标准使用液 Ⅱ。

第二点：20μL 样液。

于以上两点各加三氟乙酸 1 小滴盖于其上，反应 5min 后，用吹风机吹热风 2min，使热风吹到薄层板上的温度不高于 40℃。再于薄层板上滴加以下两个点。

第三点：10μL 黄曲霉毒素混合标准使用液Ⅱ。

第四点：20μL 样液。

再展开（同步骤③），在紫外光灯下观察样液是否产生与黄曲霉毒素 B_1 或 G_1 标准相同的衍生物，未加三氟乙酸的三、四两点，可依次作为样液与标准的衍生物空白对照。

黄曲霉毒素 B_2 和黄曲霉毒素 G_2 的确证试验，可用苯-乙醇-水（46∶35∶19）展开，若标准点与样液点出现重叠，即可确定。

在展开的薄层板上喷以硫酸（1∶3），黄曲霉毒素 B_1、黄曲霉毒素 B_2、黄曲霉毒素 G_1、黄曲霉毒素 G_2 都变为黄色荧光。

⑤ 稀释定量：样液中黄曲霉毒素 B_1、黄曲霉毒素 B_2、黄曲霉毒素 G_1、黄曲霉毒素 G_2 荧光点的荧光强度如各与黄曲霉毒素 B_1、黄曲霉毒素 B_2、黄曲霉毒素 G_1、黄曲霉毒素 G_2 标准点的最低检出量（黄曲霉毒素 B_1、黄曲霉毒素 G_1 为 0.0004μg，黄曲霉毒素 B_2、黄曲霉毒素 G_2 为 0.0002μg）的荧光强度一致，则试样中黄曲霉毒素 B_1、黄曲霉毒素 G_1 含量为 5μg/kg；黄曲霉毒素 B_2、黄曲霉毒素 G_2 含量为 2.5μg/kg。如样液中任何一种黄曲霉毒素的荧光强度比其最低检出量强，则需逐一进行定量，直至样液点的荧光强度与最低检出量点的荧光强度一致为止。

3. 计算

$$黄曲霉毒素\ B_1、B_2、G_1、G_2\ 含量\ (μg/kg)=k×\frac{V_1×D}{V_2}×\frac{1000}{m}$$

式中 V_1——加入苯-乙腈混合液的体积，mL；

V_2——出现最低荧光时滴加样液的体积，mL；

D——样液的总稀释倍数；

m——加入苯-乙腈混合液溶解时相当样品的质量，g；

k——黄曲霉毒素 B_1、B_2、G_1、G_2 的最低检出量，μg。B_1、G_1 为 0.0004μg，B_2、G_2 为 0.0002μg。

二、赭曲霉毒素

赭曲霉毒素是分子结构类似的一组化合物，包括赭曲霉毒素 A、赭曲霉毒素 B、赭曲霉毒素 C、赭曲霉毒素 D 和赭曲霉毒素 α，是曲霉属和青霉属的某些菌种的次生代谢产物，是谷物、大豆、咖啡豆和可可豆的常见污染物。其中赭曲霉毒素 A 是该类毒素的代表化合物。赭曲霉毒素的毒性较强，主要损害肾脏。1993 年，国家癌症研究机构认为赭曲霉毒素 A 同时也是一种具有免疫抑制功能、神经毒性以及致癌、致畸形的物质。赭曲霉毒素 A 的检测可参照 GB/T 5009.96—2003《谷物和大豆中赭曲霉毒素 A 的测定》和 SN/T 1746—2006《进出口大豆、油菜籽和食用植物油中赭曲霉毒素 A 的检验方法》。

三、单端孢霉烯族化合物

单端孢霉烯族化合物是一组由镰刀菌的某些菌种（主要有三线镰刀菌、拟枝孢镰刀菌、梨孢镰刀菌、木贼镰刀菌、禾谷镰刀菌、黄色镰刀菌）产生的有毒代谢产物，主要侵害玉米、小麦、大米、燕麦、大麦等。单端孢霉烯族化合物的主要毒性作用为细胞毒性、免疫抑制和致畸、致癌作用。其检测可能参照 GB/T 5009.118—2003《小麦中 T-2 毒素的酶联免疫吸附测定（ELISA）》、GB/T 8381.4—2005《配合饲料中 T-2 毒素的测定薄层色谱法》和 SN/T 1771—2006《进出口粮谷中 T-2 毒素的测定 免疫亲和柱-液相色谱法》。

四、岛青霉毒素

岛青霉毒素是由岛青霉产生的次级代谢产物，包括环氯素、黄天精和红天精等多种霉菌毒素。岛青霉素和黄天精均有较强的致癌活性，其中黄天精的结构和黄曲霉毒素相似，毒性和致癌活性也与黄曲霉毒素相当。稻谷在收获后如未及时脱粒干燥就堆放很容易引起发霉。发霉谷物脱粒后即形成"黄变米"或"沤黄米"，这主要是由于岛青霉污染所致。

第四节 食品中污染物及加工中形成的有毒物质及其检测

随着工业化步伐的加快，环境污染日趋严重。各种供食用的动植物在生长过程中以及食品在加工、贮运、销售等各个环节都可能受到工业"三废"的污染，使进入食品中的各种有毒及致畸致癌物质大量增加，从而严重危害消费者的身体健康。对全球的大气、土壤和水源造成污染的工业污染物主要是多环芳烃（PAH）、多氯联苯（PCB）和二噁英等，这些物质在人类周围环境中的聚集和循环具有全球性的污染作用。其他如铅、汞、镉等重金属及农药、兽药、美拉德反应产物和杂环胺也是比较主要的工业污染物。

一、苯并[a]芘

苯并[a]芘是已发现的200多种多环芳烃中最主要的环境和食品污染物。它是含碳燃料及有机物热解的产物，煤、石油、天然气、木材等不完全燃烧都会产生。

（一）苯并[a]芘毒性及危害

苯并[a]芘是一种较强的致癌物，主要导致上皮组织产生肿瘤，如皮肤癌、肺癌、胃癌和消化道癌。用含$25\mu g/kg$苯并[a]芘的饲料饲喂小鼠140天，除使小鼠产生胃癌外还可诱导其白细胞增多和产生肺腺瘤。苯并[a]芘具有致畸性和遗传毒性，在小鼠和家兔试验中发现，苯并[a]芘能转运胎盘致癌活性，引发子代动物肺肿瘤和皮肤乳头状瘤。可降低生殖能力，破坏卵母细胞。

（二）苯并[a]芘的检测

食品中苯并[a]芘的测定方法有薄层层析法、荧光分光光度法、气相色谱和液相色谱法，这里介绍液相色谱法。

1. 原理

样品经过提取、皂化或者液-液分配以及柱层析净化，除去脂肪类物质、色素和多环芳烃以外的其他物质后，再通过液相色谱仪中的色谱柱，将苯并芘从多环芳烃物质中分离出来。求出样品中苯并芘的含量。

2. 色谱条件

色谱柱：ODS柱，柱长250mm，ϕ4mm；

柱温：30℃；

流动相：75%甲醇；

流速：2mL/min；

检测器：荧光检测器，激发波长369nm，荧光波长405nm。

3. 操作步骤

（1）定性测定 用微量注射器吸取一定量的苯并芘标准溶液和样液，注入色谱仪内，根据苯并芘的出峰保留时间和样品中加标准样产生重叠情况进行定性。

（2）标准曲线的绘制 用微量注射器准确吸取每1毫升含$1\mu g$的苯并芘标准溶液$1\mu L$、$2\mu L$、$3\mu L$、$4\mu L$、$5\mu L$按照上述实验条件进行操作，以获得相应的色谱图。然后，分别测量各个色谱的峰面积。以峰面积为纵坐标，标准苯并芘量为横坐标，绘制标准曲线。

（3）从标准曲线上查出含量　样品的测定在上述实验条件下，吸取一定量经过柱净化的样品提取液，注入液相色谱仪中进行分离、分析，测得峰面积，然后从标准曲线上查出相应于此面积的苯并芘含量。

二、二噁英

二噁英是一类三环芳香族化合物，含氯化合物的生产和使用，垃圾的焚烧，煤、石油、汽油、沥青等的燃烧都会产生二噁英。

1. 二噁英的毒性

（1）急性与慢性毒性　二噁英可使动物中毒死亡，也可表现为迟发型反应，通常在暴露数周后死亡；毒性的出现有性别差异，雌性的敏感性有大于雄性；出现毒性反应的脏器主要有肝脏、胸腺、性腺、甲状腺、肾上腺等；二噁英毒性的一个特征标志是氯痤疮，它使皮肤发生增生或角化过度、色素沉着，以痤疮形式出现，并伴随胸腺萎缩及废物综合征（短期内出现严重的体重减轻，伴随肌肉和脂肪组织的急剧减少等）。

（2）致癌性　二噁英对动物具有极强的致癌性，有关致癌性在大白鼠和小白鼠进行了众多的经口长期实验，证明该类化合物致癌作用的主要脏器有肝脏、甲状腺和肺。此外还有皮肤和软组织，且存在着种系和性别差异。世界卫生组织（WHO）国际癌症研究所（IARC）于1997年将二噁英定为Ⅰ类致癌物。

（3）生殖毒性　二噁英表现为抗雄性激素和抗雌性激素作用，尤其以男性雌性化突出，进而影响生殖功能。在妊娠和哺乳期投与二噁英时，其对胎儿及子代的生殖毒性大于对母体的毒性。同时还表现为发育毒性和致畸性。

（4）免疫毒性　二噁英对体液免疫和细胞免疫均有抑制作用，表现为胸腺萎缩、体液免疫及细胞免疫的抑制、抗病毒能力的降低、抗体产生能力的抑制等。

2. 二噁英的检测

二噁英含量最常用的分析方法是高分辨率气相色谱-质谱法，对氯取代基小于7个的PCDD和PCDF的测定，选用极性毛细管色谱柱，质谱仪分辨率至少要在10 000以上。现在的分析方法还不能完全将其所有的异构体进行分离检测。二噁英检测的一般性方法如下。

（1）提取方法

① 碱分解法：对于蛋白质或脂肪含量高的样品，可称取50～100g，加1mol/L KOH的乙醇溶液300mL，在室温下振荡2h，再加入1∶1正己烷饱和水-正己烷300mL提取10min，分离水相后，于水相中再加入150mL正己烷提取，有机层用硫酸钠脱水。

② 丙酮-正己烷提取法：将蔬菜类样品捣碎后取100g，加入2×200mL 1∶1丙酮-正己烷振荡提取1h，过滤，合并正己烷层，加入1体积正己烷饱和水，振荡10min，弃去水层，正己烷层用无水硫酸钠脱水。

③ 草酸钠-乙醇-乙醚-正己烷提取法：牛奶样品，取牛奶100mL加入饱和草酸钠溶液50mL、乙醇100mL、乙醚100mL，搅拌均匀后，加入正己烷200mL，振摇10min，下层再用200mL正己烷提取两次，合并正己烷层，加入2％ NaCl 200mL振摇，弃去水相，正己烷用无水硫酸钠脱水。

（2）常用的净化方法

① 浓硫酸与多层硅胶柱处理法：在提取样液中加入浓硫酸，分解提取液中共存的有机成分及有色物质，然后将有机相用多层硅胶柱净化。层析柱从下至上分别装填0.9g硅胶、3g 3％ KOH/硅胶、0.9g硅胶、4.5g 44％硫酸/硅胶、6g 22％硫酸/硅胶、0.9g硅胶、3g

10％硝酸银/硅胶，最上层为 6g 无水硫酸钠。

② 硅胶柱层析处理法：用 130g 活化硅胶填充柱吸附试样，用正己烷或苯洗脱二噁英类化合物。

③ 其他净化方法　氧化铝柱层析法、聚酰胺色谱分离方法或透析法等

（3）分析方法　GC-MS 分析法。

三、铅

铅（Pb）是地壳中发现的含量最丰富的重金属元素，土壤中通常含有 2～200mg/kg 的铅，平均含量为 16mg/kg。由于铅的广泛分布和利用，以及铅的半衰期较长（4 年），在食物链中产生生物富集作用，对食品造成严重的污染。

（一）铅的毒性与限量

急性铅中毒现象比较少见。铅的毒性主要是由于其在人体的长期蓄积所造成的神经性和血液性中毒。慢性铅中毒的第一阶段通常无相关的行为异常或组织功能障碍，其特征在于血液中的含量变化。在相对较轻的铅中毒中，低血色素贫血是易出现的早期症状。铅降低了红细胞的寿命并抑制了血红素的合成。此外，铅也使红细胞膜的脆性增加，导致溶血和红细胞寿命缩短，使血细胞比体积及血红蛋白价值降低；在慢性铅中毒的第二阶段，贫血现象非常常见，出现中枢神经系统失调，并诱发多发性神经炎。患者的症状包括机能亢进、冲动行为、知觉紊乱和学习能力下降。在许多严重病例中，症状包括坐立不安、易怒、头痛、肌肉震颤、运动失调和记忆丧失；如果继续摄入大量的铅，患者将进入第三阶段，症状为肾衰竭、痉挛、昏迷以至死亡。

儿童对铅特别敏感，对食品中铅的主要形式——无机铅的吸收率要比成人高很多，可达到 40％～50％（成人仅为 5％～10％）。当饮用水中的铅含量达 0.1mg/L 时，儿童的血铅含量可超过 300μg/L。儿童连续摄入低水平铅可诱发各种神经性症状。表现出明显的注意力分散、方向不明和冲动增加等症状。

铅对实验动物有致癌、致畸和致突变作用，目前还没有证据显示铅可使人致癌。

我国规定一般食品中的含铅量不得超过 1mg/kg 或 1mg/L，罐头食品不得超过 2mg/kg。

（二）食品中铅含量的测定

食品中铅的检测方法有石墨炉原子吸收光谱法和二硫腙比色法。这里介绍二硫腙比色法。

1. 原理

食物样品经消化后，在 pH8.5～9.0 时，铅离子与二硫腙生成红色络合物，溶于三氯甲烷。加入柠檬酸铵，氰化钾和盐酸羟胺等，防止铁、铜、锌等离子干扰，与标准系列比较定量。

2. 测定方法

（1）样品预处理

① 粮食、豆类去杂物后，磨碎，过 20 目筛，贮存于塑料瓶中，备用。

② 蔬菜、水果、鱼类、肉类及蛋类等水分含量高的鲜样，用食品加工机或匀浆机打成匀浆，贮于塑料瓶中，备用。

（2）样品消化

① 湿法消化：称取样品 1.00～5.00g 于锥形瓶或高脚烧杯，放数粒玻璃珠，加 10mL 混合酸（可再加入 1～2mL 硝酸），加盖浸泡过夜，加一小漏斗，电炉上消解，若变棕黑色，

再加混合酸，直至冒白烟，消化液呈无色透明或略带黄色，放冷用滴管将样品消化液洗入或过滤入 10～25mL 容量瓶中，用水少量多次洗涤锥形瓶或高脚烧杯，洗液合并于容量瓶中并定容至刻度，混匀备用；同时作试剂空白。

② 灰化法：粮食及其他含水分少的食品：称取 5.00g 样品，置石英或瓷坩埚中，加热至炭化，然后移入马福炉中，500℃灰化 3h，放冷，取出坩埚，加硝酸（1：1）润湿灰分，用小火蒸干，在 500℃灼烧 1h，放冷，取出坩埚。加 1mL 硝酸，加热，使灰分溶解，移入 50mL 容量瓶中，用水洗涤坩埚，洗液并入容量瓶中，加水至刻度，混匀备用。

含水多的食品或液体样品，称取 5.00g 或取 5.00mL 样品，置于蒸发皿中，先在水浴上蒸干，再按上面方法自"加热至炭化"起依法操作。

（3）测定

吸取 10.0mL 消化后的定容溶液和同量的试剂空白液，分别置于 125mL 分液漏斗中，各加水至 20mL。

吸取 0.0mL，0.1mL，0.2mL，0.3mL，0.4mL，0.5mL 铅标准溶液（相当于 0.0μg，1.0μg，2.0μg，3.0μg，4.0μg，5.0μg 铅），分别置于 125mL 分液漏斗中，各加 1mL 硝酸（1：99）至 20mL。

于样品消化液、试剂空白液和铅标准液中各加 2mL 柠檬酸铵溶液（20g/L），1mL 盐酸羟胺溶液（200g/L）和 2 滴酚红指示液，用氨水（1：1）调至红色，再各加 2mL 氰化钾溶液（100g/L）混匀，各加入 5.0mL 二硫腙使用液，剧烈振摇 1min，静置分层后，使三氯甲烷层经脱脂棉滤入 1cm 比色杯中，以三氯甲烷调节零点于波长 510nm 处测吸光度，各点减去零管吸收值后，绘制标准曲线或计算一元回归方程，样品与曲线比较。

3. 计算

$$铅含量(mg/kg 或 mg/L) = \frac{(m_1 - m_2) \times 1000}{m \times \frac{V_2}{V_1} \times 1000}$$

式中　　m_1——测定用样品消化液中铅的质量，μg；
　　　　m_2——试剂空白液中铅质量，μg；
　　　　m——样品质量（体积），g（mL）；
　　　　V_1——样品消化液的总体积，mL；
　　　　V_2——测定用样品消化液体积 mL。

四、汞

汞是重要的工业原料，汞及其化合物在皮毛加工、制药、选矿、造纸、电解、电镀工业和催化剂制造等方面有广泛的应用。许多形式的有机汞也是常用的防腐剂，通常用作医疗器材的消毒溶液。这些汞特别是化学工业产生的废水中的汞是导致环境污染的重要因素。

（一）汞的毒性

人类的无机汞中毒主要影响肾脏，饮食中汞盐的含量超过 175mg/kg 体重时可引起急性肾反应，造成尿毒症。急性无机汞中毒的早期症状是胃肠不适、腹痛、恶心、呕吐和血性腹泻，而甲基汞中毒主要影响神经系统和生殖系统。对水俣病患者的观察显示，这种疾病的早期症状是协调性丧失、言语模糊、视觉范围缩小和听力消失，其后期症状包括进行性失明、耳聋、缺乏协调性和智力减退。怀孕的妇女暴露于甲基汞可引起出生婴儿的智力迟钝和脑瘫。水俣病结束后 4 年间，日本水俣八代湾出生的胎儿先天性痴呆和畸形的发生率大大增加。

（二）食品中总汞的测定

食品中总汞的检测有冷原子吸收光谱法和二硫腙比色法，这里只介绍后者。

1. 原理

样品经消化后，汞离子在酸性溶液中可与二硫腙生成橙红络合物，溶于三氯甲烷，与标准系列比较定量。

2. 测定方法

（1）样品消化

① 粮食或水分少的食品：称取 20.00g 样品，置于消化装置锥形瓶中，加玻璃珠数粒及 80mL 硝酸、15mL 硫酸，转动锥形瓶，防止局部炭化。装上冷凝管后，小水加热，待开始发泡即停止加热，发泡停止后加热回流 2h。如加热过程中溶液变棕色，再加 5mL 硝酸，继续回流 2h，放冷，用适量水洗涤冷凝管，洗液并入消化液中，取下锥形瓶，加水至总体积 150mL。按同一方法做试剂空白试验。

② 植物油及动物油脂：称取 10.00g 样品，置于消化装置锥形瓶中，加玻璃珠数粒及 15mL 硫酸，小心混匀至溶液变棕色，然后加入 45mL 硝酸，装上冷凝管后，以下按步骤① 中自"小火加热"起依法操作。

③ 蔬菜、水果、薯类、豆制品：称取样品 50.00g 捣碎，混匀的样品（豆制品直接取样，其他样品取可食部分洗净、晾干），置于消化装置锥形瓶中，加玻璃珠数粒及 45mL 硝酸、15mL 硫酸，转动锥形瓶，防止局部炭化。装上冷凝管后，以下按步骤①中自"小火加热"起依法操作。

④ 肉、蛋、水产品：称取样品 20.00g 捣碎混匀样品，置于消化装置锥形瓶中，加玻璃珠数粒及 45mL 硝酸、15mL 硫酸，装上冷凝管后，以下按步骤①中自"小火加热"起依法操作。

⑤ 牛乳及乳制品：称取 50.00g 牛乳、酸牛乳，或相当于 50.00g 牛乳的乳制品，置于消化装置锥形瓶中，加玻璃珠数粒及 45mL 硝酸，牛乳、酸牛乳加 15mL 硫酸，乳制品加 10mL 硫酸，装上冷凝管，以下按步骤①中自"小火加热"起依法操作。

（2）测定

① 取上面制备的消化液（全量），加 20mL 水，在电炉上煮沸 10min，除去二氧化氮等，放冷。

② 于样水消化液及试剂空白液中各加高锰酸钾溶液（50g/L）至溶液呈紫色，然后再加盐酸羟胺溶液（200g/L）使紫色褪去，加 2 滴麝香草酚蓝指示液，用氨水调节 pH 值，使橙红色变为橙黄色（pH 值 1～2）。定量转移至 125mL 分液漏斗中。

③ 吸取 0.0mL、0.5mL、1.0mL、2.0mL、3.0mL、4.0mL、5.0mL、6.0mL 汞标准溶液（相当于 0.0μg、0.5μg、1.0μg、2.0μg、3.0μg、4.0μg、5.0μg、6.0μg 汞），分别置于 125mL 分液漏斗中，加 10mL 硫酸（1∶19），再加水至 40mL，混匀。再各加 1mL 盐酸羟胺溶液（200g/L），放置 20min，并时时振摇。

④ 于样品消化液、试剂空白液及标准液振摇放冷后的分液漏斗中加 5.0mL 二硫腙溶液，剧烈振摇 2min，静置分层后，经脱脂棉将三氯甲烷层滤入 1cm 比色杯中，以三氯甲烷调节零点，在波长 490nm 处测吸光度，标准管吸光度减去零管吸光度，绘制标准曲线。

3. 计算

$$汞含量(mg/kg) = \frac{(m_1 - m_2) \times 1000}{m \times 1000}$$

式中　m_1——样品消化液中汞的质量，μg；

　　　m_2——试剂空白液中汞的质量，μg；

　　　m——样品质量，g。

五、镉

镉在自然界中常与锌、铜、铅并存，是铅、锌矿的副产品。镉主要通过对水源的直接污染以及通过食物链的生物富集作用对人类的健康造成危害。

1. 镉的毒性

镉在体内相当稳定，其摄入后与金属硫蛋白结合，故生物半衰期较长。镉/金属硫蛋白结合物实际上比单独的镉更具有毒性。镉为有毒金属，其化合物毒性更大，尤其是氧化镉的毒性非常大，镉对小鼠的经口 LD_{50} 为 72mg/kg 体重，氯化镉为 93.7mg/kg 体重，硬脂酸镉为 590mg/kg 体重。急性中毒症大多表现为呕吐、腹痛、腹泻，继而引发中枢神经中毒。镉的慢性毒性主要表现在使肾中毒和骨中毒方面，并对生殖系统造成损害。肾脏是对镉最敏感的器官，剂量为 0.25mg/kg 体重时就可引起肾脏中毒症状的发生，包括尿中蛋白质的排出增加和肾小管功能障碍。高剂量时（2mg/kg 体重）可引起人前列腺萎缩、肾上腺增生伴随肾上腺素和去甲肾上腺素的水平升高，并引起高血糖。对日本镉中毒患者的研究发现，镉能引起肾损害和骨骼损伤，可导致严重的骨萎缩和骨质疏松。

镉有致癌活性。实验动物无论皮下注射或口服硫酸镉、氯化镉，均可诱发恶性肿瘤的发生。美国对近万名接触镉的工人进行流行病学调查，发现他们患肺癌和前列腺癌的危险性比一般人高 2 倍。饮食中的某些成分，如锌、硒、铜、铁和抗坏血酸可减低和排出镉的部分毒性。

2. 镉的检测——分光光度法

（1）原理　样品经消化后，在碱性溶液中，镉离子与 6-溴苯并噻唑偶氮萘酚形成红色络合物，溶于三氯甲烷，与标准系列比较定量。

（2）测定方法

① 样品消化：称取 5.00～10.00g 样品，置于 150mL 锥形瓶中，加入 15～20mL 混合酸（如在室温放置过夜，则次日易于消化），小火加热，待泡沫消失后，可慢慢加大火力，必要时再加少量硝酸，直至溶液澄清无色或微带黄色，冷却至室温。

取与消化样品相同量的混合酸、硝酸按同一操作方法做试剂空白实验。

② 测定：将消化好的样液及试剂空白液用 20mL 水分数次洗入 125mL 分液漏斗中，以氢氧化钠溶液（200g/L）调节至 pH7 左右。取 0.0mL、0.5mL、1.0mL、3.0mL、5.0mL、7.0mL、10.0mL，汞标准溶液（相当于 0.0μg、0.5μg、1.0μg、3.0μg、5.0μg、7.0μg、10.0μg 镉）分别置于 125mL 分液漏斗中，再各加水至 20mL。用氢氧化钠溶液（200g/L）调节至 pH7 左右。于样品消化液、试剂空白液及标准液中依次加入 3mL 柠檬酸钠溶液（250g/L）、4mL 酒石酸钾钠溶液（400g/L）及 1mL 氢氧化钠溶液（200g/L），混匀。再各加 5.0mL 三氯甲烷及 0.2mL 镉试剂，立即振摇 2min，静置分层后，将三氯甲烷层经脱脂棉滤于试管中，以三氯甲烷调节零点，于 1cm 比色皿在波长 585nm 处测吸光度。

3. 计算

$$X = \frac{(m_1 - m_2) \times 1000}{m \times 1000}$$

式中　X——样品中镉的含量，mg/kg；

　　　m_1——测定用样品液中镉的质量，µg；

　　　m_2——试剂空白液中镉的质量，µg；

　　　m——样品质量，g。

六、农药

农药是指用于预防、消灭或者控制危害农业、林业的病、虫、草和其他有害生物以及有目的地调节植物、昆虫生长的化学合成的或者来源于生物、其他天然物质的一种或者几种物质的混合物及其制剂。农药分为杀虫剂、杀菌剂、除草剂、杀螨剂、杀鼠剂和植物生长调节剂等。

（一）有机氯农药

有机氯农药曾广泛用于杀灭农业、林业、牧业和卫生害虫。常用的包括 DDT、BHC（六六六）、林丹、艾氏剂、狄氏剂、氯丹、七氯和毒杀酚等。绝大部分有机氯农药因其残留严重，并具有一定的致癌性而被禁止使用。目前仅有少数有机氯农药用于疾病（如疟疾）的预防。但由于这类农药在环境中具有很强的稳定性，不易降解，易于在生物体内蓄积，目前仍对人类的食物造成污染，是食品中重要的农药残留物质之一。

1. DDT

DDT 自 20 世纪 40 年代人类开始使用，到 1987 年全球停止生产 DDT。DDT 为中度危害性农药。DDT 等有机氯杀虫剂属于神经毒剂，对哺乳动物的急性毒性主要表现为中枢神经系统中毒，DDT 对人的急性毒性不强。对人的危害主要是由于其较强的蓄积性所造成的慢性毒性。慢性毒性表现在其对肝、肾和神经系统的损伤，不仅可引起肝脏和神经系统细胞的变性，而且常伴有不同程度的贫血、白细胞增多等病变。DDT 对生殖系统、免疫和内分泌系统也有明显的影响，可引起动物的性周期和胚胎发育障碍，可引起子代死亡和发育不良。研究表明，早产婴儿血液中 DDT 代谢产物 DDE 的浓度明显高于足月婴儿。

有研究表明，以 800mg/kg 体重的大剂量 DDT 饲喂大鼠可诱发肝癌，而低剂量不能诱导癌的发生。DDT 对小鼠的致癌活性较强。用 3mg/kg 体重的低剂量 DDT 饲喂小鼠，第二代和第三代小鼠肿瘤和白血病发病率明显增加，而第五代小鼠肺癌发病率增加 25 倍。

2. 艾氏剂和狄氏剂

艾氏剂和狄氏剂属氯化环戊二烯类杀虫剂，这类化合物大部分根据 Diels-Alder 反应原理合成，故而得名。氯化环戊二烯杀虫剂还包括异艾氏剂、异狄氏剂、七氯和氯丹等化合物。

氯化环戊二烯类杀虫剂具有很强的急性毒性，其中异狄氏剂按 FAO/WHO 农药分类标准列为Ⅰa类极度危害性农药。FDA 将异狄氏剂和异艾氏剂列为重要的检控农药，并停止了其使用。哺乳动物摄入氯化环戊二烯类杀虫剂可产生严重的神经中毒症状，如痉挛等。研究显示其慢性毒性引起的病变同 DDT 中毒相似，肝实质性坏死等。氯化环戊二烯杀虫剂的中毒剂量范围为 5～150mg/kg 体重。和 DDT 一样，氯化环戊二烯类杀虫剂具有高脂溶性且相当稳定，可在动物组织中积累，通过食物链的生物富集作用而增加其浓度。氯化环戊二烯杀虫剂的慢性毒性包括生殖毒性和致癌性。

3. 有机氯农药残留的检测——气相色谱法

（1）原理　样品中的有机氯农药经石油醚提取、硅藻土柱层析净化后，采用气相色谱——电子捕获检测器检测，根据色谱峰的保留时间定性，外标法定量。

（2）样品提取

① 粮食：称取 10g 粮食试样于锥形瓶中，加入 20mL 石油醚，振荡 30min。

② 蔬菜：称取 20g 样品于锥形瓶中，加入 30mL 丙酮和 30mL 石油醚，捣碎、提取 2min，过滤，向滤液中加入 100mL 2％硫酸钠溶液，摇匀，静置分层，下层溶液用 20mL×2 石油醚萃取，合并三次石油醚萃取液，过无水硫酸钠层，浓缩至 10mL。

（3）净化与浓缩　在玻璃色谱柱中自下而上依次加入 1cm 高无水硫酸钠、5g 5％灭活弗罗里硅土（用弗罗里硅土于 620℃灼烧 4h 后备用，用前 140℃烘 2h，趁热加 5％水灭活）、1cm 高无水硫酸钠，轻轻敲实，先用 20mL 石油醚淋洗柱，弃去淋洗液，柱面要留有少量石油醚液，准确吸取 2mL 提取液浓缩液上柱，用 100mL 石油醚-乙酸乙酯（95：5）洗脱，洗脱液浓缩至小量，用少量石油醚定容至 1mL，供 GC 分析。

（4）测定条件

色谱柱：石英弹性毛细管柱，0.25mm（内径）×15m，内涂 OV-101 固定液。

气体流速：氮气 40mL/min。

温度：柱温自 180℃升至 230℃保持 30min，检测器、进样口温度 250℃。

（5）计算

$$X = \frac{h_i \times E_{si} \times V_2}{h_{si} \times V_1 \times m} \times K$$

式中　X——试样中农药的含量，mg/kg；

E_{si}——标准品中组分农药的含量，ng；

V_1——试样进样体积，μL；

V_2——最后定容体积，mL；

h_{si}——标准品中组分农药峰高，mm；

h_i——试样中组分农药峰高，mm；

m——试样的质量，g；

K——稀释倍数。

（二）有机磷农药

有机磷农药是较早被合成而且仍在使用的一类杀虫剂，也是目前我国主要的农药，被广泛应用于各类食用作物，有机磷农药早期发展的大部分是高效高毒品种，如对硫磷、甲胺磷、毒死蜱和甲拌磷等；而后逐步发展了许多高效、低毒、低残留品种，如乐果、敌百虫、马拉硫磷、辛硫磷和杀螟松等，成为农药的一个大家族。

有机磷农药的溶解性较好，易被水解，在环境中可被很快降解。在动物体内的蓄积性小，具有降解快和残留低的特点，目前成为我国主要的取代有机氯的杀虫剂。但是由于有机磷农药的使用量越来越大，而且对农作物往往要反复多次使用，因此，对食品的污染比 DDT 还要严重。

1. 残留毒性

有机磷农药主要包括有机磷酸酯类和酰胺类，有机磷酸酯类农药有水溶性和脂溶性两种，可以通过消化道、呼吸道和皮肤被吸收。吸收后的有机磷酸酯类农药随血液分布于全身，会被迅速的代谢和排出，一般不会在生物体内蓄积。在哺乳动物体内代谢的快慢与其化学结构有关。例如，马拉硫磷很容易被脂酶水解，所以，对哺乳动物具有极低的毒性；而对硫磷含有芳香族磷脂，对脂酶的水解作用很稳定，故具有很高的毒性。

有机磷酸酯为神经毒素，主要是竞争性抑制乙酯胆碱脂酶（AchE）的活性，导致神经突触和中枢的神经递质——乙酰胆碱（Ach）的累积，从而引起中枢神经中毒。AchE 在平滑肌接头处的蓄积导致持续的刺激，如胸廓紧张、流涎、流泪增加、出汗增多、肠蠕动提高（可导致恶心、呕吐、痛性痉挛和腹泻）、心动过缓和眼睛瞳孔特征性的缩小等，严重者可形成对呼吸中枢的抑制，呼吸肌麻痹，支气管平滑肌痉挛，导致人体缺氧和窒息死亡。一般而言，喷施有机磷农药的施药人员容易产生有机磷急性中毒。在蔬菜采摘、销售前大量喷施有机磷农药也可造成消费者的急性中毒症状。

有机磷酸酯类农药也具有一定的慢性毒性。根据动物实验和人群调查资料，长期反复摄入有机磷农药可造成肝损伤，一般急性中毒者的肝功能也有明显的下降。某些有机磷酸酯类农药如马拉硫磷和敌敌畏在 Ames 实验中也呈现致突变性，马拉硫磷可促进动物肿瘤的产生。

2. 粮、菜、油中有机磷农药残留量的测定

(1) 原理 食品中残留的有机磷农药经有机溶剂提取并经净化、浓缩后，注入气相色谱仪，气化后在载气携带下于色谱柱中分离，并由火焰光度检测器检测。当含有机磷样品于检测器中的富氢火焰上燃烧时，以 HPO 碎片的形式，放射出波长为 526nm 的特征光，这种光通过滤光片选择后，由光电倍增管接收，转换成电信号，经微电流放大器放大后，由记录仪记录下色谱峰。通过比较样品的峰高和标准品的峰高，计算出样品中有机磷农药的残留量。

(2) 测定方法

① 样品处理

a. 蔬菜：将蔬菜切碎混匀。称取 10g 混匀的样品置于 250mL 具塞锥形瓶，加 30～100g 无水硫酸钠脱水，剧烈振摇后，如有固体 Na₂SO₄ 存在，说明所加无水 Na₂SO₄ 已够。加 0.2～0.8g 活性炭（视色素含量而定）脱色。加 70mL 二氯甲烷在振荡器上振摇 0.5h，经滤纸过滤，量取 35mL 滤液于通风柜中室温自然挥至近干，用二氯甲烷少量多次研洗残渣，移入 10mL（或 5mL）具塞刻度试管，并定容至 2mL 备用。

b. 粮食：将样品磨粉，过 20 目筛，混匀。称取 10mL 置于具塞锥形瓶中，加入 0.5g 中性氧化铝（小麦、玉米再加 0.2g 活性炭）及 20mL 二氯甲烷，振摇 0.5h，过滤，滤液直接进样。若农药残留量过低，则加 30mL 二氯甲烷，振摇过滤，量取 15mL 滤液经 K-D 浓缩器浓缩并定容至 2mL 进样。

c. 植物油：称取 5g 混匀的样品，用 50mL 丙酮分次溶解并洗入分液漏斗中，摇匀后加 10mL 水，轻轻旋转振摇 1min，静置 1h 以上，弃去下面析出的油层，上层溶液自分液漏斗上口倾入另一分液漏斗中，当心尽量不使剩余的油滴倒入（如乳化严重，分层不清，则放入 50mL 离心管中，于 2500r/min 转速下离心 0.5h，用滴管吸出上层清液）。加 30mL 二氯甲烷，100mL 5％Na₂SO₄ 溶液，振摇 1min，静置分层后，将二氯甲烷层移至蒸发皿中，丙酮水溶液再用 10mL 二氯甲烷提取一次，分层后，合并入蒸发皿中，自然挥发后，用二氯甲烷少量多次研洗蒸发皿中残渣，并入具塞量筒中，并定容至 5mL。加 3g 无水硫酸钠振摇脱水，再加 1g 中性氧化铝、0.2g 活性炭（毛油可加 0.5g）振摇、脱色、过滤，滤液可直接进样。

② 测定：将各浓度的标准混合液 2～5μL 分别注入气相色谱仪中，在色谱分析条件下可测得不同浓度的各有机磷农药标准溶液的峰高，以峰高为纵坐标，农药浓度为横坐标，分别绘制各标准有机磷农药的标准曲线。同时取样品溶液 2～5μL，注入气相色谱仪中，测得峰高，并从对应的标准曲线上查出相应的含量。

③ 色谱条件

检测器：火焰光度检测器。

色谱柱：玻璃柱，内径 3mm，长 2.0m。

a. 分离测定敌敌畏、乐果、马拉硫磷和对硫磷的色谱柱固定相：担体为 $60 \sim 80$ 目 Chromosorb WAW DMCS；固定液为 2.5% SE-30/3% QF-1 混合固定液或 1.5% OV-17/2% QF-1 混合固定液或 2% OV-101/2% QF-1 混合固定液。

b. 分离测定甲拌磷、虫螨磷、稻瘟净、倍硫磷和杀螟硫磷的色谱柱固定相：担体为 $60 \sim 80$ 目 Chromosorb WAW DMCS；固定液为 30% PEGA/5% QF-1 混合固定液或 2% NPGA/3% QF-1 混合固定液。

温度：进样口 220℃，检测器 240℃，柱温 180℃（敌敌畏 130℃）

流速：载气（N_2）80mL/min，空气 50mL/min，氢气 180mL/min。

④ 定性定量分析：通过比较样品各组分与标准有机磷农药的保留时间进行定性分析，测量峰高，按下面公式计算样品中各有机磷农药含量：

$$有机磷农药含量(mg/kg) = \frac{AV}{mV_1} \times 1000$$

式中 A——进样体积中各有机磷农药的质量，μg；

V——样液浓缩后总体积，mL；

V_1——样液进样体积，μL；

m——样品质量，g。

3. 肉类、鱼类中有机磷农药残留量的测定

(1) 原理 原理同粮、菜、油中有机磷农药残留量测定。

(2) 色谱条件

① 检测器：火焰光度检测器

② 色谱柱：玻璃柱，内径 3.2mm，长 1.6m，内装涂以 OV-17（1.5%，质量分数）和 QF-1（2%，质量分数）的混合固定液的 Chromosorb WAW DMCS（80~100 目）。

③ 温度：检测器为 250℃，进样口为 250℃，柱温 220℃（测定敌敌畏时为 190℃）。如同时测定四种农药可用程序升温。

④ 流速：氮气 60mL/min，氢气 $0.7 kg/cm^2$，空气 $0.5 kg/cm^2$。

(3) 测定方法

① 提取净化：将有代表性的肉、鱼样品切碎混匀，称取 20.00g 于 250mL 具塞锥形瓶中，加 60mL 丙酮，于振荡器上振摇 0.5h，经滤纸过滤，取滤液 30mL 于 125mL 分液漏斗中，加 60mL 硫酸钠溶液（20g/L）和 30mL 二氯甲烷，振摇提取 2min 后，静置分层，将下层提取液放入另一个 125mL 分液漏斗中，再用 20mL 二氯甲烷于丙酮水溶液中同样提取后，合并两次提取液，在二氯甲烷提取液中加 1g 中性氧化铝（如为鱼肉加 5.5g），轻摇数次，加 20mL 无水硫酸钠。振摇脱水，过滤于蒸发皿中，用 20mL 二氯甲烷分两次洗涤分液漏斗，倒入蒸发皿中，在 55℃ 水浴上蒸发浓缩到 1mL 左右，用丙酮少量多次将残液洗入具塞刻度小试管中，定容至 2~5mL，如溶液含少量水，可在蒸发皿中加少量无水硫酸钠后，再用丙酮洗入具塞刻度小试管中，定容。

② 测定：将标准溶液或样品液进样 $1 \sim 3 \mu L$，以保留时间定性；测量峰高，与标准比较进行定量。

(4) 计算

$$有机磷农药含量(mg/kg) = \frac{m_1 \times 1000}{m_2}$$

式中　m_1——进样体积中有机磷农药的质量，mg；

$\qquad$ m_2——进样体积相当于样品的质量，g。

（三）氨基甲酸酯农药

氨基甲酸酯类杀虫剂是 20 世纪 40 年代美国加州大学的科学家研究卡立巴豆时发现的毒性生物碱—毒扁豆碱的合成类似物，是人类针对有机氯和有机磷农药的缺点而开发出的新一类杀虫剂。氨基甲酸酯杀虫剂具有选择性强、高效、广谱、一般对人畜低毒、易分解和残毒少的特点。氨基甲酸酯农药已有 1000 多种，使用量较大的有速灭威、西维因、涕灭威、克百威、叶蝉散和抗蚜威等。氨基甲酸酯类杀虫剂在酸性条件下较稳定，遇碱易分解，暴露在空气和阳光下易分解，在土壤中的半衰期为数天至数周。

氨基甲酸酯的杀虫范围较有机磷更窄，而且它对有益昆虫如蜜蜂也具有高毒性。氨基甲酸酯经口喂饲时对哺乳动物产生很高的毒性，而经皮肤吸收所产生的毒性较低。尽管氨基甲酸酯的残留较有机氯和有机磷农药少，但随着其使用量和应用范围的扩大、使用时间的延长，残留问题也逐渐突出，并引了多起食物中毒事件。如涕灭威具有高度水溶性，可以在含水分多的食物中富集至危险的水平。

氨基甲酸酯杀虫剂的毒性机理和有机磷一样，都是哺乳动物 AchE 的阻断剂。氨基甲酸酯是 AchE 的直接阻断剂，但与有机磷不同的是它们不能让使神经中毒的脂酶钝化，因此与迟发的神经疾病的症状无关。中毒症状是特征性的胆碱性流泪、流涎，瞳孔缩小，惊厥和死亡。氨基甲酸酯具有致突变、致畸和致癌作用。将西维因以各种方式处理小鼠和大鼠，均可引起癌变，并对豚鼠、狗、小鼠、猪、鸡和鸭有致畸作用。西维因等氨基甲酸酯进入人体后，在胃的酸性条件下可与食物中的硝酸盐和亚硝酸盐生成的 N-亚硝基化合物，在 Ames 实验中显示出较强的致突变活性。

GC-ECD 法测定氨基甲酸酯类农药残留，与有机磷农药残留的气相色谱测定方法相同。用有机溶剂提取，再经液液分配、微型柱净化等步骤除去干扰物质，用氮磷检测器（FTD）检测，根据色谱峰的保留时间定性，外标法定量。

（四）拟除虫菊酯农药

拟除虫菊酯杀虫剂对人和哺乳动物的毒性均很低，同时也具有低残留和低污染的优势，许多以这些天然除虫菊酯的结构为模型的合成已得到广泛使用。目前，有近 20 种拟除虫菊酯杀虫剂投入使用，约占世界杀虫剂市场总份额的 25%。拟除虫菊酯杀虫剂主要的品种有氯氰菊酯、氰戊菊酯、溴氰菊酯和甲氰菊酯等。

除虫菊酯和拟除虫菊酯杀虫剂在光和土壤微生物作用下易转化为极性化合物而分解，不易造成污染。例如，天然除虫菊酯在土壤中的残留期不足 1 天，拟除虫菊酯在作物中的残留期一般为 3～20 天。拟除虫菊酯在喷施时与果实、谷物直接接触，是造成其污染的主要原因。

拟除虫菊酯在生物体内基本不产生蓄积效应，对哺乳动物的毒性不强。拟除虫菊酯主要为中枢神经毒剂，能改变神经细胞膜的钠离子通道功能，而使神经传导受阻，出现痉挛和共济失调等症状。

样品中拟除虫菊酯的检测要点：用有机溶剂提取，经液液分配及层析净化除去干扰物质，用电子捕获检测器检测，根据色谱峰的保留时间定性，外标法定量。

提取一般采用匀浆提取法，对于色素较深的样品，可在匀浆时加入活性炭再进行。也有用索氏提取器用乙醚提取的报道。提取溶剂多用丙酮。净化通常采取液液分配加柱层析法，层析柱填料多用氟罗里硅土和硅胶。检测仪器一般用气相色谱带电子捕获检测器，但也有用 HPLC/UV 的报道。气相色谱测定一般采用非极性至弱极性柱。

除虫菊酯农药热稳定性较高，使用毛细管色谱柱在高温区段（250～280℃）有利于分离，杂质干扰较少，用 ECD 检测灵敏度较高，可以满足食品中拟除虫菊酯农药残留量的测定。

将有机氯和拟除虫菊酯农药同时检测时，在一般情况下，有机氯如 BHC、DDT 出峰在前，而拟除虫菊酯出峰在后。

七、兽药

兽药残留是指动物产品的任何可食部分所含兽药的母体化合物及其代谢物，以及与兽药有关的杂质的残留。所以兽药残留既包括原药，也包括药物在动物体内的代谢产物和兽药生产中所伴生的杂质。主要残留兽药有抗生素类、磺胺药类、呋喃药类、激素药类和驱虫药类。

（一）兽药残留对人的健康危害

人们食用残留兽药的动物性食品后，虽不表现为急性毒性作用，但如果经常摄入低剂量的兽药残留物，经过了一定时间后，残留物可在人体内慢慢蓄积而导致各种器官的病变，对人体产生一些不良反应，主要表现在以下几方面。

1. 一般毒性作用

人长期摄入含兽药残留的动物性食品后，药物不断在体内蓄积，当浓度达到一定量后，就会对人体产生毒性作用。如磺胺类药物可引起肾损害，特别是乙酰化磺胺在酸性尿中溶解降低，析出结晶后损害肾脏；氯霉素可以造成再生障碍性贫血；β-氨基糖苷类的链霉素可以引起药物性耳聋等。特别应指出，一些兽药具有急性毒性，如 β-受体阻断剂、β-受体激动剂、镇静剂、血管扩张剂以及致敏药物如青霉素等，在污染食品后带来的健康危害更应引起关注。

2. 过敏反应和变态反应

经常食用一些含低剂量抗菌药物残留的食品能使易感的个体出现变态反应，这些药物包括青霉素、四环素、磺胺类药物以及某些氨基糖苷类抗生素等。它们具有抗原性，刺激机体内抗体的形成，造成过敏反应，严重者可引起休克，短时间内出现血压下降、皮疹、喉头水肿、呼吸困难等严重症状。

3. 细菌耐药性

动物在经常反复接触某一种抗菌药物后，其体内的敏感菌株可能会受到选择性的抑制，从而使耐药菌株大量繁殖。在某些情况下，经常食用含药物残留的动物性食品，动物体内的耐药菌株可通过动物性食品传播给人体，当人体发生疾病时，会给临床上感染性疾病的治疗带来一定的困难，耐药菌株感染往往会延误正常的治疗过程。

4. 菌群失调

在正常条件下，人体肠道内的菌群由于在多年共同进化过程中与人体能相互适应，不同菌群相互制约而维持菌群平衡，某些菌群能合成 B 族维生素和维生素 K 以供机体使用。过多应用药物会使这种平衡发生紊乱，造成一些非致病菌死亡，使菌群的平衡失调，从而导致长期的腹泻或引起维生素缺乏等反应，造成对人体的危害。菌群失调还容易造成病原菌的交替感染，使得具有选择性作用的抗生素及其他化学药物失去效果。

5. 致畸、致癌、致突变作用

苯并咪唑类药物是兽医临床上常用的广谱抗蠕虫药；可持续地残留于肝内并对动物具有潜在的致畸性和致突变性。丁苯咪唑对绵羊有致畸作用，多数为骨骼畸形胎儿。苯咪唑、丙硫咪唑和苯硫苯氨酯有致畸作用，同时，洛硝哒唑通过 Ames 试验表明有很高的致突变性，因此，其残留对人将具有潜在的毒性。另外，残留于食品中的克球酚和某些雌激素具有致癌作用。

6. 内分泌及其他影响

儿童食用给予促生长激素的残留兽药食品导致性早熟；一些属于类甲状腺素药物的 β 受体激动剂，如盐酸克伦特罗，可导致嗜睡、心动过速甚至强直性惊厥等不良反应。20 世纪后期，发现环境中存在一些影响动物内分泌、免疫和神经系统功能的干扰物质，称为"环境激素样物质（或环境内分泌干扰物质）"，这些物质通过食物链进入人体，会产生一系列的健康效应，如导致内分泌相关肿瘤、生长发育障碍、出生缺陷和生育缺陷等，给人体健康带来深远影响。

（二）食品中抗生素类药物（肉中四环素族药物）残留量的检测

1. 原理

样品经提取，微孔滤膜过滤后直接进样，用反相色谱分离，紫外检测器检测，与标准比较定量，出峰顺序为土霉素、四环素、金霉素。

2. 试剂

混合标准溶液：分别吸取 1.0mg/mL 土霉素、四环素的 0.01mol/L 盐酸溶液各 1mL，1.0mg/mL 金霉素水溶液 2mL，置于 10mL 容量瓶中，加蒸馏水至刻度。此溶液每 1mL 含土霉素、四环素各 0.1mg，0.2mg，临用现配。

3. 色谱条件

检测器：紫外检测器，波长为 355nm，灵敏度为 0.002AUFS。

色谱柱：ODS-C$_{18}$柱，5μm，6.2mm×15cm。

流动相：乙腈-0.01mol/L 磷酸二氢钠溶液 [35：65（体积比）用 30%硝酸溶液调节 pH 至 2.5]。

温度：柱温为室温。

流速：1.0mL/min，进样量为 10μL。

4. 测定

（1）样品测定 称取 5.00g（±0.01g）切碎的肉样（＜5mm），置于 50mL 锥形瓶烧瓶中，加入 5%高氯酸 25.0mL，于振荡器上振荡提取 10min，移入离心管中，以 2000r/min 离心 3min，取上清液经 0.45μm 滤膜过滤，取 10μL 滤液进样，记录峰高，从工作曲线上查得含量。

（2）工作曲线的绘制 分别称取 7 份切碎的肉样，每份 5.00g（±0.01g），分别加入混合标准溶液 0μL、0.25μL、50μL、100μL、150μL、200μL、250μL（含土霉素、四环素各为 0μL、2.5μL、5.0μL、10.0μL、15.0μL、20.0μL、25.0μL，含金霉素 0μg、5.0μg、10.0μg、20.0μg、30.0μg、40.0μg、50.0μg）置于锥形瓶中，以下按样品测定自"加入 5%高氯酸 25.0mL"起依法操作。以峰高为纵坐标，以抗生素含量为横坐标，绘制工作曲线。

（3）计算

$$抗生素含量(mg/kg)=\frac{A\times1000}{m\times1000}$$

式中 A——样品溶液测得抗生素质量，μg；

m——样品质量，g。

（三）动物性食品中克伦特罗（瘦肉精）的检测——高效液相色谱法（HPLC）

1. 原理

固体试样剪碎，用高氯酸溶液匀浆，液体试样加入高氯酸溶液，进行超声加热提取后，用异丙醇-乙酸乙酯（40：60）萃取，有机相浓缩，经弱阳离子交换柱进行分离，用乙醇-氨（98：2）溶液洗脱，洗脱液经浓缩，流动相定容后在高效液相色谱仪上进行测定，外标法定量。

2. 测定方法

（1）提取

① 肌肉、肝脏、肾脏试样：称取肌肉、肝脏或肾脏试样 10g（精确到 0.01g），用 20mol/L 高氯酸溶液匀浆，置于磨口玻璃心管中，然后置于超声波清洗器中超声 20min，取出置于 80℃水浴中加热 30min。取出冷却后离心（4500r/min）15min。倾出上清液，沉淀用 5mL0.1mol/L 高氯酸溶液洗涤，再离心，将两次的上清液合并。用 1mol/L 氢氧化钠溶液调 pH 至 9.5±0.1，若有沉淀产生，再离心（4500r/min）10min，将上清液转移至磨口玻璃离心管中，加入 8g 氯化钠，混匀，加入 25mL 异丙醇-乙酸乙酯（40：60），置于振荡器上振荡提取 20min。提取完毕，放置 5min（若有乳化层稍离心一下）。用吸管小心将上层有机相移至旋转蒸发瓶中，用 20mL 异丙醇-乙酸乙酯（40：60）再重复萃取一次，合并有机相，于 60℃在旋转蒸发器上浓缩至近干。用 1mL 0.1mol/L 磷酸二氢钠缓冲液（pH 6.0）充分溶解残留物，经针筒式微孔过滤膜过滤，洗涤 3 次后完全转移至 5mL，玻璃离心管中，并用 0.1mol/L 磷酸二氢钠缓冲液（pH 6.0）定容至刻度。

② 血液试样：将血液于 4500r/min 离心，用移液管量取上层血清 1mL 置于 5mL 玻璃离心管中，加入 2mL 0.1mol/L 高氯酸溶液，混匀，置于超声波清洗器中超声 20min，取出置于 80℃水浴中加热 30min。取出冷却后离心（4500r/min）15min。倾出上清液，沉淀用 1mL 0.1mol/L 高氯酸溶液洗涤，离心（4500r/min）10min，合并上清液，再重复一遍洗涤步骤，合并上清液。向上清液中加入约 1g 氯化钠，加入 2mL 异丙醇-乙酸乙酯（40：60），在涡漩式混合器上振荡萃取 5min，放置 5min（若有乳化层稍离心一下），小心移出有机相于 5mL 玻璃离心管中，按以上萃取步骤重复萃取两次，合并有机相。将有机相在 N_2-浓缩器上吹干。用 1mL 0.1mol/L 磷酸二氢钠缓冲液（pH 6.0）充分溶解残留物，经筒式微孔过滤膜过滤完全转移至 5mL 玻璃离心管中，并用 0.1mol/L 磷酸二氢钠缓冲液（pH 6.0）定溶至刻度。

（2）净化 依次用 10mL 乙醇、3mL 水、3mL 0.1mol/L 磷酸二氢钠缓冲液（pH 6.0），3mL 水冲洗弱阳离子交换柱，取适量①和②的提取液至阳离子交换柱上，弃去流出液，分别用 4mL 水和 4mL 乙醇冲洗柱子，弃去流出液，用 6mL 乙醇-浓氨水（98：2）冲洗柱子，收集流出液，将流出液在 N_2-蒸发器上浓缩至干。

（3）试样测定前的准备 于净化、吹干的试样残渣中加入 100～500μL 流动相，在涡漩式混合器上充分振摇，使残渣溶解，液体浑浊时用 0.45μm 的针筒式微孔过滤膜过滤，上清液待进行液相色谱测定。

（4）测定

吸取 20～50μL 标准校正溶液及试样液注入液相色谱仪，以保留时间定性，用外标法单点或多点校准法定量。

3. 测定条件

色谱柱：BDS 柱或 ODS 柱，250mm×4.6mm，5μm。

流动相：甲醇-水（45：55）。

流速：1mL/min。

进样量：20～50μL。

柱箱温度：25℃。

紫外检测器：244nm。

4. 计算

按外标法计算试样中克伦特罗的含量。

$$X = \frac{A \times f}{m}$$

式中　　X——试样中克伦特罗的含量，μg/kg（μg/L）；

　　　　A——试样色谱峰与标准色谱峰的峰面积比值的克伦特罗的质量，ng；

　　　　f——试样稀释倍数；

　　　　m——试样的取样量，g（mL）。

八、N-亚硝胺

（一）N-亚硝胺的毒性与危害

人类摄入的大多数亚硝胺主要是通过亚硝基化反应产生的。人和动物均可利用硝酸盐、亚硝酸盐和胺合成亚硝基化合物。

亚硝胺是一种很强的致癌物质。目前，在已经检测的100种亚硝胺类化合物中，已证实有80多种至少可诱导一种动物致癌，在100种亚硝胺类化合物中乙基亚硝胺、二乙基亚硝胺和二甲基亚硝胺至少对20种动物具有致癌活性。亚硝胺化合物不仅可诱发各种部位的癌症，而且不分剂量大小。一次给予大剂量或长期小剂量皆可诱发癌症。

（二）食品中 N-亚硝胺类的测定——气质联用法

1. 原理

试样中的 N-亚硝胺类化合物经水蒸气蒸馏和有机溶剂萃取后，浓缩至一定量，采用气相色谱-质谱联用仪的高分辨峰匹配法进行确认和定量。

2. 测定方法

（1）水蒸气蒸馏　称取200g切碎（或绞碎、粉碎）后的试样，置于水蒸气蒸馏装置的蒸馏瓶中（液体试样直接量取200mL），加入100mL水（液体试样不加水），摇匀。在蒸馏瓶中加入120mL氯化钠，充分摇动，使氯化钠溶解。将蒸馏瓶与水蒸气发生器及冷凝器连接好，并在锥形接收瓶中加入40mL二氯甲烷及少量冰块，收集400mL馏出液。

（2）萃取纯化　在锥形接收瓶中加入80g氯化钠和3mL的硫酸（1∶3），搅拌使氯化钠完全溶解。然后转移到500mL分液漏斗中，振荡5min，静止分层，将二氯甲烷层分至另一锥形瓶中，再用120mL二氯甲烷分三次提取水层，合并四次提取液，总体积为160mL。

对于含有较高浓度乙醇的试样，如蒸馏酒、配制酒等，应用50mL 氢氧化钠溶液（120g/L）洗有机层两次，以除去乙醇的干扰。

（3）浓缩　将有机层用10g无水硫酸钠脱水后，转移至 K-D 浓缩器中，加入一粒耐火砖颗粒，于50℃水浴上浓缩至1mL，备用。

（4）气-质联用测定条件

① 色谱条件：汽化室温度，190℃；色谱柱温度，N-亚硝基二甲胺、N-亚硝基二乙胺、N-亚硝基二丙胺、N-亚硝基吡咯烷分别为130℃、145℃、130℃、160℃；色谱柱，内径1.8～3.0mm、长2m的玻璃柱，内装涂以15%（质量分数）PEG20M固定液和氢氧化钾溶液（10g/L）的80～100目 Chromosorb WAW-DMCS；载气：氦气，流速为40mL/min。

② 质谱仪条件：分辨率≥7000，离子化电压为70V，离子化电流为300μA，离子原温

度 180℃；离子源真空度 1.33×10^{-4} Pa；界面温度 180℃。

③测定：采用电子轰击源高分辨峰匹配法，用全氟煤油（PFK）的碎片离子（它们的质荷比为 68.99527，99.9936，130.9920，99.9936）分别监视 N-亚硝基二甲胺、N-亚硝基二乙胺、N-亚硝基二丙胺及 N-亚硝基吡咯烷的分子、离子（它们的质荷比为 74.0480，102.0793，130.1106，100.0636），结合它们的保留时间来定性，以示波器上该分子、离子的峰高来定量。

3. 计算

$$N\text{-亚硝胺化合物含量}(\mu g/kg \text{ 或 } \mu g/L) = \frac{\dfrac{h_1}{h_2} \times cV}{m} \times 1000$$

式中　h_1——浓缩液中该 N-亚硝胺化合物的峰高，mm；

　　　h_2——标准工作液中该 N-亚硝胺化合物的峰高，mm；

　　　c——标准溶液中该 N-亚硝胺化合物的浓度，$\mu g/mL$；

　　　V——样品浓缩的体积，mL；

　　　m——样品质量（体积），g（mL）。

第五节　食品添加剂

食品添加剂是指为改善食品品质和色、香、味，以及为防腐和加工工艺的需要而加入食品中的化学合成或天然物质。由于食品工业的快速发展，食品添加剂已经成为现代食品工业的重要组成部分，并且已经成为食品工业技术进步和科技创新的重要推动力。在食品添加剂的使用中，除保证其发挥应有的功能和作用外，最重要的是应保证食品的安全卫生。

目前，全世界发现的各类食品添加剂有 9 万多种，国际上使用的食品添加剂种类已达 25 000 多种，香精香料占 80% 左右。我国许可使用的食品添加剂品种，在 70 年代仅有 14 类 100 多种，目前已达 1800 多种，其中包括食品用香料及其他（不包括复合食品添加剂）。事实上，在现代工业社会中，几乎所有的加工食品均含有或多或少的食品添加剂。

食品添加剂毕竟不是食品的基本成分。尽管添加剂在用于食品之前，其安全性已在实验室中进行了多次测试，但其使用还是在公众中引起广泛关注。尽管添加剂的剂量及其微小，但是要考虑到有些食品业添加剂的持续使用在人体内有累积效应并长期作用于人体，即具有慢性毒性，如致癌性、致突变性和致畸性等，对人类健康具有潜在的威胁。另外，多种食品添加剂在混合使用还有叠加毒性的问题。当它们和其他物质如农药残留、重金属等一起摄入时，使原本无致癌性的化学物质转化为致癌物质。事实上，在我国，除了基本的食品被农药残留等许多有毒的物质所污染外，在加工食品中还普遍存在食品添加剂严重超标的情况。因此，研究目前普遍使用的食品添加剂的慢性毒性及其叠加毒性十分必要。

一、食品添加剂的毒性

1. 急性和慢性中毒

20 世纪 50 年代初期，普遍使用 β-萘酚、罗达明 B、奶油黄等防腐剂和色素，而后证实它们存在有致癌物质。饼干、点心中使用硼砂也较普遍，天津、江苏、新疆等地皆因使用含砷的盐酸、食碱、及过量食用添加剂如亚硝酸盐、漂白剂、色素而发生急、慢性中毒。

2. 引起变态反应

① 糖精可引起皮肤瘙痒症，日光性过敏性皮炎（以脱屑性红斑及浮肿性丘疹为主）。

② 苯甲酸及偶氮类染料皆可引起哮喘等一系列过敏症状。

③ 香料中很多物质可引起呼吸道器官发炎、咳嗽、喉头浮肿、支气管哮喘、皮肤瘙痒、皮肤划痕症、荨麻疹、血管性浮肿、口腔炎等。

④ 柠檬黄等可引起支气管哮喘、荨麻疹、血管性浮肿等。

3. 体内蓄积

国外在儿童食品中加入维生素 A 作为强化剂，如蛋黄酱、奶粉、饮料中加入这些强化剂，经摄食后 3～6 个月总摄入量达到 250 000～840 000IU 时，则出现食欲不振、便秘、体重停止增加、失眠、兴奋、肝脏肿大、脱毛、脂溢、脱屑、口唇龟裂、痉挛，甚至出现神经症状，头痛、复视、视神经乳头浮肿、四肢疼痛，步行障碍。动物试验大量饲用，则会发生畸形。维生素 D 过多摄入也可引起慢性中毒。

4. 食品添加剂转化

制造过程中产生的一些杂质，如糖精中产生杂质，邻甲苯磺酰胺；用氨法生产的焦糖色中的 4-甲基咪唑等；食品贮藏过程中添加剂的转化，如赤藓红色素转内荧光素等；同食品成分起反应的物质，如焦碳酸二乙酯，形成强烈致癌物质氨基甲酸乙酯，亚硝酸盐形成亚硝基化合物等，又如偶氮染料形成游离芳香族胺等。都是已知的有害物质，某些添加剂共同使用时能否产生有害物质尚待进一步研究。

5. 禁止使用的食品添加剂

① 甲醛，②硼酸、硼砂，③β-萘酚，④水杨酸，⑤吊白块，⑥硫酸铜，⑦黄樟素，⑧香豆素。

二、食品添加剂的有关法案和规定

世界各国对食品添加剂的使用都有严格的规定。美国是最早对食品添加剂的安全性进行监控的国家。在 20 世纪 20 年代，美国农业部开展了食品添加物质生物毒性的研究，在此基础上，美国国会于 1938 年通过了《联邦政府食品、药物和化妆品法案》。1956 年，WHO 和 FAO 组成的食品添加剂联合专门委员会（JECEA）对食品中使用的添加剂进行了毒性学评价，并制定了《使用食品添加剂的一般原则》。1958 年美国国会又通过了《食品添加剂修正案》，对美国的食品制造业产生了巨大的影响。1960 年美国又通过了《着色添加剂修正案》。它将天然和人工合成的着色添加剂加以区分，并将其分为"一般认为是安全的"和"毒性已证明"两类。一般而言，除非是"一般认为是安全的"类的物质或已有明确规定其安全使用条件的食品添加剂，其他所有物质一律不得直接添加在食品中。

我国于 2008 年制定并发布了 GB 2760—2007《食品添加剂使用卫生标准》。该标准是对前 3 个版本（1981、1986、1996）的修订。标准规定了食品添加剂的使用原则、食品中允许使用的添加剂品种，并详细规定了使用范围、使用量，是指导食品企业正确使用食品添加剂的技术法规，也是食品监督机构开展相关监管工作的重要依据。并于 2008 年 6 月 1 日起实施。该标准代替 GB 2760—1996《食品添加剂使用卫生标准》、GB/T 12493—90《食品添加剂分类和代码》。新修订标准具有以下特点：

① 进一步明确了食品添加剂种类和使用范围。新标准全面整合和梳理了 1996 年以来卫生部公告的添加剂名单，将食品添加剂分为 22 类，共 1812 种，其中添加剂 290 种，香料 1528 种，加工助剂 149 种，胶姆糖基础剂 55 种。

② 标准的科学性进一步提高。标准修订过程中充分比较和吸收了国际食品法典委员会（CAC）和美国、欧盟、加拿大、澳大利亚等国家的先进成果，广泛征求了有关专家和部门、行业协会及企业的意见，系统开展了食品添加剂监测和风险评估，提高了标准的适用性

和先进性。

③ 建立了适用于食品添加剂使用的食品分类系统，使标准的操作性进一步增强。目前市场上存在的所有食品都能方便地找到对应可以使用的添加剂和使用要求，便于企业依法组织生产、有关部门监管以及社会监督。

卫生部将根据食品添加剂风险评估的原则以及食品工业发展的需要，严格按照《食品添加剂卫生管理办法》的要求，对《食品添加剂使用卫生标准》进行名单增补和使用要求调整，保障公众食品安全。

三、防腐剂

防腐剂是能防止食品腐败、变质，抑制食品微生物繁殖，延长食品保存期的物质。但不包括盐、糖、醋、香辛料等。

（一）苯甲酸及钠盐

1. 毒性危害与限量

苯甲酸钠的急性毒性较弱，动物最大无作用剂量（MNL）为 500mg/kg 体重。但其在人体胃肠道的酸性环境下可转化为毒性较强的苯甲酸。小鼠摄入苯甲酸及其钠盐，会导致体重下降、腹泻、内出血、肝肾肥大、过敏、瘫痪甚至死亡。若持续 10 周给小鼠饲以 80mg/kg 的苯甲酸，可导致 32% 的小鼠死亡。苯甲酸钠其毒性作用是改变细胞膜的透性，抑制细胞膜对氨基酸的吸收，并透过细胞膜抑制脂肪酶等酶的活性，使 ATP 合成受阻。苯甲酸无慢性毒性。

苯甲酸钠的 ADI 为 0～5mg/（kg 体重·天），其最大使用量为 0.2（碳酸饮料）～2g/kg（浓缩果汁或果浆）（以苯甲酸计）。苯甲酸在动物体内会很快降解，75%～80% 的苯甲酸可在 6h 内排出，10～14h 内完全排出体内。苯甲酸的大部分（99%）主要与甘氨酸结合形成马尿酸，其余的则与葡萄糖醛酸结合形成 1-苯甲酰葡萄糖醛酸。

2. 测定

（1）气相色谱法

① 原理：样品酸化后，用乙酸提取苯甲酸、山梨酸，用附氢火焰离子化检测器的气相色谱仪进行分离测定，与标准系列比较定量。测出苯甲酸、山梨酸量后，再分别乘以适当的相对分子质量比，求出苯甲酸钠，山梨酸钾量。

② 测定方法

a. 样品制备：称取 2.5g 已混合均匀的样品，置于 25mL 带塞量筒中，加 0.5mL 1∶1盐酸酸化，用 15mL、10mL 乙醚提取 2 次，每次振摇 1min，将上层乙醚提取液吸入另一个 25mL 带塞量筒中。合并乙醚提取液。用 3mL 氯化钠酸性溶液（40g/L）洗涤 2 次，静止 15min，用滴管将乙醚层通过无水硫酸钠滤入 25mL 容量瓶中。加乙醚至刻度，混匀。准确吸取 5mL 乙醚提取液于 10mL 带塞刻度试管中，置 40℃ 水浴上挥发干，加入 2mL 丙酮溶解残渣，备用。

b. 色谱条件

检测器：氢火焰离子化检测器。

色谱柱：内径 3mm，长 2m 玻璃柱，内装涂以 5%（质量分数）DEGS＋1%（质量分数）H_3PO_4 固定液的 60～80 目 Chromosorb WAW DMCS。

流速：载气为氮气，50mL/min。

温度：进样口 230℃，检测器 230℃，柱温 170℃。

c. 测定：进样 2μL 标准系列中各浓度标准溶液于气相色谱仪中，可测得不同浓度苯甲酸的峰高，以浓度为横坐标，相应的峰高值为纵坐标，绘制标准曲线。同时进样 $2\mu L$ 样品溶液，测得峰高与标准曲线比较定量。

③ 计算

$$苯甲酸含量(mg/kg)=\frac{m_1\times1000}{m_2\times\dfrac{5}{25}\times\dfrac{V_2}{V_1}\times1000}$$

式中　m_1——测定用样品液中苯甲酸的质量，μg；

　　　m_2——样品的质量，g；

　　　V_1——加入丙酮的体积，mL；

　　　V_2——测定时进样的体积，mL。

由测得苯甲酸的量乘以 1.18，即为样品中苯甲酸钠的含量。

（2）高效液相色谱法

① 原理：样品加温除去二氧化碳和乙醇，调节 pH 值至近中性，过滤后进高效液相色谱仪，经反相色谱分离后，根据保留时间和峰面积进行定性和定量。

② 测定方法

a. 样品处理：汽水、饮料、果汁类，汽水需微湿搅拌除去二氧化碳，然后吸取 2.0mL 样品，加入已装有中性氧化铝（3cm×1.5cm）的小柱中，过滤，弃去初滤液，然后用移动相洗脱苯甲酸，接收于 25mL 带塞量筒中，洗脱至刻度，摇匀，此液通过微孔滤膜后进样；配制酒类，称取 10.0g 样品放入小烧杯中，水浴加热除去乙醇，用氨水（1:1）调节 pH 约 7，加水定容至适当体积，经滤膜（0.45μm）过滤。

b. 色谱条件

检测器：紫外检测器，波长为 230nm，灵敏度为 0.2AUFS。

色谱柱：YWG-C$_{18}$柱，4.6×150mm，5μm，或其他型号 C$_{18}$柱。

流动相：甲醇-乙醇铵溶液（0.02mol/L）（5:95，体积比）。

流速：1.0mL/min。

进样量：10μL。

根据保留时间定性、峰面积定量。

③ 计算

$$苯甲酸含量(g/kg\ 或\ g/L)=\frac{m_1\times1000}{m_2\times\dfrac{V_2}{V_1}\times1000}$$

式中　m_1——进样体积中苯酸的质量，mg；

　　　m_2——样品质量，g（mL）；

　　　V_1——样品稀释总体积，mL；

　　　V_2——进样体积，m；

（二）山梨酸及钾盐

1. 毒性危害与限量

山梨酸实际上是一种直链不饱和脂肪酸，急性和慢性毒性基本上是无毒的。在所有的合成食品添加剂中，山梨酸钾的毒性是被研究得最彻底的。山梨酸钾在 1965 年的罗马国际会议上被确定为安全的食品添加剂，1985 年，FAO/WHO 将山梨酸钾确定为 GRAS 类食品添加剂，ADI 定为 0～50mg/(kg·天)。用山梨酸钾长期饲喂动物曾发现有体重下降等问题，但尚未发现其具有再生毒性，也尚未发现诱变性和致癌性。山梨酸的最大使用量为 0.075

（熟肉及蛋制品）~2g/kg（浓缩果汁或果浆）（以山梨酸计）。

2. 测定

同苯甲酸的测定。

（三）对羟基苯甲酸酯

1. 毒性危害与限量

对羟基苯甲酸酯又称尼泊金酯，对羟基苯甲酸乙酯可破坏细胞膜的结构，对细胞的电子传递链有抑制作用，其小鼠经口 LD_{50} 为 5g/kg，对羟基苯甲酸乙酯和丙酯的混合物（按 4：6）比例饲喂小鼠 18 个月，在初期观察到小鼠生长缓慢，其余未见异常。对羟基苯甲酸丙酯的毒性与对羟基苯甲酸乙酯相似，对小鼠的经口 LD_{50} 为 8g/kg 体重，对狗的 LD_{50} 为 6g/kg 体重。

2. 测定

（1）原理　样品中的对羟基苯甲酸酯类，用乙腈提取后，经过滤后进液相色谱仪进行测定，与标准比较定性、定量。

（2）测定方法

① 提取：称取约 20g 的样品，打碎，准确称取 2g 样品于 15mL 具塞离心管中，加入5mL 乙腈，塞上塞子，振摇 30s 后，于 500r/min 离心 5min，将上清液转至 25mL 容量瓶中，重复操作 3 次，用乙腈稀释至刻度。用 $1.0\mu m$ 滤膜过滤，供色谱测定。

② 色谱条件

检测器：紫外检测器，波长为 254nm；灵敏度为 0.16AUFS。

色谱柱：U-Bondapak C_{18} 柱，30cm×4.6mm（内径）。

流动相：乙腈-水（45：55，体积比）。

流速：1.5m/min。

③ 测定：进样 $10\mu L$ 标准系列中各浓度标准溶液，以峰高对浓度绘制标准曲线。同时进样 $10\mu L$ 样品溶液，与标准曲线比较定性定量。对羟基苯甲酸甲酯、丙酯保留时间为4.2min，7.6min。

（3）计算

$$对羟基苯甲酸酯含量（g/kg）= \frac{c \times 25}{m \times 1000} \times \frac{1000}{1000}$$

式中　c——样品溶液的浓度，$\mu g/mL$；

　　　m——样品质量，g；

　　　25——样品溶液的体积，mL。

四、抗氧化剂

（一）叔丁基羟基茴香醚（BHA）和 2,6-二叔丁基对甲酚（BHT）

1. 毒性危害与限量

BHA 的急性毒性较小，对动物经口的 LD_{50}，小鼠为 2000mg/kg 体重，大鼠为 2200~5000mg/kg 体重。BHT 的急性毒性作用也比较小，对动物经口的 LD_{50}，小鼠为 1390mg/kg 体重，大鼠为 1970mg/kg 体重。BHA 可引起慢性过敏反应和代谢紊乱，还可造成试验动物胃肠道上皮细胞损伤。BHA 还具有防癌和致癌的双重作用，但还需要进一步研究了解。1996 年 FAO/WHO 规定 ADI 值为 0~0.5mg/kg 体重。BHT 被认为具有致癌性，还可能抑制人体呼吸酶的活性。未发现其他慢性毒性作用。1996 年 FAO/WHO 重新将 ADI 定为 0~0.3mg/kg 体重。

2. 测定

BHA 和 BHT 的测定方法有气相色谱法、薄层色谱法和比色法。这里只介绍比色法。

（1）原理 样品通过水蒸气蒸馏，使 BHT 分离，用甲醇吸收，遇邻联二茴香胺与亚硝酸钠溶液生成橙红色物质，用三氯甲烷提取，与标准比较定量。

（2）测定

① 样品处理：称取 2～5g 样品（约含 0.40mgBHT）于 100mL 蒸馏瓶中，加 16g 无水氯化钙粉末及 10mL 水，当甘油浴温度达到 165℃恒温时，将蒸馏瓶浸入甘油浴中，连接好水蒸气发生装置及冷凝管，冷凝管下端浸入盛有 50mL 甲醇的 200mL 容量瓶中，进行蒸馏，蒸馏速度为 1.5～2mL/min，在 50～60min 内收集约 100mL 馏出液（连同原盛有的甲醇共约 150mL，蒸汽压不可太高，以免油滴带出），以温热的甲醇分次洗涤冷凝管，洗液并入容量瓶中并稀释至刻度。

② 测定：准确吸取 25mL 上述处理后的样品溶液，移入用黑纸（布）包扎的 100mL 分液漏斗中，另准确吸取 0.0mL、1.0mL、2.0mL、3.0mL、4.0mL、5.0mLBHT 标准使用液（相当于 0μg、10μg、20μg、30μg、40μg、50μg BHT），分别置于黑纸（布）包扎的 60mL 分液漏斗，加入甲醇（50%）至 25mL。分别加入 5mL 邻联二茴香胺溶液，混匀，再各加 2mL 亚硝酸钠溶液（3g/L），振摇 1min，放置 10min，再各加 10mL 三氯甲烷，剧烈振摇 1min，静置 3min 后，将三氯甲烷层分入黑纸（布）包扎的 10mL 比色管中，管中预先放入 2mL 甲醇，混匀。用 1cm 比色皿，以三氯甲烷调节零点，于波长 520nm 处测吸光度，绘制标准曲线比较。

（3）计算

$$X = \frac{m_2 \times 1000}{m_1 \times \frac{V_2}{V_1} \times 1000 \times 1000}$$

式中 X——样品中 BHT 的含量，g/kg；

m_2——测定用样液中 BHT 的质量，μg；

m_1——样品质量，g；

V_1——蒸馏后样液总体积，mL；

V_2——测定用吸取样液的体积，mL。

（二）没子酸丙酯（PG）

1. 毒性危害与限量

PG 的急性毒性小，对动物经口的 LD_{50}，小鼠为 2500～3100mg/kg 体重，大鼠为 2500～4000mg/kg 体重。用含 5%与 1%PG 的饲料喂饲大鼠两年，均未呈现毒性作用。1994 年 FAO/WHO 规定 ADI 值 0～1.4mg/kg 体重。我国目前作为抗氧化剂的最大使用量为 0.1～0.4g/kg。

2. 测定

（1）原理 样品经石油醚溶解，用乙酸铵水溶液提取后 PG 与亚铁酒石酸盐起颜色反应，在波长 540nm 处测定吸光度，与标准比较定量。测定试样相当于 2g 时，最低检出浓度为 25mg/kg。

（2）测定

① 样品处理：称取 10.00g 样品，用 100mL 石油醚溶解，移入 250mL 分液漏斗中，加 20mL 乙酸铵溶液（16.7g/L）振摇 2min，静置分层，将水层放入 125mL 分液漏斗中（若

乳化，连同乳化层一起放下），石油醚层再用 20mL 乙酸铵溶液重复提取 2 次，合并水层。石油醚层用水振摇洗涤 2 次，每次 15mL，水洗涤液并入同一个 125mL 分液漏斗中，振摇静置。将水层通过干燥滤纸滤入 100mL 容量瓶中，用少量水洗涤滤纸，加 2.5mL 乙酸铵溶液（100g/L），加水至刻度，摇匀。将此溶液用滤纸过滤，弃去初滤液的 20mL，收集滤液供比色测定用。

② 测定：吸取 20.0mL 上述样品处理液于 25mL 具塞比色管中，加入 1mL 显色剂，加 4mL 水，摇匀。另准确吸取 0mL、1.0mL、2.0mL、4.0mL、6.0mL、8.0mL、10.0mL PG 标准溶液，分别置于 25mL 带塞比色管，加入 2.5mL 乙酸铵溶液，准确加水至 24mL，加入 1mL 显色剂，摇匀。用 1cm 比色杯，以零管调节零点，在波长 540nm 处测定吸光度，绘制标准曲线比较。

五、合成甜味剂

（一）糖精和糖精钠

1. 毒性危害与限量

全世界曾广泛使用糖精数十年，尚未发现对人体的毒害表现。对动物的急性毒性作用也非常低，经口 LD_{50} 小鼠为 17.5g/kg 体重，大鼠为 17.0g/kg 体重，家兔为 5～8g/kg 体重。动物试验也没有发现糖精有致癌作用。1997 年 GAO/WHO 公布，将糖精的 ADI 值定为 0～5mg/kg 体重，食用时一般不必担心安全问题。我国目前在食品中的最大使用量 0.15～5.0g/kg（以糖精计）。

2. 测定

（1）原理

试样加温除去二氧化碳和乙醇，调 pH 至近中性，过滤后进高效液相色谱仪，经反相色谱分离后，根据保留时间和峰面积进行定性和定量。

（2）测定方法

① 试样处理：汽水，称取 5.00～10.00g，放入小烧杯中，微温搅拌除去二氧化碳，用氨水（1∶1）调 pH 约 7，加水定容至适当的体积，经 0.45μm 滤膜过滤；果汁类，称取 5.00～10.00g，用氨水（1∶1）调 pH 约 7，加水定容至适当的体积，离心沉淀，上清液经 0.45μm 滤膜过滤；配制酒类，称取 10.00g，放小烧杯中，水浴加热除去乙醇，用氨水（1∶1）调 pH 约 7，加水定容至 20mL，经 0.45μm 滤膜过滤。

② 色谱条件：色谱柱，YWG-C_{18} 柱，4.6mm×250mm，10μm 不锈钢柱；流动相，甲醇-乙酸铵溶液（0.02mol/L，5∶95）；流速，1mL/min；检测器，紫外检测器，230nm 波长，0.2AUFS。

③ 测定：取处理样液和标准使用液各 10μL（或相同体积）注入高效液相色谱仪进行分离，以其标准溶液峰的保留时间为依据进行定性，以其峰面积求出样液中被测物质的含量。

（3）结果计算

$$X = \frac{A \times 1000}{m \times \dfrac{V_2}{V_1} \times 1000}$$

式中　X——试样中糖精钠含量，g/kg；

　　　A——进样体积中糖精钠的质量，mg；

　　　V_1——试样稀释液总体积，mL；

　　　V_2——进样体积，mL；

m——试样质量，g。

（二）**甜蜜素**

1. 毒性危害与限量

甜蜜素的化学名称为环己基氨基磺酸钠，其急性毒性很低。1968 年，FDA 在大鼠中发现了甜蜜素的致畸、致癌和致突变性。在动物试验中发现，每日以 2.6g/kg 体重的剂量将甜蜜素和糖精的混合物（10：1）喂给 80 只大鼠，8 只大鼠的膀胱出现移行性细胞癌。而剂量加大到 25g/kg 体重，饲喂 78 周到 105 周，则 70 只大鼠中有 12 只出现膀胱癌。尽管在食品中达不到这么大的剂量，但研究表明甜蜜素在生物体内可转化形成毒性更强的环己基胺。环己基胺是一类亚胺化合物，具有一定的致癌性，甜蜜素对大鼠的经口 LD_{50} 为 12g/kg 体重，而环己基胺的 LD_{50} 仅为 157mg/kg 体重。1969 年，世界各国相继禁止其用于食品中。但随后很多试验表明其无致癌性，目前已有 40 多个国家承认它是安全的。1994 年 FAO/WHO 重新审议，规定 ADI 值 $0\sim11$mg/（kg 体重·天）。

2. 测定

（1）原理　在酸性介质中环己基氨基磺酸钠与亚硝酸反应，生成环己基亚硝酸酯，利用气相色谱法进行定性定量。

（2）测定方法

① 样品处理：液体样品，摇匀后直接称取，含二氧化碳的样品经加热除去，含酒精的样品加 40g/L 氢氧化钠溶液调至碱性，于沸水浴中加热以除去酒精，称取 20.0g 上述已处理好的试样于 100mL 带塞比色管中，置冰浴中；固体样品，凉果、蜜饯类样品将其剪碎制成试样，称取 2.0g 已剪碎的试样于研钵中，加少许层析硅胶（或海沙）研磨至干粉状，经漏斗倒入 100mL 容量瓶中，加水冲洗研钵，并将洗液一并转入容量中，加水至刻度，不时摇匀，1h 后过滤，即得试液，准确吸取 20mL 试液于 100mL 带塞比色管，置冰浴中。

② 色谱条件：色谱柱：不锈钢柱，长 2m，内径 3mm；固定相：Chromosorb W AW DMCS，$80\sim100$ 目，涂以 10% SE-30；温度：柱温 80℃，气化室 150℃，检测器 150℃；流速：氮气 40mL/min，氢气 30mL/min，空气 mL/min。

（3）测定

① 绘制标准曲线：准确吸取 1.00mL 10mg/mL 环己基氨基磺酸钠标准溶液于 100mL 带塞比色管中，加水 20mL，置冰浴中，加入 5mL 50g/L 亚硝酸钠溶液，5mL 2mol/L 硫酸溶液，摇匀，在冰浴中放置 30min 并经常摇动。然后准确加入 10mL 正己烷，5g 氯化钠，摇匀后置旋涡混合器上振动 1min（或振摇 80 次），待静止分层后吸出己烷层于 10mL 带塞离心管中进行离心分离，每 1 毫升己烷提取液相当 1mg 环己基氨基磺酸钠，将标准取样液进样 $1\sim5\mu L$ 于气相色谱仪中，根据响应值绘制标准曲线。

② 样管中按步骤①中自"加入 5mL 50g/L 亚硝酸钠溶液"起依法操作，然后将试样同样进样 $1\sim5\mu L$，测得相应值，从标准曲线上查出相应含量。

（4）计算

$$\text{环己基氨基磺酸钠含量}/(g/kg)=\frac{A\times10\times1000}{mV\times1000}$$

式中　m——样品质量，g；

V——进样体积，μL；

A——测定用试样中环己基氨基磺酸钠的含量，μg；

10——正己烷加入量，mL。

【本章小结】

本章主要讲述了食品中主要有毒物质的毒性和检测方法。

植物性食品中主要有毒物质包括致甲状腺肿物、生氰糖苷、生物碱，其中龙葵碱常采用比色法进行检测。

动物性食品中主要有毒物质包括动物肝脏中毒素、鱼类毒素（组胺、雪卡鱼毒素、鱼卵毒素、鱼胆毒素）、河豚毒素、贝类毒素（岩蛤毒素、膝沟藻毒素、蟹类毒素、螺类毒素、鲍鱼毒素）。组胺常用比色法，河豚毒素用 HPLC-MS 法进行检测。

食品中生物毒素主要有黄曲霉毒素、赭曲霉毒素、单端孢霉烯族化合物、岛青霉毒素。此处重点介绍了利用 TLC 法检测黄曲霉毒素。

食品中主要污染物及加工中形成的有毒物质包括苯并 [a] 芘、二噁英、铅、汞、镉、瘦肉精、抗生素、有机氯农药、有机磷农药等，食品中常用的食品添加剂包括防腐剂（苯甲酸及钠盐、山梨酸及钾盐、对羟基苯甲酸酯）、抗氧化剂（BHA、BHT、PG）、合成甜味剂（糖精和糖精钠、甜蜜素），对其各自检测方法这里都依据相应的国标进行了具体介绍。

【思考练习题】

1. 植物组织中常见的有害物质有哪些？通过何种手段可以将其生理作用有效地清除？

2. 简述河豚鱼毒素的来源及其毒性。怎样用 HPLC-MS 法测定河豚鱼中河豚鱼毒素？

3. 重要的微生物毒素有哪些？其对人体健康影响如何？如何抑制微生物毒素的产生或脱除食品中的典型微生物毒素？

4. 论述目前食品中农药和兽药的残留及危害状况，应采取哪些措施减少和避免食品中农药和兽药的残留及危害？

5. 综述食品添加剂的利与弊，并展望其应用前景。

6. 食品中苯并 [a] 芘、二噁英主要来源有哪些？有何毒性？

7. 黄曲霉毒素的性质、污染状况、毒性如何？怎样检测？

【实训题】

1. 鱼中组胺的测定。

2. 皮蛋中铅含量的测定。

3. 花生中黄曲霉毒素的测定。

4. 白酒中氰化物含量的测定。

（张霁）

实 验 实 训

【实验实训一】　经口急性毒性实验

一、技能目标

化学毒物经口急性毒性实验是研究化学物品毒性效应的基本实验。本实验的目的是学习急性毒性实验的设计原则，学会经口灌胃技术、随机分组方法，掌握主要的 LD_{50} 计算方法和急性毒性分级标准。

二、原理

选择健康的实验动物，根据体重按随机分组的方法，依据 LD_{50} 计算的设计原则将动物分成数个染毒组。一次或 24h 内多次给予受试物后，了解动物所产生的急性毒性反应及其严重程度，中毒死亡的特征以及可能的死亡原因，观察受试物毒性反应与剂量的关系，求出半数致死剂量（LD_{50}），并根据 LD_{50} 值将受试物进行急性毒性分级。

三、内容

1. 健康小鼠或大鼠的选择，性别的辨认。

2. 称重、编号和随机分组方法。

3. 受试化学物溶液的配制。

4. 小鼠和大鼠经口灌胃操作技术。

5. 毒性体征的观察、LD_{50} 计算和毒性分级。

四、材料和试剂

1. 实验动物。健康成年小鼠或大鼠若干只。

2. 器材。灌胃针（大鼠、小鼠适用）、注射器（0.25mL，1mL，2mL，5mL）、吸管（0.1mL，0.2mL，0.5mL，1mL，2mL，10mL）、容量瓶（10mL，25mL，50mL）、烧杯（10mL，25mL，50mL）、滴管、电子天平（感应量 1/10 000g）、动物体重秤、外科剪刀、镊子。

3. 试剂。受试物（由指导教师自定），苦味酸酒精饱和液，0.5%品红溶液或其他染色剂。

五、操作步骤

1. 健康动物的选择。

2. 性别辨认。

3. 动物称重、编号和分组。

① 称重：称量大、小鼠体重的秤，其感应量需在 0.1g 以下，并经过校正。称量时注意轻抓轻放动物，避免激惹，等动物安静后记录体重读数，以 g 表示。

② 编号：以染色法编号。用苦味酸酒精饱和液为染料。以黄色为个位数号码，红色为十位数号码。一股以头部为 1 号，按顺时针依次右前肢为 2 号，右腰为 3 号，右后肢为 4 号，尾根部为 5 号，右后肢为 6 号，左腰为 7 号，左前肢为 8 号，后背为 9 号，10 号为在头部染红色标记，11 号在右前肢染红色和黄色标记各一，依次类推。

③ 随机分组。

4. 剂量设置。由指导教师根据受试物类别，选择 LD_{50} 计算方法设计剂量组。

5. 受试物的配制。

(1) 量取受试物　固体化学物采用称量法，液体化学物可用称量法或吸量法。

① 称量法：将受试物放入已知重量的容器内称重。加溶剂溶解或稀释，倾入刻度容器（如容量瓶）内，混匀，再加溶剂至刻度，算出浓度（mg/mL）备用。

② 吸量法：依设计剂量计算出应吸取液态受试物的体积，加入容量瓶中，用溶剂加至刻度。计算公式为：

$$X = \frac{A \times V}{d \times 1000}$$

式中　X——应吸取受试物的体积，mL；

A——设计要求的受试物浓度，（mg/mL）；

V——容量瓶容积，mL；

d——受试化学物密度，g/mL。

(2) 受试物的稀释

① 等浓度稀释法：将受试化学物配成一种浓度，此时各剂量组的实验动物将给予不同体积的受试物。例如受试物配成 1000mg/10mL 的溶液，五个剂量组的剂量分别为 100mg/kg、200mg/kg、400mg/kg、800mg/kg、1600mg/kg，则各剂量组动物将依次给予 1.0mL/kg、2.0mL/kg 直至最高剂量组的 16mL/kg。

② 等容量稀释法：按照事先设计的剂量分别稀释配制为几种不同浓度的受试物溶液，各个剂量组的动物均给予相同单位体重、体积的受试化学物。如上例的情况，将受试物别配成 100mg/10mL、200mg/10mL、400mg/10mL、800mg/10mL、1600mg/10mL 5 个浓度，溶液，各剂量组动物给予受试物的体积均为 10mL/kg。

6. 灌胃操作

小鼠、大鼠及豚鼠灌胃法：采用专用小鼠和大鼠灌胃针，也可自制。将头的 16 号注射针（适用于小鼠）或 20~24 号腰穿针（适用于大鼠、豚鼠）（注意事先可用锡在针尖周围焊一圆头，使其不易损伤动物的消化道）安装在适当容积的注射器上，吸所需的受试物溶液，左手抓住动物双耳后至背部的皮肤（小鼠仅抓住耳后、颈部的皮肤，无名指、小拇指和大拇指将其尾根部压紧），将动物固定成垂直体位，腹部面向操作。注意使动物的上消化道固定成一直线。右手持注射器，将针头由动物口腔侧插入，避牙齿，沿咽后壁缓缓滑入食管。若遇阻力，可轻轻上下滑动探索，一旦感觉阻力消失，即深入至胃部。如遇动物挣扎，应停止进针或将针拔出，千万不能强行插入，以免穿破食，甚至误入气管，导致动物立即死亡。

一般进针深度小鼠 2.5~4cm，大鼠或豚鼠 4~6cm。为了验明是否已正确地插入胃部，可轻轻回抽注射器，如无气泡抽出，表明已插入胃中；如有大量气泡，则提示误插气管，应抽出重插。随后将受试物溶液注入。灌胃容量小鼠通常为 0.2~1mL，大鼠 1~4mL，豚鼠 1~5mL。

7. 中毒体征和动物死亡情况观察

染毒后注意观察毒性体征和死亡情况。高剂量组动物的死亡常很快发生，染毒后应即刻密切观察。观察和记录中毒体征及出现的时间、死亡数量和时间及死亡前的特征。根据观察情况分析中毒特点和毒作用靶器官。

LD_{50}计算：根据受试物的种类由指导教师事先确定采用何种方法（改进寇氏法、霍恩法等）进行计算，并在实验前设计剂量分组和每组动物数。选择适宜的方法求出LD_{50}及95％的可信限范围，如毒性反应存在性别差异，应分别求出不同性别动物的LD_{50}值。

六、结果评定

根据实验动物中毒体征、死亡时间和特征、LD_{50}，按受试物种类急性毒性分级标准进行评定，判断该受试物的毒性大小及毒性特征。

【实验实训二】　经呼吸道急性毒性实验

一、技能目标

经呼吸道急性毒性实验是卫生毒理学的重要基本实验技术之一。外源性化学物经呼吸道吸入是工业毒理学和环境毒理学中最常见的接触途径之一，也是药品和农药的接触途径之一。常用于研究气态、蒸气态、气溶胶、烟尘、粉尘状的外源性化学物对呼吸道损伤、吸收后对机体损害。可求出吸入接触的半数致死浓度（LC_{50}），并进行急性毒性分级。

本实训的目的是学习静式呼吸道染毒技术，掌握LC_{50}的实验步骤和方法。

二、原理

呼吸道吸入染毒可分为两种方式，即动式吸入和静式吸入。其类型又可分为两种：①将实验动物整体置于染毒柜中；②只将实验动物的口鼻部位与染毒柜中含受试物的空气接触，身体其他部位置于染毒柜外，也称为面罩吸入染毒。

三、内容

1. 静式呼吸道吸入染毒操作。
2. 毒性体征的观察和LC_{50}计算。

四、试剂和材料

1. 实验动物。健康成年小鼠或大鼠若干只。
2. 器材。静式吸入染毒柜、吸管（0.2mL、0.5mL、1.0mL、5.0mL）、动物秤。
3. 试剂。受试物（易挥发液体，指导教师自定）、苦味酸酒精饱和液、0.5％品红溶液或其他染色剂。

五、操作步骤

1. 选择健康实验动物，称重，编号，随机分组。
2. 剂量分组。由指导教师确定。
3. 呼吸道吸入染毒。将小鼠放入静式染毒柜内，加盖密闭，开启小电扇。依设计剂量浓度及染毒柜体积，计算需要加入的受试物量。将液态受试物经加药孔加到接物蒸发器上，计时。记录染毒柜内温度。观察、记录中毒体征和动物死亡情况。
4. LC_{50}计算。

六、结果评定

依据实验动物中毒体征、死亡时间、LC_{50}，参考相应的急性毒性分级标准，判断该受试物的毒性大小及其毒性特征。

【实验实训三】 小鼠精子畸形实验

一、技能目标

掌握小鼠精子畸形实验的基本技术。

二、原理

小鼠精子畸形受基因控制，具有高度遗传性，许多常染色体及 X、Y 性染色体基因直接或间接地决定精子形态。精子的畸形主要是指形态的异常，已知精子的畸形是决定精子形成的基因发生突变的结果。因此形态的改变提示有关基因及其蛋白质产物的改变。小鼠精子畸形实验可检测环境因子对精子生成、发育的影响，而且对已知的生殖细胞致突变物有高度敏感性，故本实验可用作检测环境因子在体内对生殖细胞的致突变作用。

三、仪器及试剂

全部试剂除注明外，均为分析纯，实验用水为蒸馏水。

1. 实验室常用设备。

2. 生物显微镜。

3. 甲醇。

4. 1%～2%伊红染色液：称取伊红 1～2g，溶于 100mL 蒸馏水备用。

四、实验步骤

1. 动物。6～8 周龄（体重 25～35g）。

2. 剂量分组。设一个阴性对照（溶剂）组，一个阳性对照组及三个实验组，每组至少有 5 只存活动物。阳性物可采用环磷酸胺 40～60mg/(kg·天) 或甲基磺酸甲酯（MMS）50mg/(kg·天)，丝裂霉素 C（MMC）1.0～1.5mg/(kg·天)。最高剂量可取最大耐受量，或分别取 1/2、1/4 和 1/8 LD_{50} 作为剂量组。经口给予，连续 5 天。

3. 操作步骤

① 动物处死时间：各种致突变物作用于精子的不同发育阶段，可在接触某种致突变物后不同时间出现精子畸形，因此有条件时，可给予受试物后第 1、4、10 周处死动物，检查精子形态。因为大部分化学致突变物对精原细胞后期或初级精母细胞早期的生殖细胞较为敏感，故一般均是于首次给受试物后的第 35 天处死。

② 用颈椎脱臼法处死小鼠，取出二侧副睾，放入盛有适量生理盐水（1mL）的小烧杯中或放入盛有 2mL 生理盐水的平皿中。用眼科剪将副睾纵向剪 1～2 刀，静止 3～5min，轻轻摇动。用四层擦镜纸或合成纤维血网袋过滤，吸滤液涂片。空气干燥后，用甲醇固定 5min 以上干燥。用 1%～2%伊红染色 1h，用水轻冲，干燥。

③ 镜检：在低倍镜下（用绿色滤光片）找到背景清晰精子重叠较少的部位，用高倍镜顺序检查精子形态，计数结构完整精子。精子有头无尾（轮廓不清）或头部与其他精子或碎片重叠，或明显是人为剪碎者，均不计算，每只动物至少检查 1000 个精子。

精子畸形，主要表现在头部，其次为尾部，畸形类型可分为无钩、香蕉形、胖头、无定形、尾折叠、双头、双尾等。异常精子均应记录显微镜的坐标数，以备查询。并分别记录异常类型，以便统计精子畸形率及精子畸形类型的构成比。

判断双头、双尾畸形时，要注意与两条精子的部分重叠相鉴别，判断无定形时要与人为剪碎及折叠相鉴别。

五、统计方法及结果判定

每个剂量组应分别与相应的阴性对照组进行参数统计方法比较，如用 Wilcoson 秩和检验法评价精子畸形阳性的标准是，畸形率至少为阴性对照组的倍量或经统计有显著意义，并有剂量反应关系。

一般阴性对照组的精子异常率为 0.8%～3.4%，供参考。但应有本实验室所用实验动物的自发畸形率作参考。

【实验实训四】　鼠伤寒沙门菌回复突变实验

一、技能目标

1. 了解化学毒物致突变性分析的原理及分析要求。
2. 掌握回复突变的测试方法。

二、原理

鼠伤寒沙门组氨酸营养缺陷型菌株不能合成组氨酸，故在缺乏组氨酸的培养基上，仅少数自发回复突变的细菌生长。假如有致突变物存在，则营养缺陷型的细菌回复突变成原养型，因而能生长形成菌落，据此判断受试物是否为致突变物。

某些致突变物需要代谢活化后才能引起回复突变，故需加入经诱导剂诱导的大鼠肝制备的 S9 混合液。

三、培养基和试剂

1. 0.5mmol/L 组氨酸-0.5mmol/L 生物素溶液

成分：L-组氨酸（相对分子质量　155）　　　　　　　　78mg
　　　D-生物素（相对分子质量　244）　　　　　　　　122mg
　　　加蒸馏水至　　　　　　　　　　　　　　　　　　1000mL

配制：将上述成分加热，以溶解生物素，然后在 0.068MPa 下高压灭菌 20min。贮于 4℃冰箱。

2. 顶层琼脂培养基

成分：琼脂粉　　　　　　　　　　　　　　　　　　　　1.2g
　　　氯化钠　　　　　　　　　　　　　　　　　　　　1.0g
　　　加蒸馏水至　　　　　　　　　　　　　　　　　　200mL

配制：上述成分混合后，于 0.103MPa 下高压灭菌 30min。实验时，加入 0.5mmol/L 组氨酸-0.5mmol/L 生物素溶液 20mL。碘溶液：称取 3.6g 碘化钾溶于 20mL 水中，加入 1.3g 碘，溶解后加水稀释至 100mL。

3. Vogel-Bonner（V-B）培养基 E

成分：枸橼酸（$C_6H_8O_7 \cdot H_2O$）　　　　　　　　　　100g
　　　磷酸氢二钾（K_2HPO_4）　　　　　　　　　　　500g
　　　磷酸氢铵钠（$NaNH_4HPO_4 \cdot 4H_2O$）　　　　　175g
　　　硫酸镁（$MgSO_4 \cdot 7H_2O$）　　　　　　　　　10g
　　　加蒸馏水至　　　　　　　　　　　　　　　　　　1000mL

配制：先将前 3 种成分加热溶解后，再将溶解的硫酸镁缓缓倒入容量瓶中，加蒸馏水至 1000mL。于 0.103MPa 下高压灭菌 30min，贮于 4℃冰箱。

4. 20%葡萄糖溶液

成分：葡萄糖   200g

      加蒸馏水至   1000mL

配制：加少量蒸馏水加温溶解葡萄糖，再加蒸馏水至1000mL。于0.068MPa下高压灭菌20min，贮于4℃冰箱。

5. 底层琼脂培养基

成分：琼脂粉   7.5g

      蒸馏水   480mL

      V-B培养基E   10mL

      20%葡萄糖溶液   10mL

配制：首先将前两种成分于0.103MPa下高压灭菌30min后，再加入后两种成分，充分混匀倒底层平板。按每皿25mL制备平板，冷凝固化后倒置于37℃培养箱中24h，备用。

6. 营养肉汤培养基

成分：牛肉膏   2.5g

      胰胨   5.0g

      磷酸氢二钾（K_2HPO_4）   1.0g

      加蒸馏水至500mL

配制：将上述成分混合后，于0.103MPa下高压灭菌30min，贮于4℃冰箱。

7. 盐溶液（1.65mol/L KCl＋0.4mol/L $MgCl_2$）

成分：氯化钾（KCl）   61.5g

      氯化镁（$MgCl_2 \cdot 6H_2O$）   40.7g

      加蒸馏水至   500mL

配制：在水中溶解上述成分后，于0.103MPa下高压灭菌30min，贮于4℃冰箱。

8. 0.2mol/L磷酸盐缓冲液（pH 7.4）

成分：磷酸二氢钠（$NaH_2PO_4 \cdot 2H_2O$）   2.965g

      磷酸氢二钠（$Na_2HPO_4 \cdot 12H_2O$）   29.015g

      加蒸馏水至   500mL

配制：溶解上述成分后，于0.103MPa下高压灭菌30min，贮于4℃冰箱。

9. S9混合液

成分：每毫升S9混合液

      肝S9   100μL

      盐溶液   20μL

      灭菌蒸馏水   380μL

      0.2mol/L磷酸盐缓冲液   500μL

      辅酶Ⅱ（NADP）   4μmol

      葡萄糖-6-磷酸（G-6-P）   5μmol

配制：将辅酶Ⅱ和葡萄糖-6-磷酸置于灭菌锥形瓶内称重，然后按上述相反的次序加入各种成分，使肝S9加到已有缓冲液的溶液中。该混合液必须临用现配，并保存于冰水浴中。实验结束，剩余S9混合液应该丢弃。

10. 大鼠肝微粒体酶的诱导和S9的制备

诱导：最广泛应用的大鼠肝微粒体酶的诱导剂是多氯联苯（PCB混合物），选择健康雄性大鼠体重200g左右，一次腹腔注射诱导剂，剂量（按体重计）为500mg/kg。诱导剂溶于玉米油中，浓度为 200mg/mL。苯巴比妥钠和 β-萘黄酮结合也可作为诱导剂。

S9 制备：动物诱导后第 5 天脱椎处死。处死前 12h 停止饮食，但可自由饮水。首先，用 75％酒精消毒动物皮毛，剖开腹部。在无菌条件下，取出肝脏，去除肝脏的结缔组织，用冰浴的 0.15mol/L 氯化钾溶液淋洗肝脏，放入盛有 0.15mol/L 氯化钾溶液的烧杯里。按每克肝脏加入 0.15mol/L 氯化钾溶液 3mL。用电动匀浆器制成肝匀浆，再在低温高速离心机上，在 4℃条件下，以 9000g 离心 10min，取其上清液（S9）分装于塑料管中。每管装 2～3mL。贮存于液氮生物容器中或－80℃冰箱中备用。

上述全部操作均在冰水浴中和无菌条件下进行。制备肝 S9 所用一切手术器械、器皿等，均经灭菌消毒。S9 制备后，其活力需经诊断性诱变剂进行鉴定。

11. 溶剂的选择

如果受试物为水溶性，可用灭菌蒸馏水作为溶剂；如为脂溶性，应选择对实验菌株毒性低且无致突变性的有机溶剂，常用的有二甲基亚砜（DMSO）、丙酮、95％乙醇。一般操作中，为了减少误差和溶剂的影响，常按每皿使用剂量用同一溶剂配成不同的浓度，固定加入量为 100μL。

12. 剂量的设计

决定受试物最高剂量的标准是对细菌的毒性及其溶解度。自发回变数的减少，背景菌变得清晰或被处理的培养物细菌存活数减少，都是毒性的标志。

对原料而言，一般最高剂量组可为 5mg/皿。对产品而言，有杀菌作用的受试物，最高剂量可为最低抑菌浓度，无杀菌作用的受试物，最高剂量可为原液。受试物至少应设四个剂量组。每个剂量均做三个平行平板。

四、操作方法

1. 增菌培养。取营养肉汤培养基 5mL，加入无菌试管中，将主平板或冷冻保存的菌株培养物接种于营养肉汤培养基内，37℃振荡（100 次/min）培养 10h。该菌株培养物应每毫升不少于（1～2）×10^9 活菌数。

2. 平板掺入法。实验时，将含 0.5mmol/L 组氨酸-0.5mmol/L 生物素溶液的顶层琼脂培养基 2.0mL 分装于试管中，45℃水浴中保温，然后每管依次加入实验菌株增菌液 0.1mL，受试物溶液 0.1mL 和 S9 混合液 0.5mL（需代谢活化时），充分混匀，迅速倾入底层琼脂平板上，转动平板，使之分布均匀。水平放置待冷凝固化后，倒置于 37℃培养箱里孵育 48h。记数每皿回变菌落数。

实验中，除设受试物各剂量组外，还应同时设空白对照、溶剂对照、阳性诱变剂对照和无菌对照。

五、数据处理和结果判断

记录受试物各剂量组、空白对照（自发回变）、溶剂对照以及阳性诱变剂对照的每皿回变菌落数，并求平均值和标准差。

如果受试物的回变菌落数是溶剂对照回变菌落数的两倍或两倍以上，并呈剂量-反应关系者，则该受试物判定为致突变阳性。

受试物经上述四个实验菌株测定后，只要有一个实验菌株，无论在加 S9 或未加 S9 条件下为阳性，均可报告该受试物对鼠伤寒沙门菌为致突变阳性。如果受试物经四个实验菌株检测后，无论加 S9 和未加 S9 均为阴性，则可报告该受试物为致突变阴性。

六、实验报告

实验报告应包括以下内容。

1. 受试物名称、理化性状、配制方法、使用溶剂。

2. 实验菌株：所用实验菌株。

3. 代谢活化系统：所用诱导剂。

4. 实验方法：简述操作步骤，除受试物剂量分组外，还应说明空白对照、溶剂对照和阳性对照，阳性结果判定标准。

5. 结果：以列表方式报告受试物的 Ames 实验结果（表 1）。

6. 结论。

表 1　Ames 实验菌株的回变结果（平均值±标准差）

组别	剂量 /(mg/皿)	TA97	TA98	TA100	TA102
		−(S9)	−(S9)	−(S9)	−(S9)
		+(S9)	+(S9)	+(S9)	+(S9)
受试物					
自发回变					
溶剂对照					
阳性物对照					

附　　录

附录一　食品安全性毒理学评价程序（GB 15193.1—2003）

1　范围

本标准规定了食品安全性毒理学评价的程序。

本标准适用于评价食品生产、加工、保藏、运输和销售过程中所涉及的可能对健康造成危害的化学、生物和物理因素的安全性，评价对象包括食品添加剂（含营养强化剂）、食品新资源及其成分、新资源食品、辐照食品、食品容器与包装材料、食品工具、设备、洗涤剂、消毒剂、农药残留、兽药残留、食品工业用微生物等。

2　规范性引用文件

下列文件中的条款通过本标准的引用而成为本标准的条款。凡是注日期的引用文件，其随后所有的修改单（不包括勘误的内容）或修订版均不适用于本标准，然而，鼓励根据本标准达成协议的各方研究是否可使用这些文件的最新版本。凡是不注日期的引用文件，其最新版本适用于本标准。

GB 15670—1995　农药登记毒理学试验方法

辐照食品卫生管理办法

消毒管理办法

3　术语和定义

下列术语和定义适用于本标准。

3.1　食品添加剂　food additive

为改善食品品质和色、香、味以及为防腐和加工工艺的需要而加入食品中的化学合成或天然物质。

3.2　新资源食品　novel foods

在我国新发现、新研制（含新工艺和新技术生产）或新引进的无食用习惯或仅在个别地区有食用习惯的食品或食品原料。

4　受试物的要求

4.1　对于单一的化学物质，应提供受试物（必要时包括其杂质）的物理、化学性质（包括化学结构、纯度、稳定性等）。对于配方产品，应提供受试物的配方，必要时应提供受试物各组成成分的物理、化学性质（包括化学名称、结构、纯度、稳定性、溶解度等）有关资料。

4.2　提供原料来源、生产工艺、人体可能的摄入量等有关资料。

4.3　受试物必须是符合既定配方的规格化产品，其组成成分、比例及纯度应与实际应用的相同，在需要检测高纯度受试物及其可能存在的杂质的毒性或进行特殊试验时可选用纯品，或以纯品及杂质分别进行毒性检测。

5 食品安全性毒理学评价试验的四个阶段和内容

5.1 第一阶段：急性毒性试验。

经口急性毒性：LD_{50}，联合急性毒性，最大耐受剂量法。

5.2 第二阶段：遗传毒性试验，传统致畸试验，30 天喂养试验。

遗传毒性试验的组合应该考虑原核细胞与真核细胞、体内试验与体外试验相结合的原则。从 Ames 试验或 V79/HGPRT 基因突变试验、骨髓细胞微核试验或哺乳动物骨髓细胞染色体畸变试验、5.2.3 或 5.2.4 试验中分别各选一项。

5.2.1 鼠伤寒沙门氏菌/哺乳动物微粒体酶试验（Ames 试验）或 V79/HGPRT 基因突变试验，Ames 试验首选，必要时可另选其他试验。

5.2.2 骨髓细胞微核试验或哺乳动物骨髓细胞染色体畸变试验。

5.2.3 TK 基因突变试验。

5.2.4 小鼠精子畸形分析或睾丸染色体畸变分析。

5.2.5 其他备选遗传毒性试验：显性致死试验、果蝇伴性隐性致死试验、非程序性 DNA 合成试验。

5.2.6 传统致畸试验。

5.2.7 30 天喂养试验。如受试物需进行第三、四阶段毒性试验者，可不进行本试验。

5.3 第三阶段：亚慢性毒性试验——90 天喂养试验、繁殖试验、代谢试验。

5.4 第四阶段：慢性毒性试验（包括致癌试验）。

6 对不同受试物选择毒性试验的原则

6.1 凡属我国创新的物质一般要求进行四个阶段的试验，特别是对其中化学结构提示有慢性毒性、遗传毒性或致癌性可能者或产量大，使用范围广、摄入机会多者，必须进行全部四个阶段的毒性试验。

6.2 凡属与已知物质（指经过安全性评价并允许使用者）的化学结构基本相同的衍生物或类似物，则根据第一、二、三阶段毒性试验结果判断是否需进行第四阶段的毒性试验。

6.3 凡属已知的化学物质，世界卫生组织已公布每人每日容许摄入量（ADI，以下简称日容许量）者，同时申请单位又有资料证明我国产品的质量规格与国外产品一致，则可先进行第一、二阶段毒性试验，若试验结果与国外产品的结果一致，一般不要求进行进一步的毒性试验，否则应进行第三阶段毒性试验。

6.4 食品添加剂（包括营养强化剂）、食品新资源和新资源食品、食品容器和包装材料、辐照食品、食品及食品工具与设备用洗涤消毒剂、农药残留及兽药残留的安全性毒理学评价试验的选择。

6.4.1 食品添加剂

6.4.1.1 香料

鉴于食品中使用的香料品种很多，化学结构很不相同，而用量很少，在评价时可参考国际组织和国外的资料和规定，分别决定需要进行的试验。

6.4.1.1.1 凡属世界卫生组织（WHO）已建议批准使用或已制定日容许量者，以及香料生产者协会（FEMA）、欧洲理事会（COE）和国际香料工业组织（IOFI）四个国际组织中的两个或两个以上允许使用的，参照国外资料或规定进行评价。

6.4.1.1.2 凡属资料不全或只有一个国际组织批准的先进行急性毒性试验和本程序所规定的致突变试验中的一项，经初步评价后，再决定是否需进行进一步试验。

6.4.1.1.3 凡属尚无资料可查、国际组织未允许使用的，先进行第一、二阶段毒性试验，经初步评价后，决定是否需进行进一步试验。

6.4.1.1.4 凡属用动、植物可食部分提取的单一高纯度天然香料，如其化学结构及有关资料并未提示具有不安全性的，一般不要求进行毒性试验。

6.4.1.2 其他食品添加剂

6.4.1.2.1 凡属毒理学资料比较完整，世界卫生组织已公布日容许量或不需规定日容许量者，要求进行急性毒性试验和两项致突变试验，首选 Ames 试验和骨髓细胞微核试验。但生产工艺，成品的纯度和杂质来源不同者，进行第一、二阶段毒性试验后，根据试验结果考虑是否进行下一阶段试验。

6.4.1.2.2 凡属有一个国际组织或国家批准使用，但世界卫生组织未公布日容许量，或资料不完整者，在进行第一、二阶段毒性试验后作初步评价，以决定是否需进行进一步的毒性试验。

6.4.1.2.3 对于由动、植物或微生物制取的单一组分，高纯度的添加剂，凡属新品种需先进行第一、二、三阶段毒性试验，凡属国外有一个国际组织或国家已批准使用的，则进行第一、二阶段毒性试验，经初步评价后，决定是否需进行进一步试验。

6.4.1.3 进口食品添加剂

要求进口单位提供毒理学资料及出口国批准使用的资料，由国务院卫生行政主管部门指定的单位审查后决定是否需要进行毒性试验。

6.4.2 食品新资源和新资源食品

食品新资源及其食品，原则上应进行第一、二、三个阶段毒性试验，以及必要的人群流行病学调查。必要时应进行第四阶段试验。若根据有关文献资料及成分分析，未发现有毒或毒性甚微不至构成对健康损害的物质，以及较大数量人群有长期食用历史而未发现有害作用的动、植物及微生物等（包括作为调料的动、植物及微生物的粗提制品）可以先进行第一、二阶段毒性试验，经初步评价后，决定是否需要进行进一步的毒性试验。

6.4.3 食品容器与包装材料

鉴于食品容器与包装材料的品种很多，所使用的原料、生产助剂、单体、残留的反应物、溶剂、塑料添加剂以及副反应和化学降解的产物等各不相同，接触食品的种类、性质，加工、贮存及制备方式不同（如加热，微波烹调或辐照等），迁移到食品中的污染物的种类、性质和数量各不相同，在评价时可参考国际组织和国外的资料和规定，分别决定需要进行的试验，提出试验程序及方法，报国务院卫生行政主管部门指定的单位认可后进行试验。

6.4.4 辐照食品

按《辐照食品卫生管理办法》要求提供毒理学试验资料。

6.4.5 食品及食品工具设备用洗涤消毒剂

按卫生部颁发的《消毒管理办法》进行，重点考虑残留毒性。

6.4.6 农药残留

按 GB 15670—1995 进行。

6.4.7 兽药残留

参照 GB 15670—1995 进行。

7 食品安全性毒理学评价试验的目的和结果判定

7.1 毒理学试验的目的

7.1.1 急性毒性试验

测定 LD_{50}，了解受试物的毒性强度、性质和可能的靶器官，为进一步进行毒性试验的剂量和毒性观察指标的选择提供依据，并根据 LD_{50} 进行毒性分级。

7.1.2 遗传毒性试验

对受试物的遗传毒性以及是否具有潜在致癌作用进行筛选。

7.1.3 致畸试验

了解受试物是否具有致畸作用。

7.1.4 30 天喂养试验

对只需进行第一、二阶段毒性试验的受试物，在急性毒性试验的基础上，通过 30 天喂养试验，进一步了解其毒性作用，观察对生长发育的影响，并可初步估计最大未观察到有害作用剂量。

7.1.5 亚慢性毒性试验——90 天喂养试验，繁殖试验

观察受试物以不同剂量水平经较长期喂养后对动物的毒性作用性质和作用的靶器官，了解受试物对动物繁殖及对子代的发育毒性，观察对生长发育的影响，并初步确定最大未观察到有害作用剂量和致癌的可能性；为慢性毒性和致癌试验的剂量选择提供依据。

7.1.6 代谢试验

了解受试物在体内的吸收、分布和排泄速度以及蓄积性，寻找可能的靶器官；为选择慢性毒性试验的合适动物种（species）、系（strain）提供依据；了解代谢产物的形成情况。

7.1.7 慢性毒性试验和致癌试验

了解经长期接触受试物后出现的毒性作用以及致癌作用；最后确定最大未观察到有害作用剂量，为受试物能否应用于食品的最终评价提供依据。

7.2 各项毒理学试验结果的判定

7.2.1 急性毒性试验

如 LD_{50} 小于人的可能摄入量的 10 倍，则放弃该受试物用于食品，不再继续其他毒理学试验。如大于 10 倍者，可进入下一阶段毒理学试验。

7.2.2 遗传毒性试验

7.2.2.1 如三项试验（Ames 试验或 V79/HGPRT 基因突变试验，骨髓细胞微核试验或哺乳动物骨髓细胞染色体畸变试验，及 5.2.3 或 5.2.4 的任一项）中，体内、体外各有一项或以上试验阳性，则表示该受试物很可能具有遗传毒性和致癌作用，一般应放弃该受试物应用于食品。

7.2.2.2 如三项试验中一项体内试验为阳性或两项体外试验阳性，则再选两项备选试验（至少一项为体内试验）。如再选的试验均为阴性，则可继续进行下一步的毒性试验；如其中有一项试验阳性，则结合其他试验结果，经专家讨论决定，再作其他备选试验或进入下一步的毒性试验。

7.2.2.3 如三项试验均为阴性，则可继续进行下一步的毒性试验。

7.2.3 30 天喂养试验

对只要求进行第一、二阶段毒理学试验的受试物，若短期喂养试验未发现有明显毒性作

用，综合其他各项试验结果可作出初步评价，若试验中发现有明显毒性作用，尤其是有剂量-反应关系时，则考虑进行进一步的毒性试验。

7.2.4　90 天喂养试验、繁殖试验、传统致畸试验

根据这三项试验中的最敏感指标所得最大未观察到有害作用剂量进行评价，原则是：

7.2.4.1　最大未观察到有害作用剂量小于或等于人的可能摄入量的 100 倍表示毒性较强，应放弃该受试物用于食品。

7.2.4.2　最大未观察到有害作用剂量大于 100 倍而小于 300 倍者，应进行慢性毒性试验。

7.2.4.3　大于或等于 300 倍者则不必进行慢性毒性试验，可进行安全性评价。

7.2.5　慢性毒性和致癌试验

7.2.5.1　根据慢性毒性试验所得的最大未观察到有害作用剂量进行评价的原则是：

7.2.5.1.1　最大未观察到有害作用剂量小于或等于人的可能摄入量的 50 倍者，表示毒性较强，应放弃该受试物用于食品。

7.2.5.1.2　最大未观察到有害作用剂量大于 50 倍而小于 100 倍者，经安全性评价后，决定该受试物可否用于食品。

7.2.5.1.3　最大未观察到有害作用剂量大于或等于 100 倍者，则可考虑允许使用于食品。

7.2.5.2　根据致癌试验所得的肿瘤发生率、潜伏期和多发性等进行致癌试验结果判定的原则是：凡符合下列情况之一，并经统计学处理有显著性差异者，可认为致癌试验结果阳性。若存在剂量-反应关系，则判断阳性更可靠。

7.2.5.2.1　肿瘤只发生在试验组动物，对照组中无肿瘤发生。

7.2.5.2.2　试验组与对照组动物均发生肿瘤，但试验组发生率高。

7.2.5.2.3　试验组动物中多发性肿瘤明显，对照组中无多发性肿瘤，或只是少数动物有多发性肿瘤。

7.2.5.2.4　试验组与对照组动物肿瘤发生率虽无明显差异，但试验组中发生时间较早。

7.2.6　新资源食品等受试物在进行试验时，若受试物掺入饲料的最大加入量（超过 5% 时应补充蛋白质等到与对照组相当的含量，添加的受试物原则上最高不超过饲料的 10%）或液体受试物经浓缩后仍达不到最大未观察到有害作用剂量为人的可能摄入量的规定倍数时，综合其他的毒性试验结果和实际食用或饮用量进行安全性评价。

8　进行食品安全性评价时需要考虑的因素

8.1　试验指标的统计学意义和生物学意义

在分析试验组与对照组指标统计学上差异的显著性时，应根据其有无剂量-反应关系、同类指标横向比较及与本实验室的历史性对照值范围比较的原则等来综合考虑指标差异有无生物学意义。此外如在受试物组发现某种肿瘤发生率增高，即使在统计学上与对照组比较差异无显著性，仍要给以关注。

8.2　生理作用与毒性作用

对实验中某些指标的异常改变，在结果分析评价时要注意区分是生理学表现还是受试物的毒性作用。

8.3　人的可能摄入量较大的受试物

应考虑给予受试物量过大时，可能影响营养素摄入量及其生物利用率，从而导致动物某些毒理学表现，而非受试物的毒性作用所致。

8.4 时间-毒性效应关系

对由受试物引起的毒性效应进行分析评价时，要考虑在同一剂量水平下毒性效应随时间的变化情况。

8.5 人的可能摄入量

除一般人群的摄入量外，还应考虑特殊和敏感人群（如儿童、孕妇及高摄入量人群）。对孕妇、乳母或儿童食用的食品，应特别注意其胚胎毒性或生殖发育毒性、神经毒性和免疫毒性。

8.6 人体资料

由于存在着动物与人之间的种属差异，在评价食品的安全性时，应尽可能收集人群接触受试物后的反应资料，如职业性接触和意外事故接触等。志愿受试者的体内代谢资料对于将动物试验结果推论列入具有很重要的意义。在确保安全的条件下，可以考虑遵照有关规定进行人体试食试验。

8.7 动物毒性试验和体外试验资料

本程序所列的各项动物毒性试验和体外试验系统虽然仍有待完善，却是目前水平下所得到的最重要的资料，也是进行评价的主要依据，在试验得到阳性结果，而且结果的判定涉及到受试物能否应用于食品时，需要考虑结果的重复性和剂量-反应关系。

8.8 安全系数

由动物毒性试验结果推论到入时，鉴于动物、人的种属和个体之间的生物学差异，一般采用安全系数的方法，以确保对人的安全性。安全系数通常为 100 倍，但可根据受试物的理化性质、毒性大小、代谢特点、接触的人群范围和人的可能摄入量、食品中的使用量及使用范围等因素，综合考虑增大或减小安全系数。

8.9 代谢试验的资料

代谢研究是对化学物质进行毒理学评价的一个重要方面，因为不同化学物质、剂量大小，在代谢方面的差别往往对毒性作用影响很大。在毒性试验中，原则上应尽量使用与人具有相同代谢途径和模式的动物种系来进行试验。研究受试物在实验动物和人体内吸收、分布、排泄和生物转化方面的差别，对于将动物试验结果比较正确地推论到人具有重要意义。

8.10 综合评价

在进行最后评价时，必须综合考虑受试物的理化性质、毒性大小、代谢特点、蓄积性、接触的人群范围、食品中的使用量与使用范围、人的可能摄入量等因素，在受试物可能对人体健康造成的危害以及其可能的有益作用之间进行权衡。评价的依据不仅是科学试验的结果，而且与当时的科学水平、技术条件以及社会因素有关。因此，随着时间的推移，很可能结论也不同，随着情况的不断改变，科学技术的进步和研究工作的不断进展，有必要对已通过评价的化学物质进行重新评价，作出新的结论。

对于已在食品中应用了相当长时间的物质，对接触人群进行流行病学调查具有重大意义，但往往难以获得剂量-反应关系方面的可靠资料；对于新的受试物质，则只能依靠动物试验和其他试验研究资料。然而，即使有了完整和详尽的动物试验资料和一部分人类接触者的流行病学研究资料，由于人类的种族和个体差异，也很难作出能保证每个人都安全的评价。所谓绝对的安全实际上是不存在的。根据上述材料，进行最终评价时，应全面权衡和考虑实际可能，从确保发挥该受试物的最大效益，以及对人体健康和环境造成最小危害的前提下作出结论。

附录二　食品毒理学实验室操作规范（GB 15193.2—2003）

1　范围

本标准规定了食品毒理学实验室（包括实验动物房）的要求。

本标准适用于经卫生行政部门认可有资格进行食品安全性毒理学评价试验的单位。

2　规范性引用文件

下列文件中的条款通过本标准的引用而成为本标准的条款。凡是注日期的引用文件，其随后所有的修改单（不包括勘误的内容）或修订版均不适用于本标准，然而，鼓励根据本标准达成协议的各方研究是否可使用这些文件的最新版本。凡是不注日期的引用文件，其最新版本适用于本标准。

GB 5749　生活饮用水卫生标准

3　术语和定义

下列术语和定义适用于本标准。

3.1　受试物　test substances

本规范"范围"内的各种测试样品。

3.2　试验系统　test system

3.2.1　经受试物及对照物处理的一切动物、微生物及其他生物。

3.2.2　按食品毒理学要求进行的试验，也包括所用的方法。

3.3　对照物　reference materials

在试验系统中用于鉴定测试生物的生物学特性和试验系统的敏感性及特异性的物质，以及用于试验系统中结果判定时同受试物进行比较的物质。

3.4　标本　specimen

一切用于测试的受试物，从试验系统中取出的用于检查或分析的物品均称作标本。

3.5　原始资料　raw data

实验研究过程中进行试验和各种活动观察的记录，包括所有实验记录及数据，自动分析测试仪器上的记录资料、照片和声像记录、原件或复印件等。

3.6　试验开始日期及完成日期　stud yinitiation and completion date

试验负责人签署试验方案的日期为试验开始日期，签署最终试验结果报告的日期为试验完成日期。

3.7　试验负责人　program director

负责有关课题设计的审查批准或兼为课题负责人。

3.8　课题负责人　project director

负责课题或分课题的设计，试验的技术措施，对试验进行解释，分析起草有关文件和试验报告，对实验的质控提出证明。

3.9　质量控制人员　quality control officer

课题负责人之外的食品毒理学专家及有关人员，负责对实验质量的控制。

4　人员和组织

4.1　人员

4.1.1 实验人员必须经过良好的教育和训练，具有一定的工作经验，能胜任相应的工作，具有严谨的科学态度和高度的责任心。

4.1.2 实验人员必须注意个人卫生，避免污染受试物、对照物和试验系统。

4.1.3 实验人员必须穿着适合其工作性质的特定工作服，这些工作服必须能防止实验人员受到受试物、对照物和试验系统的污染，并适当地进行更换。

4.1.4 实验人员一旦发现患有对实验质量有不良影响的疾病时，必须禁止其直接接触所有的受试物、对照物和试验系统，直到疾病痊愈。如果实验人员的健康影响到实验质量，必须立即向试验负责人及课题负责人汇报并采取必要的措施，以确保实验质量。

4.1.5 所有实验人员必须明确他们自己所从事工作的内容和各自的职责。

4.2 组织

4.2.1 课题负责人提出全面的试验方案，经试验负责人签署。

4.2.1.1 确定课题的参加人员及分工。

4.2.1.2 实施试验方案。

4.2.1.3 一旦发现影响实验质量和可靠性的意外情况，必须立即采取相应的纠正措施，并做好记录。

4.2.2 由除课题负责人以外的具有丰富经验的专家组成质量保证系统，负责监控实验，确保设备、仪器、人员、方法、操作、记录和质量控制符合本规范。

4.2.3 按照试验计划，在人力、财力、设备、材料和方法学上得到充分保证，确保及时和准确地完成实验设计中所规定的研究项目。

4.2.4 课题负责人负责课题资料的分析、解释，起草有关文件和试验报告。

4.2.5 试验全过程资料归档。

5 实验室

5.1 试验和测量装置

5.1.1 实验室应配备满足试验和测量要求的装置。装置应合理安放，以利于操作、检查、清理及保养。

5.1.2 每项试验和测量装置应保存记录，记录应包括：

    a）该项装置的名称；

    b）制造厂家及型号标志；

    c）收到日期；

    d）启用日期；

    e）电源安置；

    f）维护细节；

    g）最近检定校准日期。

5.1.3 每项试验和测量装置的操作说明书应妥善保存，并应方便使用，实验装置应只由批准从事该项工作的人员操作。

5.1.4 装置任何部分出现超负荷，或使用不当，或结果可疑，或由检定及其他方法判定有缺陷时，应停止使用，进行修理并记录备案。如果是测量装置，还应经检定校准合格后才能使用。

5.2 检验方法及程序

5.2.1 实验单位备有说明机器的正确操作、检查、调整及整理的方法，以及机器发生故障或破损时应采取的修理手续的标准操作程序书面说明书，便于工作人员查阅和使用。规定的标准操作程序的任何变动应得到主管部门的书面批准。

5.2.2 试剂与溶液

5.2.2.1 实验区内的所有试剂与溶液应用标签标明其性质、浓度、保存要求及失效期，特殊试剂应用指定容器保存。

5.2.2.2 变质或过期的试剂与溶液不能使用。

5.2.2.3 试剂与溶液（特别是危险品）应妥善保管，在称取和使用时防止造成污染和变质，保持试剂与溶液的专一性质。

5.2.2.4 接收与取出试剂的量及日期应记录存档。

5.2.3 受试物和对照物

5.2.3.1 受试物和对照物的特性

受试物和对照物的成分含量、浓度、纯度、稳定性及合成方法等反映受试物和对照物特性的指标应有完整资料并存档。如受试物和对照物为市售品，应加以注明。

5.2.3.2 受试物和对照物的管理

5.2.3.2.1 用于贮存受试物和对照物的窗口应标明名称、批号、有效期及贮存条件。

5.2.3.2.2 受试物应注明其属性和采集日期，并与标本容器的标签及其他结果相一致。

5.2.3.2.3 应妥善保存标本及其观察记录，便于进一步的研究。标本保存应满足记录资料保存的有关要求。

5.2.3.3 受试物、对照物与载体（Vehicle）的混合物

5.2.3.3.1 受试物、对照物与载体的混合物应符合试验要求。所用载体应对混合物中受试物或对照物的特性、试验系统、程序实施及测试结果无干扰作用。

5.2.3.3.2 应测定受试物、对照物在混合物中的均匀性，定期测定受试物、对照物在混合物中的浓度及稳定性。

5.2.3.3.3 在受试物、对照物与载体的混合物中，任一组分有失效期时，应在容器上注明；如两种或两种以上组分有失效期时，应注明较早的那一种。

6 检验的方案设计与实施

6.1 方案设计

6.1.1 每项试验应有书面的设计方案，包括：

    a) 试验项目名称及研究目的；

    b) 试验项目来源；

    c) 试验单位的名称和地址；

    d) 试验项目论证；

    e) 所用试验系统；

    f) 试验系统的鉴定；

    g) 所用试验和测量装置的名称、型号、量程以及测定项目；

    h) 给予受试物及对照物，或受试物、对照物与载体的混合物的剂量、途径和频率；

    i) 试验记录；

    j) 出现不一致的结果或异常情况时，应采取的措施；

    k) 拟用的统计学方法；

    l) 为保证实验人员安全和防止其他损失应采取的预防措施。

6.1.2 设计方案认可后，任何更改及其原因应由试验负责人签字；注明日期，并与原方案一同备案保存。

6.2 试验的实施

6.2.1 试验的实施应按设计方案进行。

6.2.2 试验过程中获取的标本应注明其属性和采集日期，并与标本容器的标签及其他记录相一致。

6.2.3 应妥善保存标本及其观察记录，便于进一步的研究。标本保存应满足记录资料保存的有关要求。

7 记录和资料

7.1 除自动分析测试系统得到的资料外，所有观察和计算应立即用墨水笔清楚地记录下来，由记录人签字并注明日期；记录资料的任何更改应注明原因、更改日期并签字。自动分析测试系统得到的资料应由操作者签字并注明日期；更改自动分析测试系统记录的资料时，应由试验负责人认可，注明原因和更改日期并签字。

7.2 记录和资料的保存

7.2.1 试验获得的所有原始数据、文件、设计方案、标本（血、尿、便、体液等湿标本除外）、阶段性报告及总报告应存档，建立索引以便于查阅。

7.2.2 记录和资料应有指定存放地点，并由档案负责人管理，查阅档案应事先得到批准。

7.2.3 记录和资料应至少保留 2 年，但应视情况具体考虑，如用于案件诉讼，提供法律依据的记录和资料，有关尚未批准的新原料、新产品检验的记录和资料，则可延长到 5 年。

8 试验报告

8.1 实验室所完成的工作应有全面的试验报告。试验报告应准确、客观地陈述试验结果及所有有关情况。

8.2 试验报告应包括如下内容：

    a）实验室的名称和地址，试验的起止日期；

    b）统一的试验报告顺序编号；

    c）试验报告应标明页码；

    d）送检单位名称；

    e）检品的描述、识别标志和收到日期；

    f）试验方法和程序；

    g）资料分析所用的统计学方法；

    h）试验结果和结论；

    i）课题负责人姓名，所有其他参与检验的人员及管理人员的姓名；

    j）对试验报告负有核验责任的有关人员签名及日期。

8.3 总报告应由试验负责人签名并注明日期。

8.4 总报告需修改或补充时，应由试验负责人负责，明确需修改或补充的部分，说明原因，签名并注明日期。

9 环境

9.1 实验室的环境条件应满足其检测工作的要求。

9.2 实验室应采取适当的措施以保证得到良好的管理。

9.3 实验用品及废弃物处理应满足有关规定和要求。

10 实验动物以及动物房

10.1 实验动物的要求

实验动物的选择按照国家有关实验动物管理规定和具体试验方法进行。

10.2 实验动物的房舍设施要求

10.2.1 实验动物的房舍设施应分开为独立的建筑。包括工作人员更衣洗澡间，动物饲养室，洗刷消毒室，饲料储藏室，垫料储藏室和隔离检疫室。粪便、污水、用过的垫料、动物尸体和废物应有安全处理措施。有特殊要求的动物，如无菌动物、无特殊病原体动物、纯系动物和裸鼠均应有符合特定要求的建筑设备，严格的卫生管理制度和操作规程。

10.2.2 根据需要应具有足够数量的动物室或区域。

10.2.2.1 根据动物品种、品系或不同来源进行分离饲养。

10.2.2.2 根据不同研究项目进行分离饲养。

10.2.2.3 对已知具有生物性危害的受试物（包括挥发性物质、放射性物质、传染因子及具有"三致"危害的物质），必须有能进行隔离试验的特别动物室或区域，以防环境污染。

10.2.3 动物室设施应有良好的换气通风装置和排水通道。室内立面光洁，设有防鼠、防虫和降温防寒等设施。

10.2.4 猫、狗、猴等大型实验动物的繁殖室或实验室应有适当的运动场地，可靠的铁丝网或高墙和双层门的设施，以防动物逃逸。

10.2.5 具有一定规模的实验动物房建筑，周围至少应有20m卫生间隔区。

10.3 一般动物房的管理要求

10.3.1 动物房的温度要保持相对恒定，每天的温度相差不超过3℃，各类动物对温度的要求是：20℃～25℃。

10.3.2 室内相对湿度以40%～70%为宜。

10.3.3 应避免高频率噪音，控制噪音在60dB以内，并避免超声波的干扰。

10.3.4 动物房内不应有异常浓烈的气味，主要由动物排泄物产生的氨味，其浓度应控制在14mg/m³以下。

10.3.5 动物房应保持整齐，室内动物笼具不能过密，每笼动物只数不能过多。进行喂养试验的动物应单笼饲养，以便较准确地计算摄入量。

10.3.6 动物房内禁止吸烟。

10.3.7 动物饲养室内不得放置与试验无关的杂物。

10.4 动物管理要求

10.4.1 动物由繁殖动物房或由外单位购入时，必须核实动物是否符合有关管理要求（品种、动物等级等）。

10.4.2 所有从外界新接收进的动物要隔离，并对其健康状况作出评价，至少对其观察3天，确认正常后才能开始实验。

10.4.3 购买动物必须由课题组专人负责，进行登记和记录处理过程。包括动物数量、性别、体重范围、供给来源、属、种、亚种及年龄等。

10.4.4 用于研究的动物都要有恰当的标记（如刺字、颜色编码、耳标、耳穿孔等），研究期间，每个动物笼上必须有记录卡片。

10.4.5 处死的正常和实验动物应及时送出动物室，按要求进行处理。对有严重毒性（包括致癌性）物质及经此毒物处理的动物应及时放置规定的场所并进行焚毁。

10.5 卫生防护要求

10.5.1 实验动物的检疫和疾病的控制及处理

10.5.1.1 凡外来实验动物至少经过 3 天的隔离检疫，以防传染病的侵入。外观无病征（必要时做相应的实验室检查，结果阴性者）方能进入饲养繁殖室。

10.5.1.2 食品毒理学研究前，要保证动物无任何疾病，并保证避免动物接触对研究目的及其实施有影响的因素。如果在研究过程中，动物患有某种疾病或接触了某种影响因素，有病动物必须隔离，如有需要，并且治疗不影响研究，可对动物进行治疗。其诊断、对动物治疗的批准、治疗所用药品、措施及治疗的日期都要有记录并保存。

10.5.1.3 动物发生疾病死亡应及时进行病理尸检或其他实验室检查，作出诊断，提出处理意见。当动物发生传染病时，原则上全部销毁。房屋、用具、笼架、垫料、衣帽等必须进行彻底消毒。动物室封锁一段时间才能使用。必要时报告试验负责人及主管部门。

10.5.1.4 实验动物发生烈性传染病流行时，应立即上报实验动物检定中心，同时采取严格的隔离消毒措施，以免传染病的蔓延。如有拖延不报告者，所在单位及个人要承担责任。

10.5.1.5 尸体处理：尸体处理一般要求焚烧、深埋，大型动物可消毒加工后利用。

10.5.2 饲料和饲喂卫生

10.5.2.1 为了保障实验动物的营养和健康，保证动物的质量，必须供应给实验动物营养丰富、清洁新鲜的全价饲料。一般动物房应有符合要求的各种配方的动物饲料，成品应放在塑料桶内，保存时间最长不宜超过两个月。若置于低温储藏库内，可适当延长保存期。防止野鼠、昆虫、化学药品和农药的污染。

10.5.2.2 新鲜饲料、水果、牛奶、牛肉必须冷藏（4℃～8℃），新鲜蔬菜必须洗净，晾干后再用。

10.5.2.3 对腐烂、发霉、配方不合理、接触过有毒药物的饲料，没有消毒蒸熟及其他动物剩余的饲料不能喂养动物，否则易引起疾病或死亡。

10.5.2.4 应供给动物清洁、充足的饮用水，饮水必须符合 GB 5749 的要求，给水的用具一定要保持卫生，水瓶定时洗刷和消毒，防止堵塞或水管过大漏水。

10.5.2.5 动物用的饲料及饮水要定期分析，以保证可能存在于这些饲料和饮水中、已知可能影响研究结果的污染物不超过设计中所限定的水平，这些分析资料要作为原始资料保存。

10.5.3 用具卫生

10.5.3.1 动物笼架及附属设备使用完毕必须刷洗消毒，妥善存放。

10.5.3.2 垫料来源应符合要求，必要时消毒处理。

10.5.3.3 对于啮齿类动物，铺（垫）料每周至少更换三次（隔日一次），并清洗底盘，一般每 2 周～4 周消毒一次，必要时每周消毒一次。

10.5.3.4 笼架定期清洗，必要时进行刷洗、消毒。

10.5.3.5 动物房内设备、桌面、地面应每日进行清扫和擦洗。

10.5.3.6 有毒物特别是毒性强、有致癌作用的饲料，在实验结束时必须及时焚毁盛放的容器，操作的用具应作消毒处理。

10.5.4 工作人员卫生防护

10.5.4.1 动物房内有专用的衣、帽、手套、鞋等，工作人员进出动物房必须更换这些专用衣着，一般情况下，每周换洗一次，特殊情况下随时换洗和消毒处理。

10.5.4.2 接触动物之前、后都应洗手（必要时消毒），尤其在做过清洁卫生、饭前便后以及同时接触两种不同的动物或两种以上受试物等时更应洗手。

10.5.4.3 工作人员有轻度感冒时应戴口罩，应尽量避免或减少直接接触动物。患严重感冒或其他传染性疾病者禁止进入动物房直到疾病痊愈。所有实验人员的健康状况如果影响到实验质量，必须向上一级有关人员汇报。

10.5.4.4 随时关好动物房门窗，在处理动物、开关笼门时应防止动物逃逸，若有动物逃逸时，必须由当事人负责捕获并作出处理。

参 考 文 献

[1] 刘宁，沈明浩主编. 食品毒理学. 北京：中国轻工业出版社，2005.

[2] 王心如主编. 毒理学基础. 第 4 版. 北京：人民卫生出版社，2003.

[3] 王心如主编. 毒理学实验方法与技术. 北京：人民卫生出版社，2003.

[4] 李寿祺主编. 毒理学原理与方法. 第 2 版. 成都：四川大学出版社，2003.

[5] 史贤明主编. 食品安全与卫生学. 北京：中国农业出版社，2003.

[6] 陈炳卿，孙长颢主编. 食品污染与健康. 北京：化学工业出版社，2002.

[7] 史永亮主编. 食品毒理学. 食品论坛，http://bbs.foodmate.net/.

[8] 周宗灿主编. 毒理学基础. 北京：北京医科大学出版社，2000.

[9] 杨晓泉编著. 食品毒理学. 北京：中国轻工业出版社，1999.

[10] 张深固主编. 食品毒理学. 西安：陕西科学技术出版社，1994.

[11] 顾祖维. 现代毒理学概论. 北京：化学工业出版社，2005.

[12] 付力杰. 现代毒理学及其应用. 上海：上海科学技术出版社，2001.

[13] 李勇，张天宝. 发育毒理学研究方法和实验技术. 北京：北京医科大学出版社，2000，14.

[14] 沈建忠. 动物毒理学. 北京：中国农业出版社，2002.

[15] 金泰. 毒理学基础. 上海：复旦大学出版社，2003.

[16] 胡圣尧，李修明. 免疫学基础. 北京：科学出版社，2003.

[17] 陈慰峰. 医学免疫学. 北京：人民卫生出版社，2004.

[18] 邵义祥. 医学实验动物学教程. 东南大学出版社，2003.

[19] 徐叔云. 药理实验方法学. 第 2 版. 北京：人民卫生出版社，1994.

[20] 刘毓谷. 卫生毒理学基础. 第 2 版. 北京：人民卫生出版社，1997.

[21] 赵启宇，阚海东，Lynne HABER，陈秉衡，Michael DOURSON. 危险度评价最新进展. 中国药理学与毒理学杂志. 2004，18（2）：152-160.

[22] 刘宗平等. 动物中毒病学. 北京：中国农业出版社，2006.

[23] 孔志明，许超等. 环境毒理学. 南京：南京大学出版社，1995.

[24] 沈建忠编. 动物毒理学. 北京：中国农业出版社，2002.

[25] 张桥等. 卫生毒理学基础. 第 3 版. 北京：人民卫生出版社，2000.

[26] 周宗灿等. 毒理学教程. 第 3 版. 北京：北京医科大学出版社，2006.

[27] 夏世钧，吴中亮. 分子毒理学基础. 武汉：湖北科学技术出版社，2001.

[28] 黄伯俊. 农药毒理学. 北京：人民军医出版社，2004.

[29] 周立国. 药物毒理学. 北京：中国医药科技出版社，2003.

[30] Curtis D. Klaassen. 毒理学. 第 6 版. 黄吉武，周宗灿译. 北京：人民卫生出版社，2005.

[31] 孟紫强. 环境毒理学. 北京：中国环境科学出版社，2000.

[32] 顾祖维. 现代毒理学概论. 北京：化学工业出版社，2005.

[33] 姜泊. 分子生物学常用实验方法. 北京：人民军医出版社，1996.

[34] 汪德跃. 细胞生物学实验指导. 北京：高等教育出版社，1981.

[35] 杨景山. 医学细胞化学与细胞生物技术. 北京：北京医科大学中国协和医科大学联合出版社，1990.

[36] 周立国. 药物毒主编理学. 武汉：湖北科学技术出版社，2001.

[37] 徐厚恩. 卫生毒理学基础. 北京：北京医科大学中国协和医科大学联合出版社，1991.

[38] 付立杰. 现代毒理学及其应用. 上海：上海科学技术出版社，2001.

[39] 夏世钧，吴中亮. 分子毒理学基础. 武汉：湖北科学技术出版社，2001.

[40] 王向东，赵良忠. 食品毒理学. 南京：东南大学出版社，2007，9.

[41] 黄高明. 食品检验工（中级）. 北京：机械工业出版社，2005，12.

[42] 刘长春. 食品检验工（高级）. 北京：机械工业出版社，2006，1.

[43] 许牡丹，毛跟年. 食品安全性与分析检测. 北京：化学工业出版社，2003，6.

[44] 葛可佑. 中国营养师. 北京：人民卫生出版社，2005，1.

[45] 李悠慧. 我国食品毒理学发展50年. 中国食品卫生杂志，1999，6.

[46] 顾祖维. 我国毒理学的回顾与展望. 上海预防医学，2004，6.

[47] 韩驰. 中国食品毒理学的现状和发展. 中国食品卫生杂志，2003，6.

[48] 吴坤，孙秀发. 营养与食品卫生学. 北京：人民卫生出版社，2006，1.

[49] 张水华. 食品分析. 北京：中国轻工业出版社，2004，7.